一“码”当先

吃对食物更健康

智荣 主编

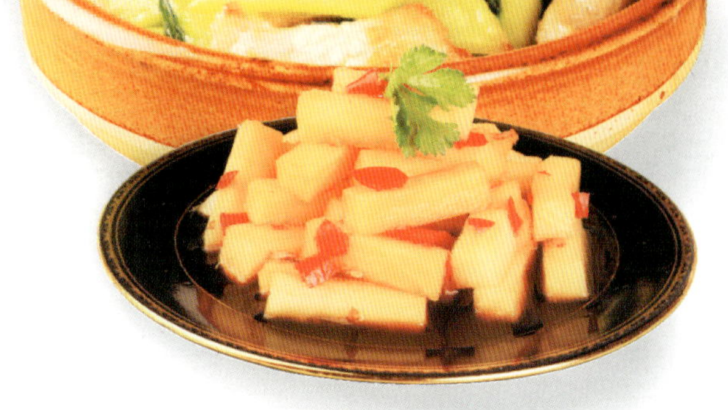

黑龙江出版集团
黑龙江科学技术出版社

图书在版编目（CIP）数据

吃对食物更健康 / 甘智荣主编．-- 哈尔滨 : 黑龙江科学技术出版社，2015.11
（一“码”当先）
ISBN 978-7-5388-8620-7

Ⅰ．①吃… Ⅱ．①甘… Ⅲ．①食物养生－食谱 Ⅳ．①R247.1 ②TS972.161

中国版本图书馆CIP数据核字（2015）第283641号

吃对食物更健康

CHIDUI SHIWU GENG JIANKANG

主　　编　甘智荣
责任编辑　回　博
摄影摄像　深圳市金版文化发展股份有限公司
策划编辑　深圳市金版文化发展股份有限公司
封面设计　深圳市金版文化发展股份有限公司
出　　版　黑龙江科学技术出版社
地址：哈尔滨市南岗区建设街41号　邮编：150001
电话：(0451)53642106　传真：(0451)53642143
网址：www.lkcbs.cn　www.lkpub.cn
发　　行　全国新华书店
印　　刷　深圳雅佳图印刷有限公司
开　　本　723 mm×1020 mm　1/16
印　　张　15
字　　数　200千字
版　　次　2016年3月第1版　2016年3月第1次印刷
书　　号　ISBN 978-7-5388-8620-7/TS・680
定　　价　29.80元

目录

Contents

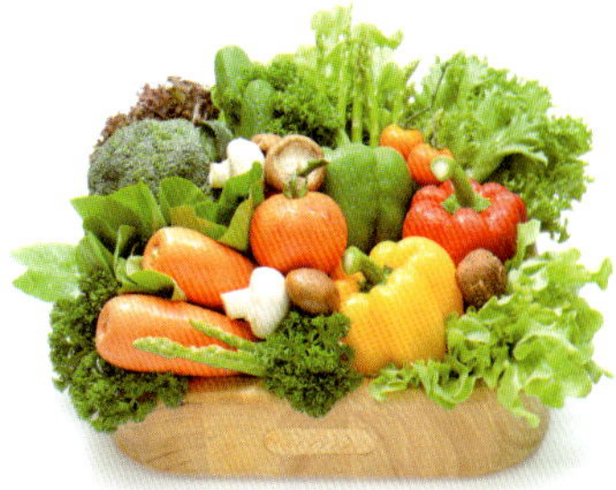

Part 1 吃对食物，健康生活每一天

探访食物小“秘密”

饮食决定健康和寿命……002
很多疾病是吃出来的……002
五色食物的不同功效……003
食物的四性五味与健康……004

寻求配餐学问

中国居民膳食指南及平衡膳食宝塔……005
必不可少的七大营养素……007
辨清体质，吃对食物……008
四季健康饮食……009
吃对一日三餐……010
科学烹调……010

日常饮食健康吃法

吃对主食……011
吃对肉蛋类……011
吃对蔬果……012
喝对饮品……012
吃对零食……012
掌握正确的进餐顺序……012
不得不说的饮食习惯……013

Part 2 吃对食物，成就孩子出色未来

孩子的阶梯式饮食指导

推荐食谱……017
蔬菜米汤……017
清淡米汤……018
核桃糊……018

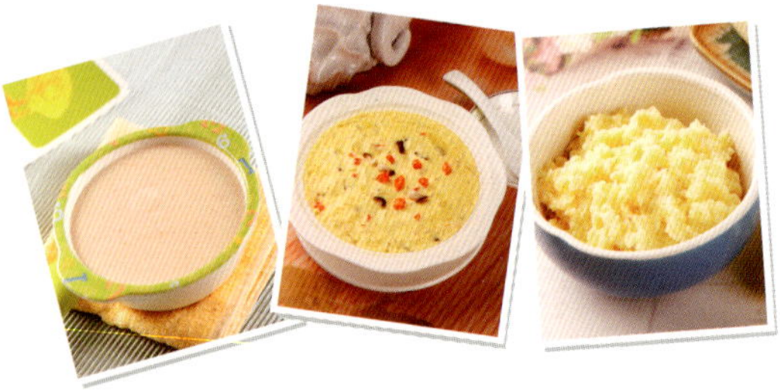

红薯碎米粥 019
核桃蔬菜粥 020
包菜萝卜粥 021
牛奶鸡蛋小米粥 021
鸡肝土豆粥 022
鱼肉菜粥 023
肉末茄泥 024
土豆胡萝卜肉末羹 024
薯泥鱼肉 025
西红柿红腰豆汤 026
核桃花生豆浆 027
西红柿碎面条 028
牛肉菠菜碎面 028
鸡肉南瓜泥 029
猪肝瘦肉粥 030
糙米糯米胡萝卜粥 030
南瓜拌核桃 031
粉蒸胡萝卜丝 032
清蒸香菇鳕鱼 033
水果藕粉羹 034
蔬菜蛋黄羹 034
豆腐猪血炖白菜 035
苹果红枣鲫鱼汤 036
黑米核桃浆 037
奶香土豆泥 038
山药粥 038
西红柿炒山药 039
彩椒玉米炒鸡蛋 040
葡萄干苹果粥 041
黑豆核桃蜂蜜奶 041
南瓜烧排骨 042
上海青拌海米 042
苹果雪梨银耳甜汤 043
金针菇蔬菜汤 044
家常蔬菜蛋汤 044
凉薯胡萝卜鲫鱼汤 045
牛奶花生核桃豆浆 046
苹果胡萝卜麦片粥 047
鸡蛋木耳粥 048
鳕鱼香菇青菜粥 048
橘子香蕉水果沙拉 049
干煸芋头牛肉丝 050
玉米拌豆腐 051
菌菇烧菜心 051
豉香葱丝鳕鱼 052
鸡汤油条豆腐脑 052
苹果银耳莲子汤 053
西红柿生鱼豆腐汤 054
虾米白菜豆腐汤 054
莲藕柠檬苹果汁 055

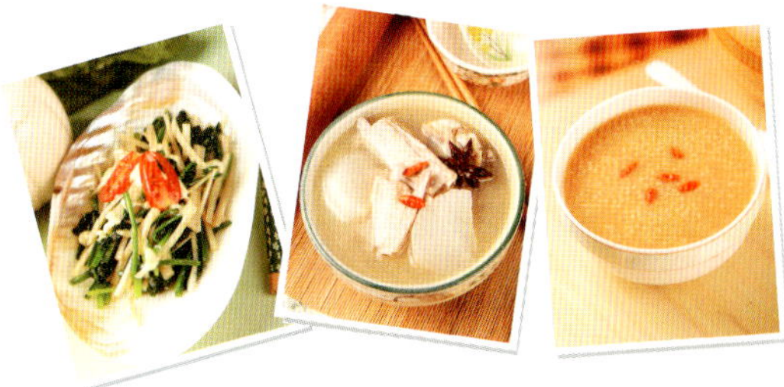

Part 3 吃对食物，守护中青年人的健康

中青年人吃对食物之关键

推荐食谱……058
小米绿豆豆浆……058
杨桃香蕉牛奶……059
冬瓜绿豆粥……060
小米鸡蛋粥……061
山药鸡丝粥……062
凉拌莴笋……063
松子胡萝卜丝……064
苦瓜炒马蹄……065
草菇西蓝花……066
桃仁茄子……067
麻婆山药……068
醋熘南瓜片……068
酸甜脆皮豆腐……069
蟹味菇炒小白菜……070
开心果西红柿炒黄瓜……071
菠菜柑橘沙拉……072
豆豉刀豆肉片……073
莴笋炒回锅肉……073
绿豆芽拌猪肝……074
肉末尖椒烩猪血……075
黄豆焖猪蹄……076
土豆烧鸡脆骨……077
橙香柚酱鸡中翅……078
香芋焖腊鸭……079
牛肉苹果丝……080
草菇炒牛肉……081
鸡蛋炒百合……082
茭白木耳炒鸭蛋……082
香煎银鳕鱼……083
蒜香虾球……084
虾米干贝蒸蛋羹……085
银耳莲子马蹄羹……086
苦瓜黄豆排骨汤……087
牛肉蔬菜汤……088
鱼鳔豆腐汤……089
黄鱼蛤蜊汤……090
桃子胡萝卜汁……091
胡萝卜黄瓜苹果汁……091

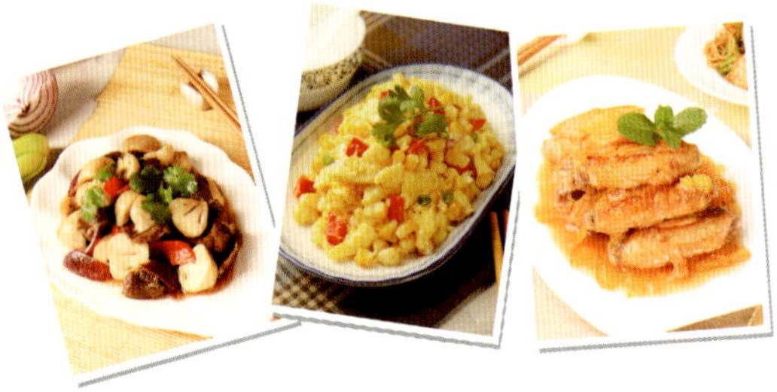

Part 4 吃对食物，安然度过孕产期

孕产妇饮食指导

推荐食谱……095
奶香水果燕麦粥……095
小炒上海青……096
粉蒸藕盒……097
韭菜黄豆炒牛肉……098
鸡蓉拌豆腐……099
山药蒸鲫鱼……100
虾仁鸡蛋卷……101
红枣板栗烧黄鳝……101
核桃仁豆腐汤……102
栗子花生瘦肉汤……103
芋头海带鱼丸汤……104
香蕉蜂蜜牛奶……105
核桃燕麦豆浆……105
山药葡萄干粥……106
鳕鱼鸡蛋粥……106
蒜香豉油菜心……107
糖醋芝麻藕片……108
白菜粉丝炒五花肉……109
黄豆焖鸡翅……110
嫩牛肉胡萝卜卷……111
豆腐烧鲈鱼……112
瓦罐莲藕汤……113
杞枣煲鸡蛋……114
红枣山药乌鸡汤……114
香芋煮鲫鱼……115
红糖小米粥……116
紫米核桃红枣粥……117
山药乌鸡粥……117
芝麻菠菜……118
上海青扒鲜蘑……119
冬菜蒸白切鸡……120
豉汁蒸鲈鱼……121
三文鱼金针菇卷……121
山药胡萝卜炖鸡块……122
黑枣枸杞炖鸡……123
鹌鹑蛋鸡肝汤……124
花生鲫鱼汤……125
黄花菜鲫鱼汤……125

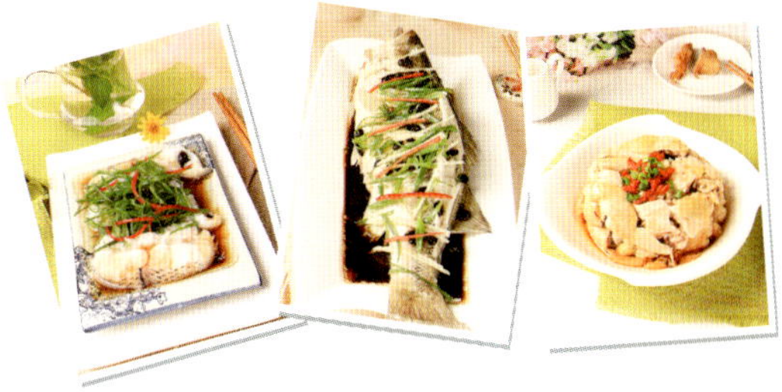

Part 5

吃对食物，拥抱人生第二春

更年期人群吃对食物之关键

推荐食谱 128
葡萄菠萝奶 128
桂圆桑葚奶 129
花生牛奶豆浆 130
黄豆红枣糯米豆浆 130
枣仁莲子粥 131
阿胶枸杞小米粥 132
冰糖蒸香蕉 133
蜂蜜蒸木耳 134
百合蒸南瓜 135
糖醋花菜 136
西芹百合炒白果 137
西红柿炒丝瓜 138
蔬菜浇汁豆腐 139
菠菜牛蒡沙拉 140
胡萝卜苦瓜沙拉 140
洋葱猪皮烧海带 141
圣女果芦笋鸡柳 142
粉蒸鸭肉 143
鸡蛋包豆腐 144
木耳枸杞蒸蛋 145
鱼胶白菜卷 146
蒜蓉粉丝蒸鱼片 147
韭黄炒牡蛎 148
燕窝百花豆腐 149
紫菜笋干豆腐煲 150
桂圆红枣藕粉羹 151
银耳山药甜汤 152
燕窝萝卜香菇汤 153
淡菜海带排骨汤 154
枸杞木耳乌鸡汤 155
口蘑嫩鸭汤 156
苹果炖鱼 157
猕猴桃雪梨汁 158
蜂蜜雪梨莲藕汁 158
百合葡萄糖水 159

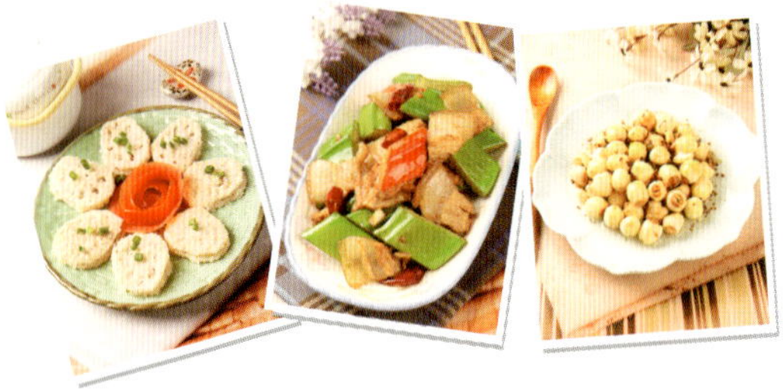

Part 6 吃对食物，健康长寿有活力

老年人吃对食物之关键

推荐食谱 162
黑芝麻花生豆浆 162
板栗燕麦豆浆 163
玉米燕麦粥 164
黑芝麻核桃粥 164
玉米南瓜大麦粥 165
上海青鸡丝干贝粥 166
嫩南瓜豆腐饼 167
双拼桂花糯米藕 168
蜜汁红枣山药百合 169
风味蒸莲子 170
奶油娃娃菜 171
胡萝卜丝炒包菜 172
橄榄油拌西芹玉米 173
金针菇拌豆干 174
浓汤竹荪扒金针菇 175
青菜豆腐炒肉末 176
胡萝卜鸡肉茄丁 177
茶树菇蒸牛肉 178
香煎茄饼 179
蒸鱼蓉鹌鹑蛋 180
茄汁生鱼片 181
柠檬蒸乌头鱼 182
香芋焖鱼 183
虾仁炒豆芽 184
虾菇青菜 185
虾皮蚝油焖冬瓜 185
奶汤干贝扒娃娃菜 186
苦瓜菊花汤 187
菌菇豆腐汤 188
芸豆赤小豆鲜藕汤 189
南瓜西红柿土豆汤 190
紫菜虾米猪骨汤 191
苦瓜干贝煲龙骨 192
核桃腰果莲子煲鸡 193
五指毛桃黑芝麻乌鸡汤 193
玉米须芦笋鸭汤 194
白萝卜炖羊排 195
红腰豆鲫鱼汤 196
海带黄豆鱼头汤 197

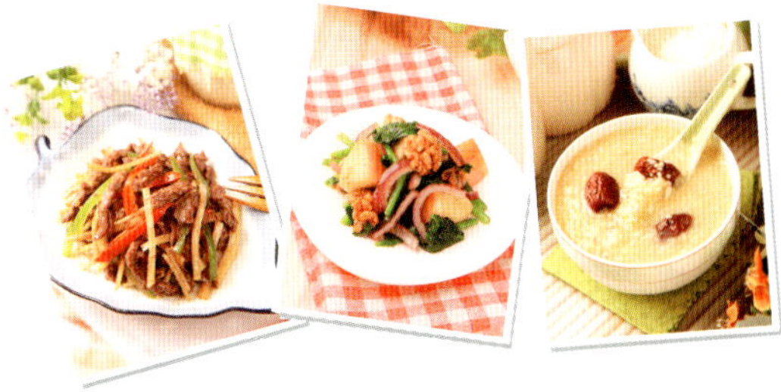

Part 7 吃对食物，助你远离常见病

感冒 200
梨藕粥 200
红枣苦瓜粥 201
腹泻 202
牛奶薏米红豆粥 202
木耳红枣莲子粥 203
四喜蒸苹果 204
蒸红袍莲子 204
菌菇蛋羹 205
便秘 206
玉米奶露 206
香蕉粥 207
黑芝麻蜂蜜润肠粥 208
黄瓜拌土豆丝 209
尿路感染 210
薏米双豆豆浆 210
苋菜枸杞绿豆粥 211
失眠 212
百合枣莲双黑豆浆 212
牛奶芝麻豆浆 213
鲜奶白菜汤 214
黄花菜鱼丸汤 215
神经衰弱 216
莲子奶糊 216
百合红枣桂圆汤 217
莲藕核桃排骨汤 217
骨质疏松症 218
双菇争艳 218
核桃花生猪骨汤 219
慢性咽炎 220
虾米花蛤蒸蛋羹 220
丝瓜肉片汤 221
贫血 222
桂圆红枣豆浆 222
桂圆红枣木瓜盅 223
高血压 224
苦瓜胡萝卜粥 224
橄榄油蔬菜沙拉 225
肥胖症 226
红薯糙米饭 226
豉油南瓜 227
湿疹 228
荷叶藿香薏米粥 228
糖醋西瓜翠衣 229
马齿苋薏米绿豆汤 229
苦瓜黄豆鸡脚汤 230

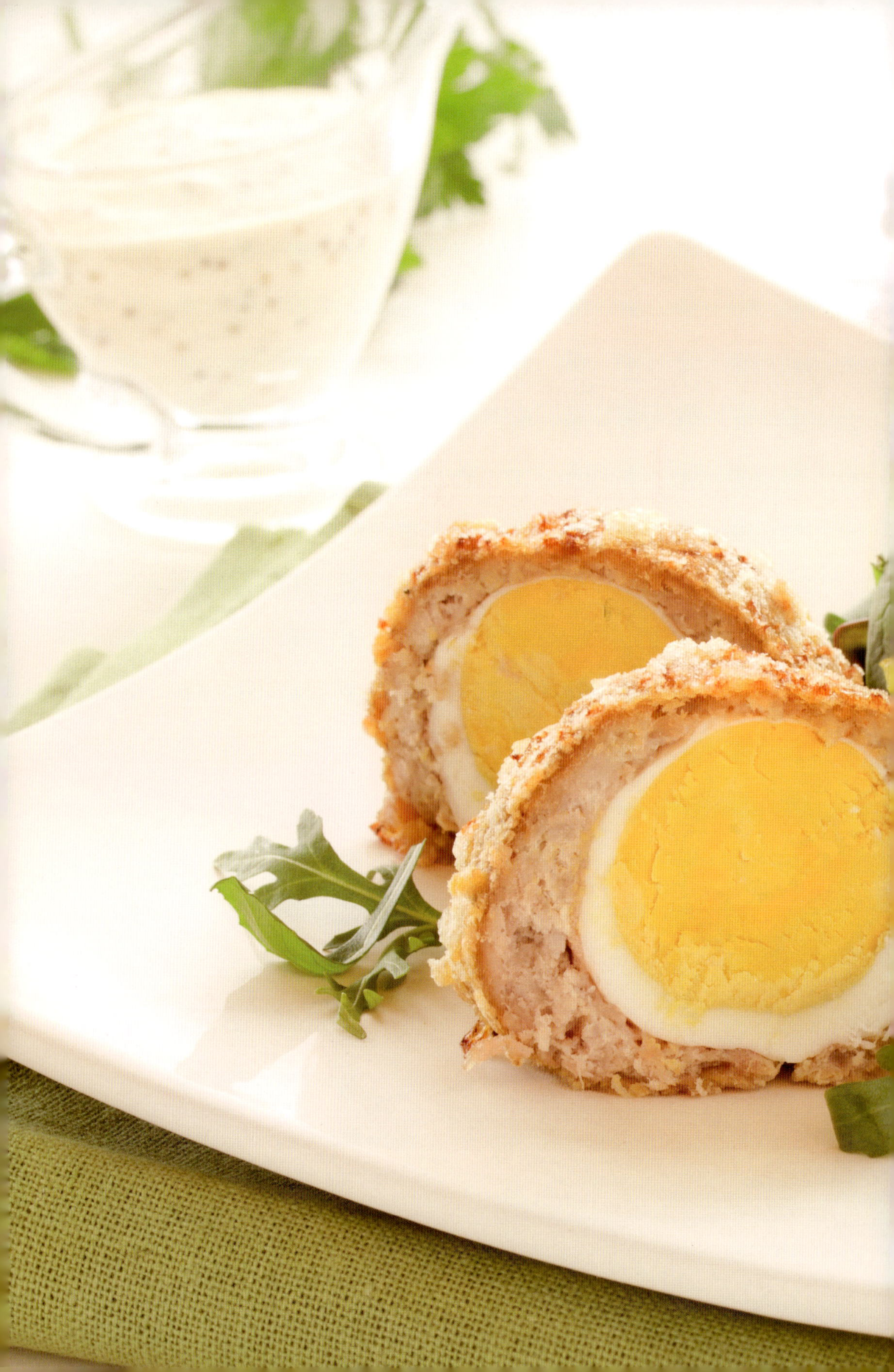

Part 1

吃对食物，健康生活每一天

所谓健康饮食，就是吃对我们的一日三餐。如何才能吃对？首先要平衡我们的膳食结构，同时要讲究食物的性味、功能，了解自己的体质需求，掌握基础的食疗知识，这样才能更好地发挥食物的特性，为健康打下良好的基础。

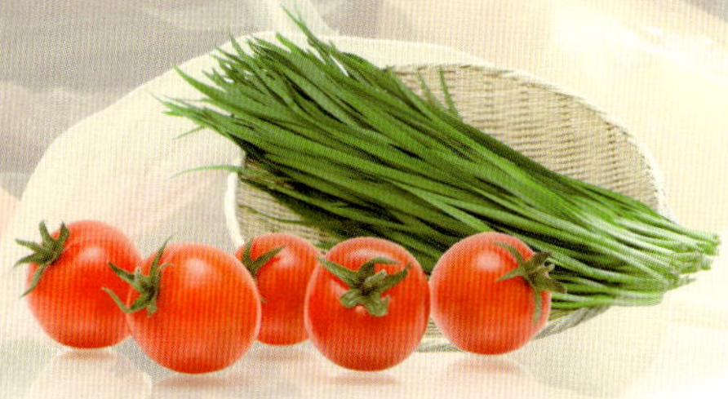

探访食物小“秘密”

俗话说“民以食为天”，饮食与我们的生活息息相关，
饮食结构与习惯也决定了我们的健康与寿命。“会吃”，就能吃出健康；“不会吃”，就易吃出疾病。
在日常饮食中多了解食物的特性，选择适合自己的食物，才能美味与健康两相宜。

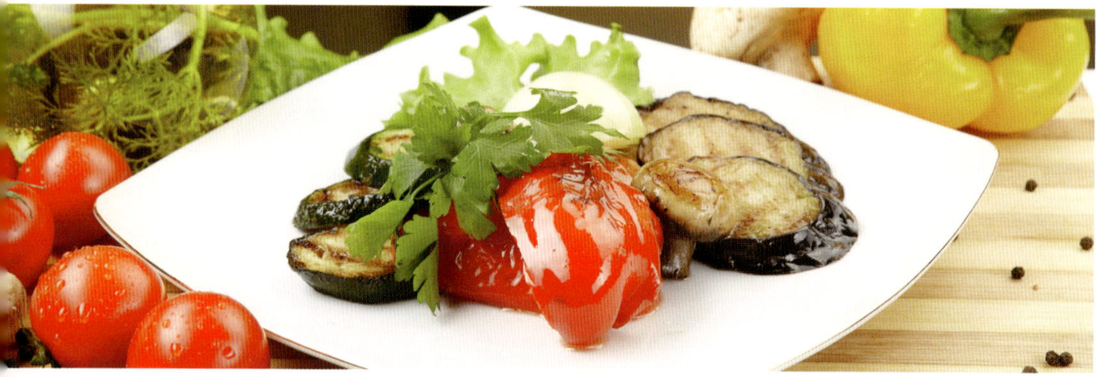

饮食决定健康和寿命

从古至今，健康与长寿一直是人类孜孜以求的目标。如今，生活条件日益转好，不仅物质生活富裕，精神生活也十分丰富，人们也就更加希望能够健康长寿。

然而，事业的繁忙与家庭的压力，使很多人忽视了自身的健康，最终导致免疫失衡，各种疾病纷至沓来，以致中年早衰、英年早逝的现象屡见不鲜。及至老年，虽然有充足的时间关注自身的健康，但多年积累的隐患也逐渐暴露出来，高血压、糖尿病、恶性肿瘤、骨骼疾病等常见慢性病如影随形，令人不堪其扰，长寿的愿望似乎真的很难实现。

究竟有没有一种方便、安全的方法可以让我们更健康、更长寿呢？其实，最好的医生是自己，最好的营养师也是自己。养成良好的饮食与生活习惯，合理膳食，健康和长寿也是可以吃出来的。

具体而言，在饮食上必须实行低糖、低脂和均衡营养的饮食原则，注意控制体重，降低“三高”（高血压、高血糖、高血脂）和预防“三病”（心脏病、糖尿病、关节炎）。把适合自己和家人的合理膳食真正落实到厨房里和餐桌上，最终提高健康素养，改变生活质量。

很多疾病是吃出来的

人的生活方式就像多米诺骨牌，营养、运动、心理，一环扣一环。不发生变化的时候，

什么都好，一旦一环被破坏了，其他环节也跟着遭殃。而饮食营养就是其中比较重要，也是比较容易出现问题的一环。

随着人们生活水平的提高，饮食水平也越来越高，食品种类越来越丰富，但是食品丰富了，吃得好了，并不代表我们的营养摄入就合理了。目前我国糖尿病、高血压、心脑血管疾病的发病率居高不下。这些病之所以高发，与很多人“吃无禁忌”、膳食结构不合理等不良的饮食习惯是分不开的。

有些人口味偏重，吃菜喜咸，却不知盐的摄入量过多，会导致血压升高。而进食过度，特别是吃油脂类食物太多，且缺乏运动，是造成营养过剩并导致肥胖的主要原因，且肥胖还可能导致糖尿病。高蛋白饮食可导致脂肪合成增加。长期喝酒的人士，其脂肪肝、酒精肝、胆囊炎、胰腺炎等病的发病率是普通人群的数倍。这些不良的饮食习惯都为以后慢性病的发生埋下了健康隐患。

其实，营养学就是“吃”的学问。吃得正确，不仅能帮助我们预防各种疾病，还能帮助我们赶走疾病。这就要求我们在摄取食物的时候注意营养均衡，树立正确的饮食观念，养成健康的饮食习惯，比如，数量少一点，质量好一点，蔬菜多一点，味道淡一点，品种杂一点，吃得慢一点……以防惹上疾病这个大麻烦。

五色食物的不同功效

中医认为“五色入五脏”，不同颜色的食物对人体的不同脏腑有相应的补益作用，即“黄色入脾、绿色入肝、红色入心、白色入肺、黑色入肾”。在日常饮食中应注意食物的颜色要丰富，五色俱全，才能全面地补益五脏六腑。

黄色：黄色食材多有调节胃肠消化功能、增进食欲、化油解腻、促进消化等功效。黄色食物主要为富含淀粉的主食、根茎类蔬菜及水果，如各种谷粮、黄豆、南瓜、胡萝卜、土豆、柑橘、芒果、菠萝等。

绿色：绿色食材多有益肝、清热、排毒、降脂的作用，对高血压及上火者非常有益，并且能提高机体免疫力，起到防病抗病的效果。绿色食物以蔬果、豆类为主，如菠菜、上海青、苦瓜、莴笋、西蓝花、猕猴桃、绿豆、豌豆等。

红色：红色食材多能补血养心，促进血液循环，保护心脑血管，对贫血、心血管疾病及心烦不安者特别有益。常见的红色食物有红肉类、红豆、西红柿、红枣、樱桃、草莓、西瓜等。

白色：白色食材多能润肺止咳、平喘化痰，对保护呼吸系统、美容润肤、平稳情绪有益。白色食物包括禽肉、鱼肉、白萝卜、银耳、百合、山药等。

黑色：黑色食物多对调节人体内分泌和造血系统功能有帮助，可达到抗癌、抗衰老、养发明目、强身补精的作用。黑色食物有黑米、黑豆、黑木耳、香菇、海带等。

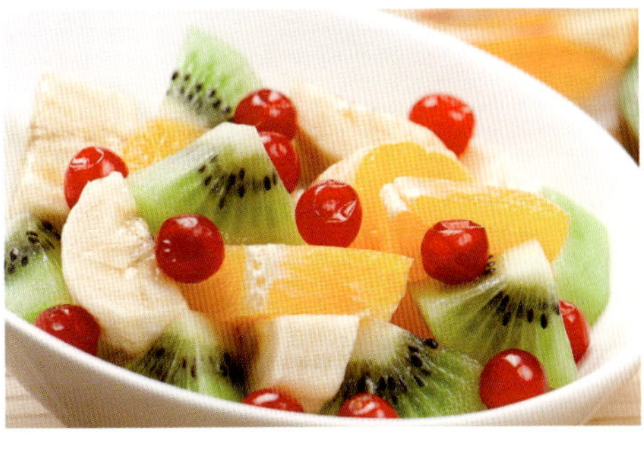

食物的四性五味与健康

药物有“四性”和“五味”之分，食物同样也有“四性”和“五味”。只有根据人体阴阳偏盛、偏衰的情况，有针对性地选择食物，才能更好地辅益健康。

❶ 食物的四性

所谓“四性”，即指食物具有寒、热、温、凉四种性质，另有不寒不热、不温不凉的食物，属于平性。了解食物的属性，再针对自己的体质食用，对健康大有裨益。

凡适用于热性体质及其病症的食物，多属于凉性或寒性食物。寒凉食物属于阴性，大多具有清热、祛火、凉血、解毒等功效。如西瓜能清热祛暑、除烦解渴，绿豆能清热解毒，梨、甘蔗、莲藕等也多有清热、生津、解渴的作用。

温性或热性食物与寒凉性食物相反，适用于寒性体质及其病症，大多有散寒、温经、通络、助阳等功效。如生姜、葱白对风寒感冒有食疗功效，大蒜有很好的杀虫解毒祛寒之功，对急性肠炎、痢疾、肺结核等有很好的治疗作用。

平性食物介于寒凉和温热性质的食物之间，适合于一般体质的人群食用，大多有健脾和胃、调理脏腑的作用。如黄豆、花生仁均富含优质蛋白质，煮食能润肠通便，常用于慢性便秘者。

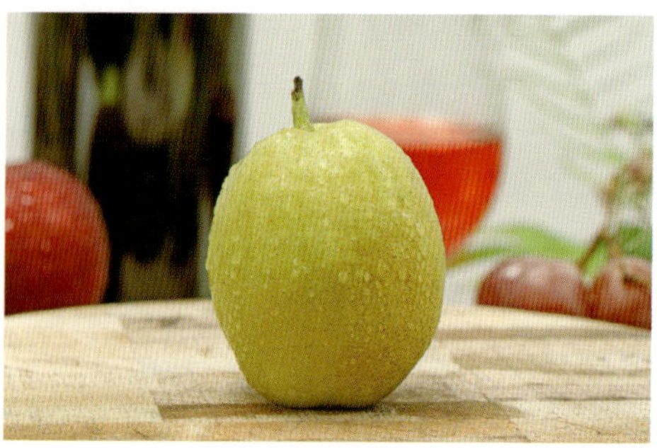

❷ 食物的五味

所谓“五味”，即指饮食所含的酸、苦、甘、辛、咸五种味道。不论是食物本身，还是佐料，不同的味道，对人体的作用亦有区别。日常饮食应五味调和，切忌口味单一或过偏。

酸味食物对应人体的肝，多有生津养阴、收敛固涩、帮助消化、止咳止泻的作用。代表食物有：醋、西红柿、柠檬、猕猴桃、橘子、山楂、菠萝、乌梅等。

苦味食物对应人体的心，多有清火除烦、清热解毒、祛暑润燥、降糖消脂的作用。代表食物有：苦瓜、芥蓝、牛蒡、茼蒿、莲心等。

甘味食物对应人体的脾，多有补益气血、健脾生肌、补虚强壮的作用。代表食物有：白糖、大米、玉米、甘薯、南瓜、莲藕、大枣、红豆等。

辛味食物对应人体的肺，多有行气活血、祛湿杀菌、促进新陈代谢的作用。代表食物有：姜、葱、蒜、辣椒、胡椒、花椒、洋葱、薄荷等。

咸味食物对应人体的肾，多有利水消肿、软坚散结、通便补肾的作用。代表食物有：盐、海参、海带、紫菜、牡蛎、鱿鱼等。

中医养生专家认为，饮食的四性、五味都不能太偏，否则就易生病。所以，不论是平时的饮食，还是体弱者进行食补或药补，都要用四性五味理论来指导。如体质偏热、病属热证者，宜吃凉性食物；若体质偏寒、病属寒证者，宜吃温热性食物。

寻求配餐学问

饮食是维持生命活动的物质基础，
合理营养是健康之本。如何从各种食物中得到每天所需的营养素？
认真学习以下基本的营养常识与补益重点，就能让您吃得好、补得对，达到事半功倍的效果。

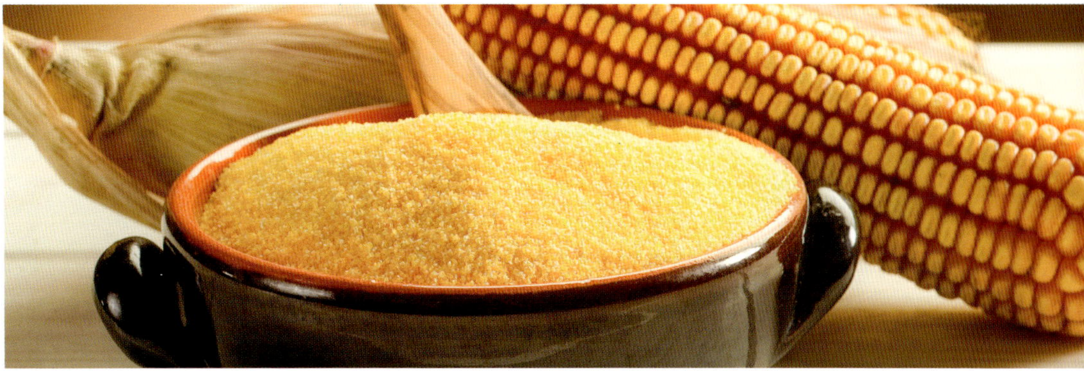

中国居民膳食指南及平衡膳食宝塔

根据我国传统膳食的优缺点和平衡营养的需求，中国营养学会通过调查，给出了《中国居民膳食指南》，其中的营养原则如下。

❶ 食物多样，谷物为主

谷类食物是我国传统膳食的主体，是人体能量的主要来源，它能为人体提供糖类、蛋白质、膳食纤维及 B 族维生素等。在各类食物中应当以谷类为主，并要注意粗细搭配，经常吃一些粗粮、杂粮等。

❷ 多吃蔬菜、水果和薯类

蔬菜和水果是胡萝卜素、维生素 B_2、维生素 C 和叶酸、矿物质（包括钙、磷、钾、镁、铁）、膳食纤维和天然抗氧化物的主要或重要来源；薯类含有丰富的淀粉、膳食纤维，以及多种维生素和矿物质。进食较多的蔬菜、水果和薯类，在保护心血管健康，增强抗病能力，减少儿童发生眼病危险，以及预防某些癌症等方面起着十分重要的作用。

❸ 每天吃奶类、豆类或其制品

奶类含钙量高，是天然钙质最好的来源，也是优质蛋白质的重要来源；豆类是我国的传统食品，含丰富的优质蛋白质、不饱和脂肪酸、钙及 B 族维生素，经常吃豆类食物，既可以改善膳食的营养素供给结构，又可以防止吃肉类过多带来的不利影响。

❹ 吃适量的鱼、禽、蛋、瘦肉，少吃肥肉和荤油

鱼、禽、蛋及瘦肉等动物性食物是优质蛋白质、脂溶性维生素和某些矿物质的良好来源。而且肉类中的铁吸收利用较好，动物肝脏含维生素 A 极为丰富，且富含 B 族维生素。值得注意的是，肥肉和荤油为高热量和高脂肪的食物，摄入过多往往会引起肥胖，并且是某些慢性病的诱发因素，应当少吃。

❺ 吃清淡、少盐的膳食

膳食不应太油腻、太咸，也不宜食用过多的动物性食物，尤其是油炸、烟熏食物。每人每日食盐量以不超过 6 克为宜，盐摄入量过高会增加患高血压的风险。

❻ 饮酒应限量

白酒除含能量外，不含其他营养素。无节制地饮酒，会使食欲下降，食物摄入减少，以致缺乏多种营养素，严重时还会造成酒精性肝硬化。过量饮酒会增加患高血压、脑卒中（中风）等的风险。

❼ 注意饮食卫生，选择无污染食物

在选购食物时，应选择外观好，没有污染、杂质、变色、变味，并符合卫生标准的食物，谨防“病从口入”。进餐时也要注意卫生条件，包括进餐环境、餐具和供餐者的健康卫生状况。集体用餐提倡分餐制，以减少疾病传染的机会。

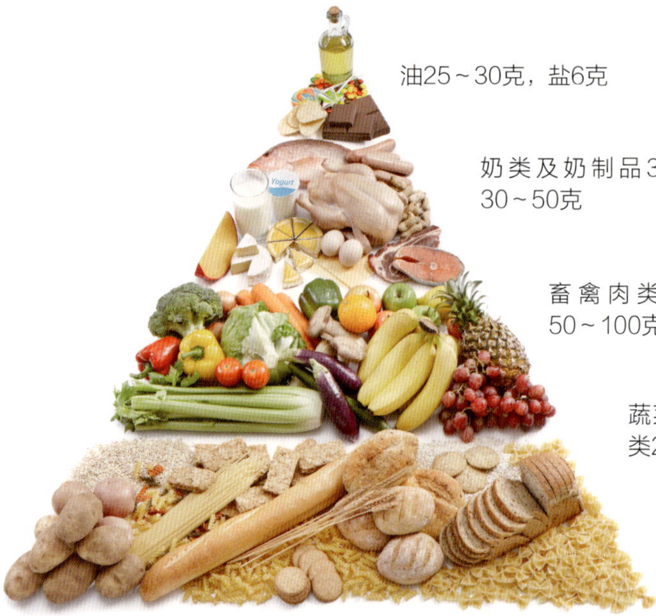
油25～30克，盐6克
奶类及奶制品300克，大豆类及坚果30～50克
畜禽肉类50～75克，鱼虾类50～100克，蛋类25～50克
蔬菜类300～500克，水果类200～400克
谷类、薯类及杂豆250～400克，水1200毫升

中国居民平衡膳食宝塔

“中国居民平衡膳食宝塔”显示了我们每天应吃的 5 种主要食物的重要性及所占比重。

实际生活中，我们不必每天都严格按照推荐量吃，但每天饮食中应尽量包含宝塔中的各类食物，并且大体遵循各类食物的比例就可以了。

必不可少的七大营养素

营养素是维持人体生命活动的必需成分，人体所需要的营养素主要有七大类——蛋白质、脂肪、糖类（又称碳水化合物）、维生素、矿物质（又称无机盐）、水、膳食纤维。

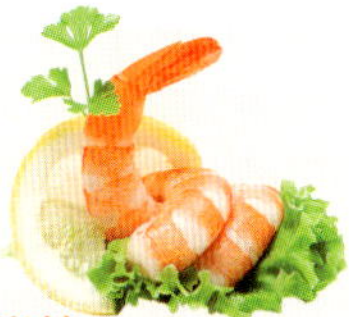

蛋白质

● 瘦肉、鱼虾、奶类、豆类等

蛋白质是人类生命活动最重要的物质基础，在人体内参与组成各种组织和器官，如皮肤、肌肉、骨骼、血液、内脏器官、毛发和指甲等。

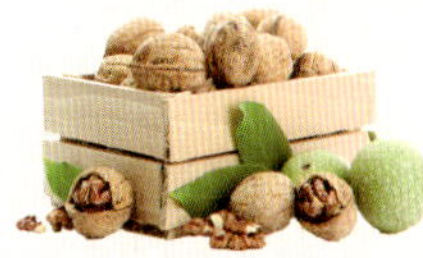

脂肪

● 动物油、植物油、肥肉、坚果等

脂肪是人体必需的三大营养素之一。脂肪包括脂和油，其最重要的功能是为人体提供热量（所含热量比蛋白质和糖类高一倍）。

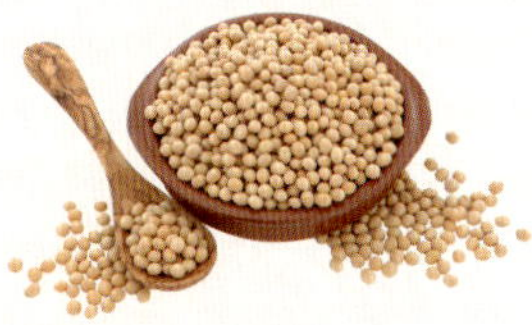

糖类

● 粮食类、根茎类、豆类、水果等

糖类是膳食中最主要的热量来源，能为大脑提供丰富的能量，以保持脑部的正常发育和运作。糖类还可调节脂肪代谢，调节食品风味。

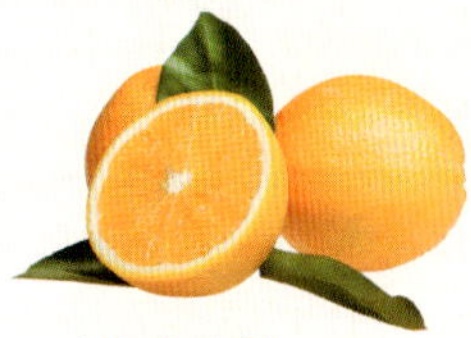

维生素

● 蔬果类、谷物、豆类、动物内脏等

维生素是人体生长、代谢所必需的低分子有机化合物。人体若缺乏某种维生素，新陈代谢的某些环节便会出现障碍，从而影响正常的生理功能。

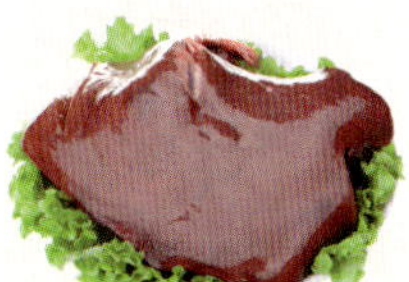

矿物质

● 瘦肉、鱼虾、海产品、动物内脏等

矿物质仅占人体体重的 4%，但发挥着重要的作用。如钙、磷、镁是构成骨骼、牙齿的主要物质；锌对大脑和免疫系统的发育十分重要。

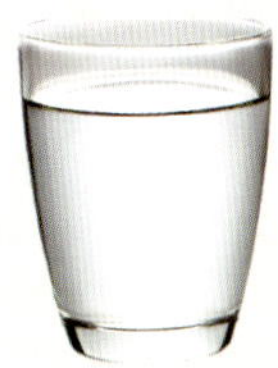

水

● 饮用水、新鲜蔬果等

水是人体必需的营养素，也是人体的重要组成成分，人体各种生理活动都需要在有水的环境中进行。多饮水是养生、抗衰、驻颜的重要手段。

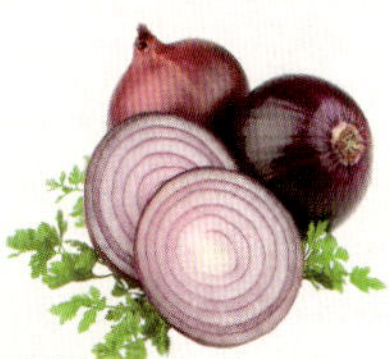

膳食纤维

● 粗杂粮、蔬果类、豆类等

膳食纤维以植物细胞的构成成分为主，也有部分动物性成分，是健康饮食不可缺少的一部分，它在保持消化系统健康方面扮演着重要的角色。摄取足够的膳食纤维对预防和缓解心血管疾病、癌症、糖尿病等具有重要的意义。

辨清体质，吃对食物

每个人的体质都有差异，同一种食材对不同的人会产生不同的作用。所以，认清自己的体质，吃适合自己的食物，才是正确的养生方法。

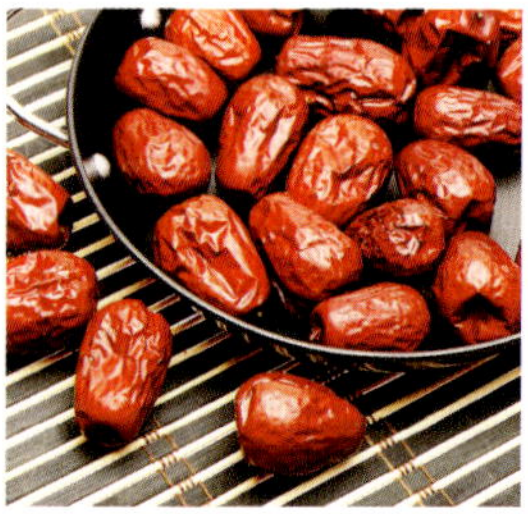

❶ 寒性体质

寒性体质通常表现为血液循环功能较差，容易出现怕冷、手脚冰凉、伤风感冒；脸色唇色苍白，容易疲劳，行动说话有气无力；尿量多且颜色淡；夏天进入空调房会有寒冷的感觉等。寒性体质者要多吃温性及热性的食物，如山药、板栗、红枣、糯米等，少吃寒凉食物。

❷ 热性体质

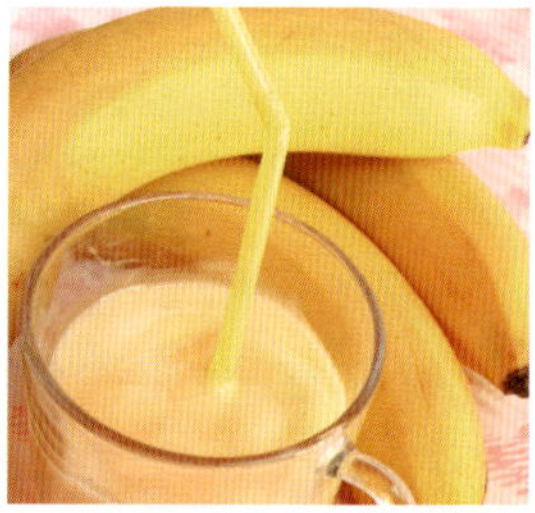

热性体质的特征，通俗来说，就是容易上火。具体表现为经常口干舌燥、容易口渴、有口臭；怕热，全身经常发热，喜食冷饮或冰冷食物；容易烦躁不安，脾气较差等。热性体质者不适合进补，要多吃寒性或凉性的食物，如芹菜、芦笋、苦瓜、牛蒡、菠菜、西红柿、西瓜、香蕉、梨等。

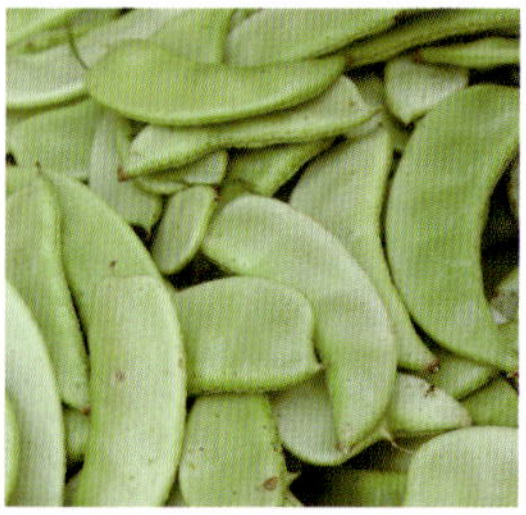

❸ 虚性体质

虚性体质又分为气虚、血虚、阴虚、阳虚，一般表现为体力虚弱、自汗、心悸、瘦弱、面色苍白等。饮食中要注重“扶正补虚，平衡阴阳”。气虚者宜吃山药、红枣、扁豆、猪肚等；血虚者宜吃桂圆、猪肝、菠菜、乌鸡等；阴虚者宜吃鸭肉、牡蛎、莲藕、百合等；阳虚者可多吃羊肉、海参、虾等食物。

❹ 实性体质

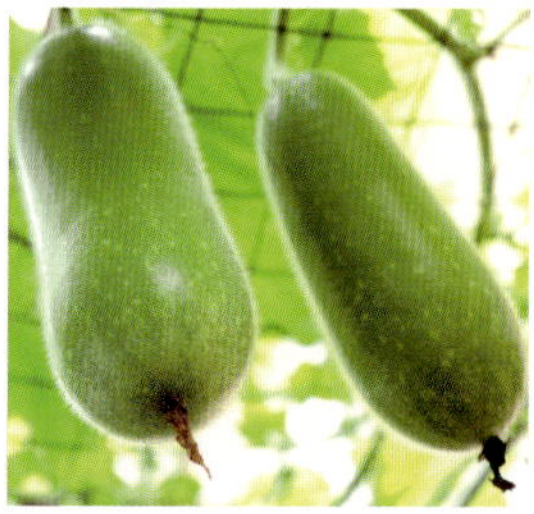

实性体质是指体内实火较大，易生积食、痰、热、湿、瘀血等病邪。一般表现为身体强壮、体力充沛、抗病力强，但排泄功能较差、脾气差、容易烦躁和失眠等。实性体质者日常调理应多吃苦味、性寒凉的食物，如白萝卜、山楂、空心菜、马蹄、苦瓜、黄瓜、冬瓜、苋菜、绿豆、薏米等。

四季健康饮食

因时而补更养生。中医认为，人的身体状态会随着大自然季节的变化而发生相应的变化，人的饮食也应根据时令的变化规律而调整，这样才能维持体内的营养平衡。

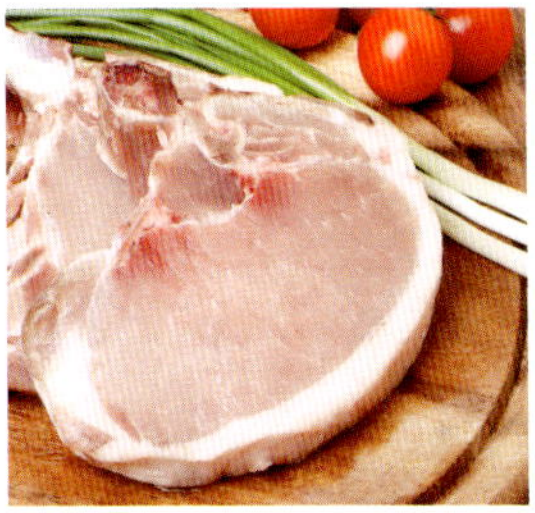

❶ 春季养肝

春季是养肝补血、疏肝排毒的大好时机，调养得当能改善全身气血运行，增强免疫力，为全年的健康打下基础。春季宜吃的食物有：动物肝脏、瘦肉、鸡蛋、春笋、芹菜、菠菜、山药、樱桃、海带等。春季不宜多食温热及辛辣刺激、肥甘油腻的食物，以免助热动火，触发肝阳上亢或阻滞肠胃。

❷ 夏季养心

夏季，人体血液循环旺盛，代谢速度加快，适宜养心、祛湿、减肥。可以多吃一些寒性、凉性及苦味食物，以清心火、降血脂；多吃利水生津的食物，能消暑止渴，如鸭肉、鱼肉、冬瓜、苦瓜、丝瓜、莲藕、西红柿、绿豆等。不宜过食肥甘厚味、温热辛散的食物，也不要过于贪凉饮冷，以免脾胃受损。

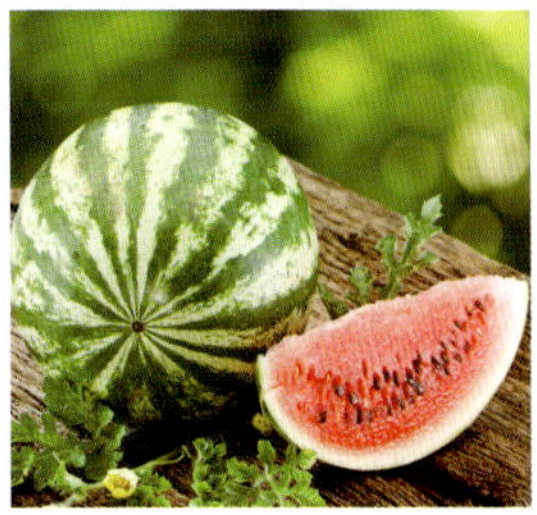

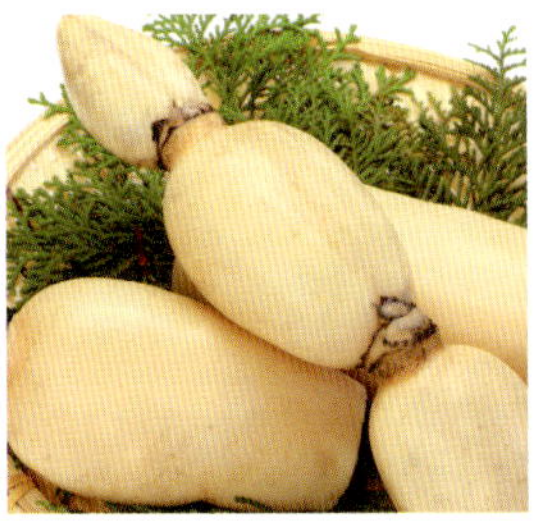

❸ 秋季养肺

秋季燥邪较盛，最易伤肺。饮食应注重生津润燥、滋阴润肺，保护好呼吸系统。可多吃一些白色食物，多喝蔬果饮或汤。秋季宜吃的食物有：梨、马蹄、莲藕、甘蔗、银耳、百合、山药、枇杷、鸭肉、牛奶、鸡蛋、鱼肉、豆腐等。秋季不宜多食温热及辛辣香燥的食物，以免加重秋燥。

❹ 冬季养肾

冬季入肾，肾气旺盛，机体才能适应严冬的变化。因此，冬季饮食应以温补助阳、补肾益精、暖身御寒为主，宜多选性质较温热的食材。冬季宜吃的食物有：羊肉、鸡肉、牛肉、虾、鲈鱼、猪蹄、生姜、山药、核桃、板栗、香菇、桂圆、牛奶、黄豆、胡萝卜等。冬季不宜多吃生冷寒凉及性质滑利的食物。

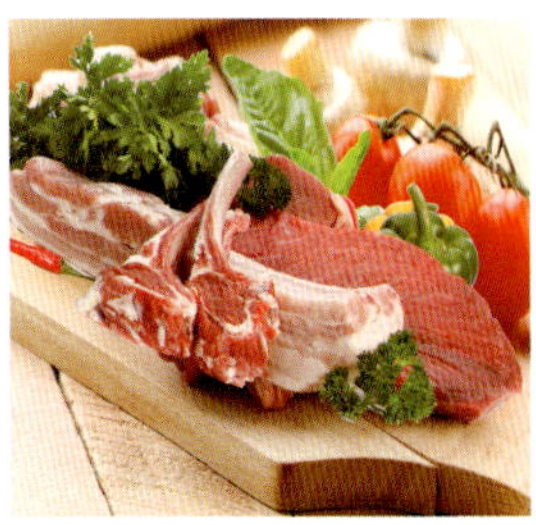

吃对一日三餐

一日三餐对人体健康至关重要，不仅要定时定量、饥饱适中，更重要的是要保证营养的供应，做到膳食平衡。

❶ 两餐间隔的时间要适宜

两餐间隔时间太长会引起饥饿感，影响人的劳动和工作效率；太短，又会使消化器官得不到适当的休息，导致消化功能逐步降低。一般而言，早餐和午餐的间隔时间为 4 ~ 6 小时；午餐和晚餐的间隔时间为 6 小时左右；扣除睡眠时间，晚餐到第二天早餐的间隔时间为 5 ~ 6 小时。

❷ 早餐宜好

早餐 7 ~ 8 点吃最合适，因为这时人的食欲最旺盛。早餐宜吃容易消化，且温热、柔软，富有营养的食物，如牛奶、粥、面条、馄饨等；进食量不宜过多，避免食物不能及时被消化吸收，引起胃肠疾病。

❸ 午餐宜饱

午餐应进食充足的主食（米饭、馒头、面条等），适量的动物性食物（50 ~ 100 克的瘦肉或 100 ~ 150 克的鱼虾），250 克蔬菜（白菜、西蓝花等）。午饭时间最好不要吃水果，把水果放在两餐之间吃。午饭七八分饱就好，饭后不宜立即睡觉或马上开车。

❹ 晚餐宜少

晚餐宜清淡，最好进食 50 克左右的主食，250 克蔬菜，还要补充含优质蛋白质的食物。注重干稀搭配，适量摄取一些粥和汤类的食物，以利于消化；避免油炸、高脂肪、高胆固醇、高兴奋刺激性食物。

每日三餐是基础，在餐与餐之间可适量加餐，但必须牢记：一日两餐或一日一餐都是不科学的。吃对时间，吃对营养，吃对心情，才能吃出健康。

科学烹调

烹调不当，容易导致某些营养素在高温或其他条件下被破坏。因此，如何烹调也是一门学问。选择正确的烹调方式，可减少食物中的营养流失。

❶ 烹调方式多样化

多使用蒸、煮、滚、凉拌等烹调方法，少使用油炸、盐腌、烟熏、火烤等方法。

❷ 急火快炒、加盖烹调

急火快炒、加盖烹调是为了防止菜中水溶性维生素随水蒸气蒸发，另外也保证了食品的鲜嫩和香气。

❸ 适当加点醋

在口味允许的前提下可多加醋，这样利于保护维生素，促进钙质的吸收。

❹ 用新鲜油料煎炸食物

油炸食物时应避免激烈搅拌，且材料要新鲜。避免油温过高及油的使用次数过多，炸油使用两三次后，可转作炒菜用掉。

❺ 每炒一样菜要洗一次锅

研究表明，锅底的黏滞物继续加热，其中的致癌物含量比烟火熏烤的食物还高。尤其是烹调鱼肉等富含蛋白质、脂肪的菜肴时，锅底残留物中的致癌物浓度更高。

日常饮食健康吃法

吃，是一门重要的学问，不会吃的人只能“吃饱”，会吃的人才能“吃好”。
我们怎样才能吃得好，吃出健康？
在日常生活中注意饮食的科学性，并养成合理的饮食习惯，才能达到营养均衡、保持健康的目的。

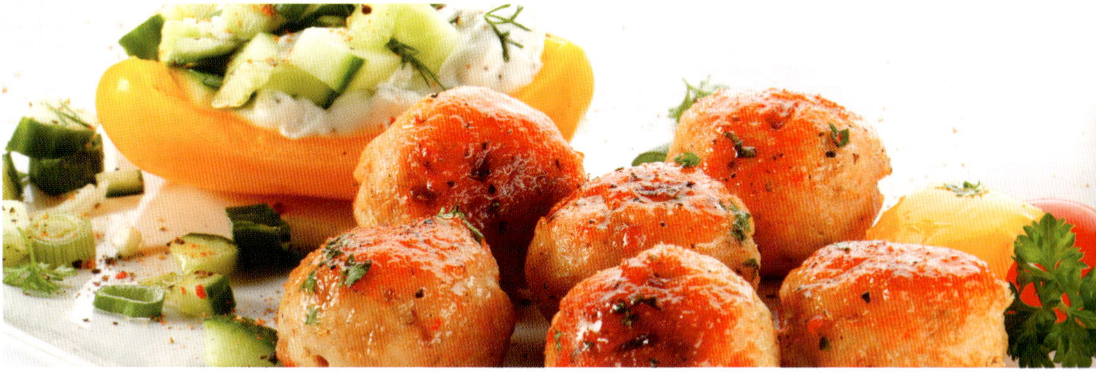

吃对主食

“主食”一般指谷类食物，俗称粮食，常见的有大米、白面、玉米及其制品、杂粮，有些地方薯类也是主食的一部分。主食中丰富的糖类是我们膳食能量的主要来源，只有保证膳食中有足够多的主食，才能避免摄入过多的动物性食物，避免热量过剩和脂肪过多。

一般健康的成年人每天宜摄入主食250 ~ 400克，并注意粗细搭配，即粗粮、精细粮混着吃。每天至少吃一餐粗粮，以每天50 ~ 100克为宜，或是全天主食量的1/3。广义的粗粮包括全麦粉、糙米、大米、面粉，以及各种杂粮、杂豆类等。少吃含较多油脂的主食类食物，如面包、饼干、方便面、油条、油饼等。每餐都要摄入适量的主食。

吃对肉蛋类

肉类的种类非常丰富，常见的有猪肉、牛肉、羊肉、鸡肉、鸭肉、鱼肉；蛋类主要有鸡蛋、鸭蛋、鹅蛋、鹌鹑蛋等。肉蛋类食物是人体优质蛋白质、脂肪、脂溶性维生素、B族维生素和矿物质的良好来源。每天适当摄入肉蛋类可以让我们的身体更加健康。

具体而言，每天宜摄入的鱼虾类为50 ~ 100克，畜禽肉类50 ~ 75克，蛋类25 ~ 50克。

吃肉首选鱼类和禽类，多吃白肉，少吃红肉；多吃瘦肉，少吃肥肉；动物内脏要适当摄入，但不宜过多，且必须要加工处理干净；少吃火腿肠、咸鱼、腊肉等加工和腌制肉类；毛蛋细菌多，不宜吃；松花蛋、咸蛋等加工鸡蛋以少吃为好。

吃对蔬果

蔬菜和水果是人体维生素、矿物质和膳食纤维的重要来源，而且热量低。多吃富含蔬菜、水果的膳食对保持身体健康，维持肠道正常功能，提高免疫力，降低患肥胖、糖尿病、高血压等慢性疾病的风险具有重要作用。

每人每天应吃蔬菜 300 ~ 500 克，水果 200 ~ 400 克。而且每餐都要有至少两种蔬菜，每天至少吃一种水果。蔬菜要多样化，且以绿色、橙黄色、红色、紫红色等深色蔬菜为主；每餐至少有一种深色蔬菜，每天至少吃一次菌类蔬菜；不可用水果代替蔬菜、正餐，不迷信高档水果。此外，饮食中还应注意增加薯类的摄入，每周宜摄入薯类 250 ~ 500 克。薯类还可以当主食吃，且应尽量避免油炸。腌渍菜、酱菜应少吃；尽量不吃不新鲜的蔬果、剩菜及开始变质的蔬菜。

喝对饮品

水是生命之源，为了保证正常的生理代谢，一个人每天必须饮用足量的水。凉白开水是最好的日常饮料。奶类含有丰富的优质蛋白质、钙、维生素，且吸收利用率高，各年龄人群适当饮奶类有利于维护骨骼健康。

每人每天应饮水 1800 ~ 2000 毫升，即 8 ~ 10 杯水。早上起床后和晚上睡觉前都应喝一杯白开水；饮水要少量多次，要主动，不要感到口渴时再喝。牛奶是补钙的良好饮品，一般每人每天平均宜饮奶 300 毫升，不能多于 500 毫升。蔬菜汁、纯果汁饮料中含有一定的营养素和有益成分，适量饮用可以作为膳食的补充。有些饮料添加了一定的矿物质和维生素，适合热天户外活动和运动后饮用。但是，酒、咖啡、浓茶类饮品宜少喝，以免对健康产生不利影响。

吃对零食

我们在平时不但吃正餐，还有可能会去吃一些其他食物，这些食物被称为零食。谈到零食，可能很多人会认为是垃圾食品、不健康食品，其实这种想法有失偏颇。零食不等于垃圾食品，只要在不影响正餐的前提下，合理选择，适时、适度地食用，对身体也是有益的。

具体而言，零食与正餐之间至少要相隔 2 个小时，且数量不宜过多，睡前 2 小时就不要再进食零食了。零食首选水果和坚果。苹果、香蕉、猕猴桃、坚果类、酸奶类食品，每天都可以适当吃一些。黑巧克力、海苔、饼干可以选择性地吃。这些零食可以补充一些营养，但一定要控制量。果冻、膨化食品、腌渍食品、曲奇等食品偶尔尝试可以，多吃无益。另外，患有肥胖、高脂血症、冠心病和糖尿病的人群忌食过多零食。

掌握正确的进餐顺序

进餐的顺序直接影响到人们摄入饮食的量的多和少，进而影响健康，甚至是寿命。你知道正确的进餐顺序吗？那就是先喝汤，然后主食、蔬菜、肉菜按序摄入。

一般进餐时先喝汤。最好是喝淡淡的蔬菜汤，蔬菜汤里面的营养素在这个时候是最好吸收的，而且蔬菜汤的热量较低，体积较大，多少能占一点胃的体积，对健康有益；之后再吃主食。在胃肠道有空余的情况下，吃些主食，把人体需要的热量基础打好；然后吃素菜。清淡的小菜，可以提供足够的维生素和矿物质；最后吃动物性的肉菜。在动物性食品里，首选鱼虾，其次选择猪牛羊肉。

不得不说的饮食习惯

好的饮食习惯会让人一生受益，而饮食常识的积累，更会让人受益无穷。但无论是饮食常识还是饮食习惯，我们都应该注意其中的禁忌，以免适得其反。

❶ 每天吃早餐，每餐七分饱

早餐是一天中食物最不容易转变成脂肪的一餐，且营养成分最容易被人体消化吸收。如果将早餐省掉，吃午餐时胃口就会大开，进食的食物量增多，对健康不利。因此，早餐不能可有可无，每天都应坚持吃。

控制饮食，每餐只吃七分饱，可以给胃肠道提供充分的休息时间，摄入的营养成分也会得到充分的消化吸收，并将废弃物完全排出体外，避免毒素在体内沉积。

❷ 多吃天然食品

随着时代的进步，人们的饮食内容逐渐细化，花样种类繁多，但其中的营养却越来越偏离健康的轨道。要想有个健康的身体，就要多摄取无污染的天然食物，尤其是各种新鲜的蔬菜和水果，可以为人体补充大量的优质营养成分。

❸ 常更换食用油，少吃盐

不同食用油的脂肪种类和比例各不相同，长期食用一种油脂对健康不利，应该将不同油脂交替食用，或选用调和油。

虽然盐在我们的生活中必不可少，但切不可过量吃盐，以免损害身体健康。每人每餐吃盐不宜超过 2 克，同时避免摄入过多高盐食物，如酱油、榨菜、咸菜等。

❹ 忌饭前饭后吃冷饮

饭前吃冷饮，由于寒冷的刺激会造成胃肠毛细血管收缩，影响消化腺的分泌，久之就会影响消化功能。而且冷饮中含有大量的蔗糖、奶类和淀粉等，饭前吃还会造成血糖升高，影响食欲。

而饭后吃冷饮，则会使胃部扩张的血管收缩，减少血流量，妨碍正常的消化过程，减少营养物质在肠道中的吸收。

❺ 饭后不宜马上散步或立即入睡

饭后散步确实对身体有利，但不宜在用餐后马上进行，以免增加胃肠负担，影响消化功能。饭后适当休息 30 分钟，待胃内的食物适当消化后，再去散步也不迟。

另外，饭后也不宜立即入睡。如果饭后立即上床，很容易因大脑局部供血不足而导致脑卒中，而且入睡后，人体新陈代谢速度降低，易使食物中的热量转变为脂肪存积而使人发胖。

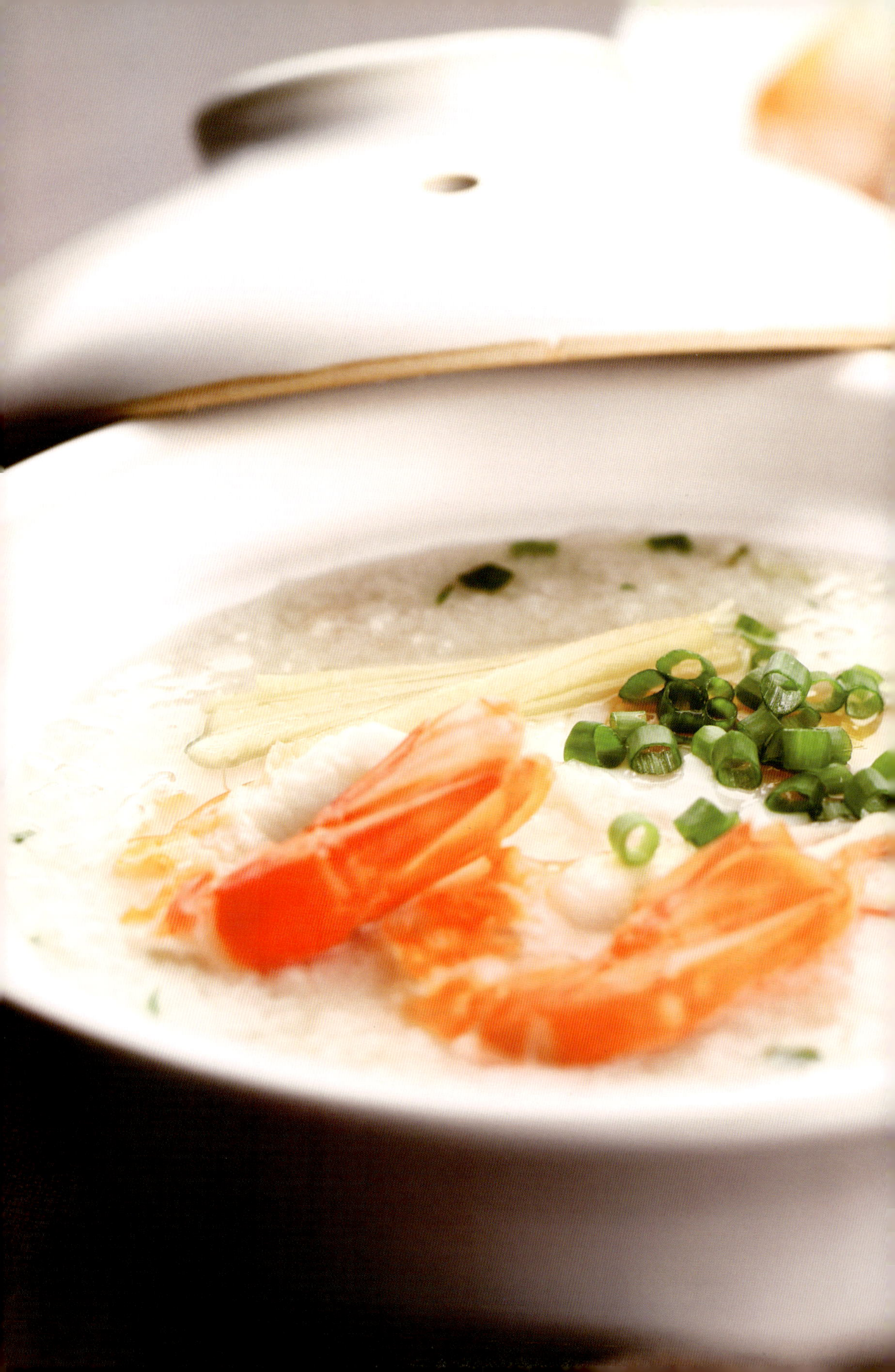

Part 2

吃对食物，成就孩子出色未来

从宝宝降生的第一天起，喂养就成了伴随其成长的大事。吃得营养，吃出健康“智多星”，是所有妈妈们的愿望。如何才能让孩子从第一口辅食开始便吃得科学合理？怎样选择陪伴孩子成长的“餐桌小伙伴”？不妨先从科学喂养常识学起，动手制作营养美食，筑起孩子饭桌上的健康防线，为孩子的未来加分！

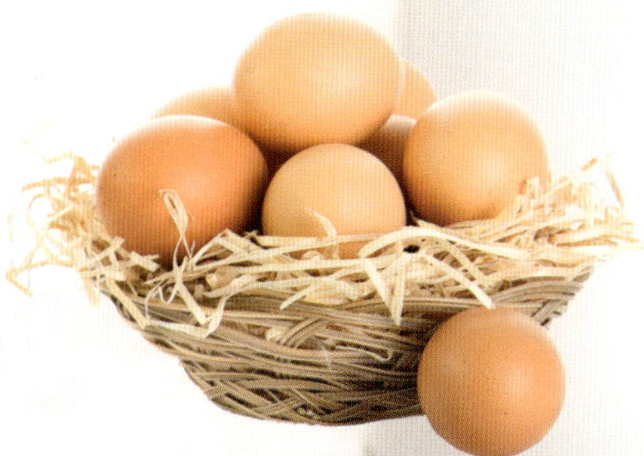

孩子的阶梯式饮食指导

孩子所吃的食物，能够影响他们的身体、智力，甚至一生的健康。尤其是在孩子生长发育的两个主要加速期——婴儿期和青春期，饮食科学合理更为重要。细心的父母该如何选择适合不同年龄段孩子营养需要的食物及喂养方式呢？

婴幼儿期

宝宝出生后的 4 ~ 6 个月内，最理想的食品是母乳，6 个月之后，单纯的母乳喂养已无法满足宝宝的营养需求，就需要逐渐给宝宝添加辅食了。辅食添加的基本原则是每次添加一种新食物，由少到多、由稀到稠，由流食、泥状逐渐过渡到固体食物，给宝宝的辅食应少糖、无盐，尽量不加调味品。

宝宝 1 岁之后，可逐渐停止母乳喂养，这时宝宝的饮食营养就更为重要。幼儿的食物应营养丰富全面、易消化，在满足宝宝能量需求的基础上，增加优质蛋白质、铁、锌、钙等营养素的供给。同时，要培养宝宝良好的饮食习惯，确保饮食卫生。

学龄期

儿童的饮食应做到食物多样、清淡、易消化，以保证获取多样、均衡的营养。在此基础上，应合理安排孩子的一日三餐，保证孩子每天饮奶，经常吃适量鱼、禽肉、蛋、瘦肉、豆类及其制品，并鼓励孩子多吃新鲜蔬果。

儿童新陈代谢旺盛，活动量大，但胃容量小，容易饥饿，在正餐之外可选择一些健康的零食。但饮食和零食的选择需考量其活动量，以避免营养不良或肥胖。此外，在这一阶段，还应根据孩子的生长发育情况给孩子适量补充有助于脑部发育和增高助长的营养素，如卵磷脂、钙、维生素 D 等。

黄豆

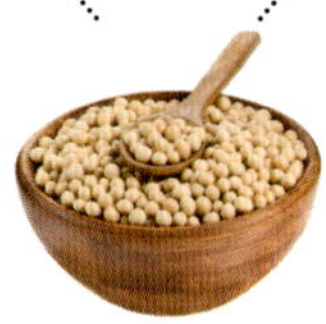

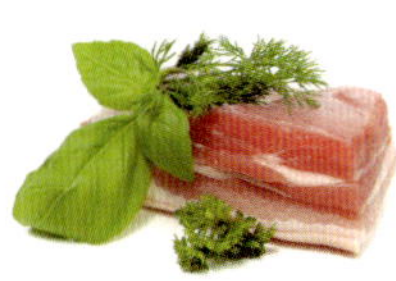

猪瘦肉

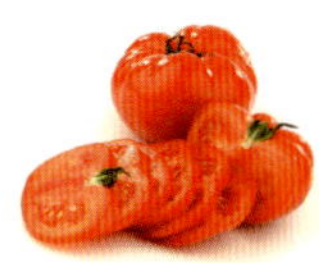

西红柿

青春期

青春期是生理和心理发育的关键期。在膳食均衡的基础上，青春期孩子应摄取充足的谷物、动物性食物和豆类食物。这一阶段，还应根据孩子的实际情况，为孩子适量补充钙、铁、维生素，且要密切关注孩子的营养状况，避免营养过剩或营养素缺乏。

蔬菜米汤

烹饪时间32分钟；口味清淡

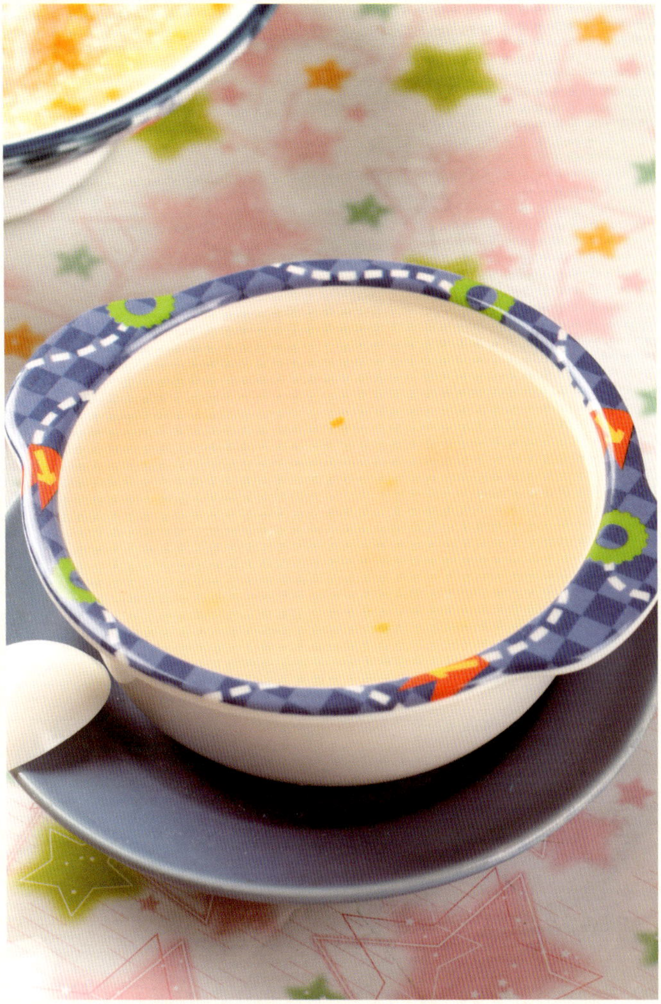

原料 ○ 2人份

土豆100克，胡萝卜60克，水发大米90克

做法

❶ 把去皮洗净的土豆切片，再切丝，改切成粒。
❷ 洗好的胡萝卜切片，再切丝，改切成粒。
❸ 汤锅中注入适量清水，用大火烧开，倒入泡发好的大米。
❹ 加入切好的土豆、胡萝卜，搅拌匀。
❺ 盖上盖，用小火煮30分钟至食材熟透。
❻ 揭盖，把锅中材料盛入滤网中，滤出米汤，倒入碗中，待稍凉后即可饮用。

小叮咛 土豆具有和胃调中、益气健脾等功效，婴幼儿常食可开胃健脾，还可辅助治疗消化不良、皮肤湿疹等症。

烹饪时间 22 分钟；口味清淡

清淡米汤

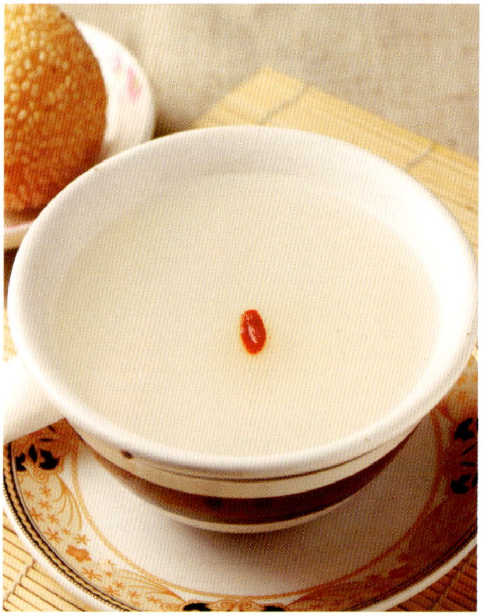

原料 ○ 2 人份

水发大米90克

做法

❶ 将已经浸泡好的大米倒入碗中，注入适量清水，搓洗干净，沥干备用。

❷ 砂锅中注入适量清水烧开，倒入准备好的大米，搅拌均匀。

❸ 盖上盖，烧开后用小火煮20分钟，至米粒全部熟软。

❹ 揭盖，搅拌均匀。

❺ 关火，将煮好的粥滤入碗中，待米汤稍微冷却即可食用。

烹饪时间 8 分钟；口味清淡

核桃糊

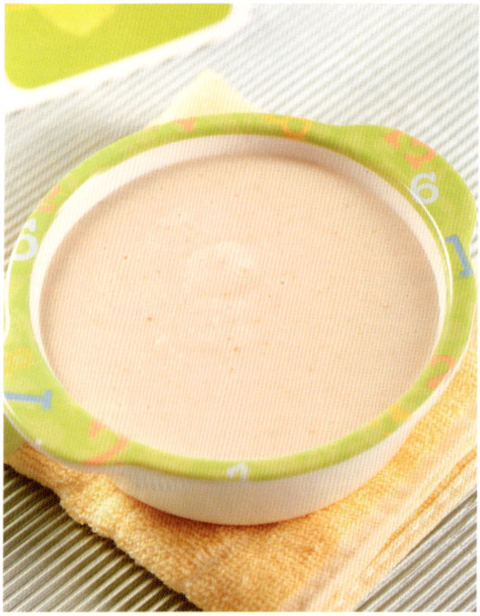

原料 ○ 2 人份

米碎70克，核桃仁30克

做法

❶ 取榨汁机，倒入备好的米碎，注入适量清水，盖好盖子，搅拌片刻。

❷ 断电后取出拌好的米浆，备用。

❸ 把核桃仁放入榨汁机中，注入清水，盖上盖子，搅拌片刻。

❹ 断电后倒出拌好的核桃仁浆，备用。

❺ 汤锅置于火上烧热，先后倒入核桃仁浆、米浆，用勺搅拌均匀，用小火续煮片刻至食材熟透。

❻ 待浆汁沸腾后关火，盛出煮好的核桃糊，装在小碗中即可。

烹饪时间 32 分钟；口味清淡

红薯碎米粥

原料 ○ 2 人份

红薯85克，水发大米80克

做法

1. 将去皮洗净的红薯切成小粒，装入盘中待用。
2. 锅中注入适量清水，用大火烧开，倒入洗净泡好的大米，拌匀，下入红薯，搅拌匀。
3. 盖上盖，用小火煮约30分钟至大米熟烂。
4. 揭盖，续煮片刻。
5. 关火，把煮好的粥盛出，装入碗中即可。

小叮咛 红薯中蛋白质、膳食纤维的含量较高，可促进婴幼儿对食物的消化吸收，给婴幼儿食用应尽量切得小，且要煮得软烂。

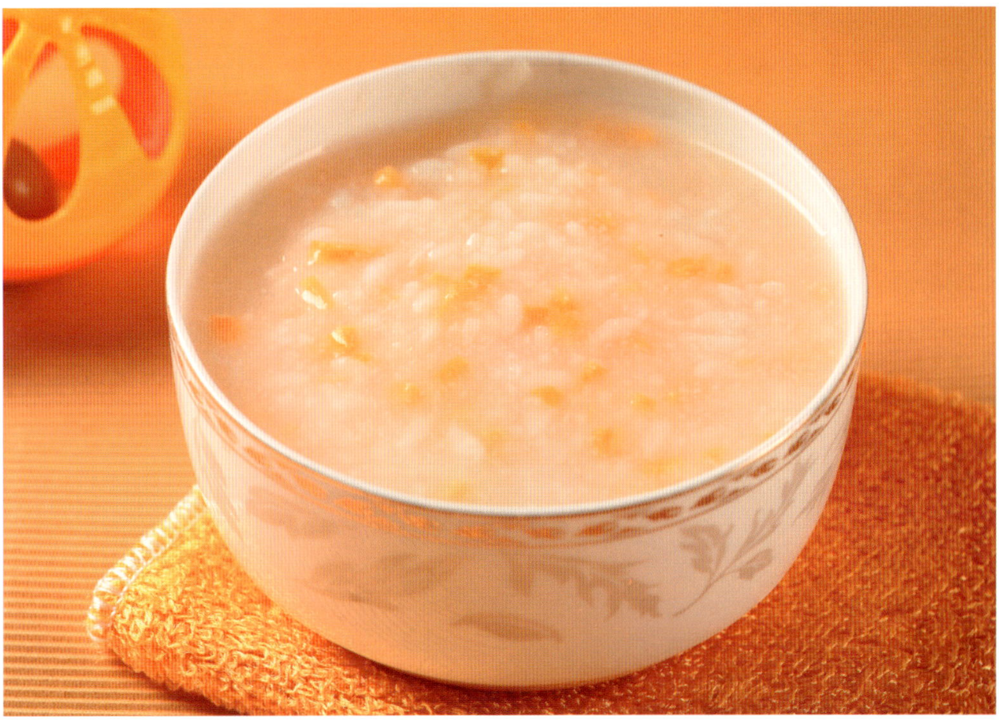

烹饪时间 23 分钟；口味清淡

核桃蔬菜粥

原料 ○ 3 人份

豌豆65克，核桃粉15克，水发大米、胡萝卜各120克，白芝麻少许

调料

芝麻油少许

做法

❶ 洗好去皮的胡萝卜切开，再切段，备用。

❷ 锅中注水烧开，倒入胡萝卜、豌豆，用中火煮至其断生，捞出，放凉待用。

❸ 将放凉的胡萝卜、豌豆分别切碎，剁成末。

❹ 砂锅注水烧开，倒入洗净的大米，拌匀，烧开后用小火煮约20分钟至大米熟软。

❺ 倒入豌豆末、胡萝卜末、白芝麻，拌匀。

❻ 用中火续煮至食材熟透，倒入核桃粉，搅拌均匀，淋入芝麻油，搅匀，关火后盛出煮好的粥即可。

小叮咛 本品食材种类丰富多样，具有健脑益智、增强免疫力、防治小儿便秘等功效。制作本品时可根据宝宝的食量和营养需求适当增减某些食材的量。

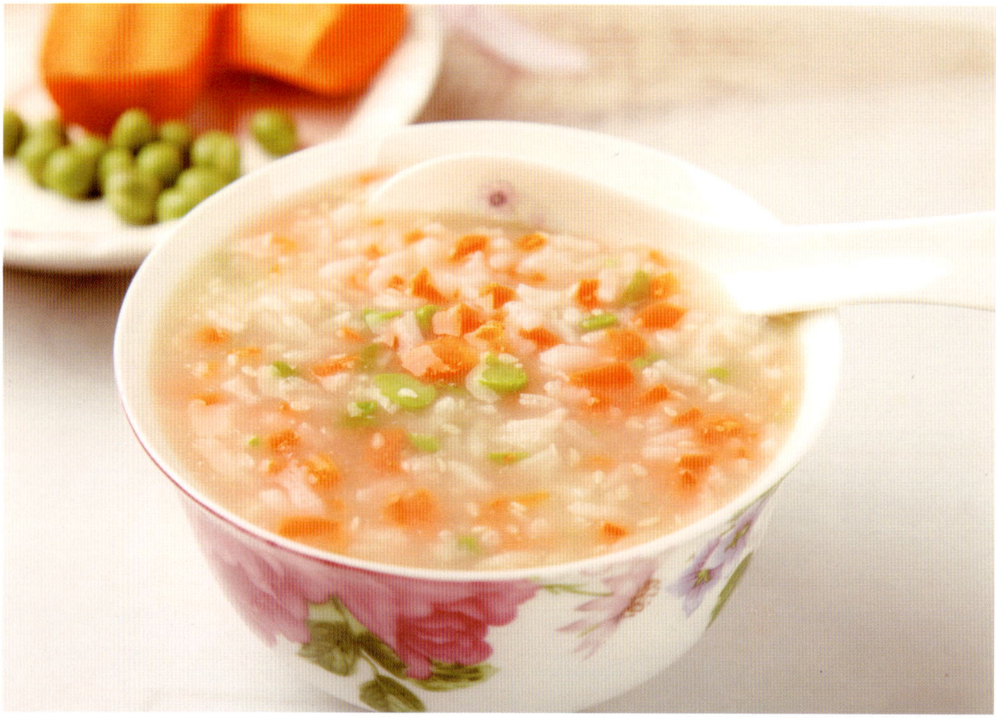

烹饪时间 42 分钟；口味清淡

包菜萝卜粥

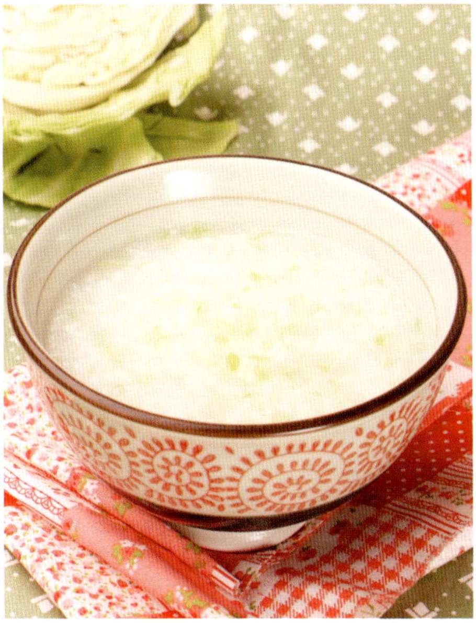

原料 ○ 3 人份

水发大米120克，包菜30克，白萝卜50克

做法

1. 将洗好的包菜切丝，再切碎。
2. 洗净去皮的白萝卜切片，再切丝，改切成碎末，待用。
3. 砂锅中注入适量清水烧开，倒入洗净的大米，搅匀。
4. 盖上盖，烧开后转小火煮约40分钟，至米粒熟软。
5. 揭盖，倒入白萝卜碎、包菜碎，拌匀，略煮，至食材熟透。
6. 关火后盛入碗中即可。

烹饪时间 60 分钟；口味甜

牛奶鸡蛋小米粥

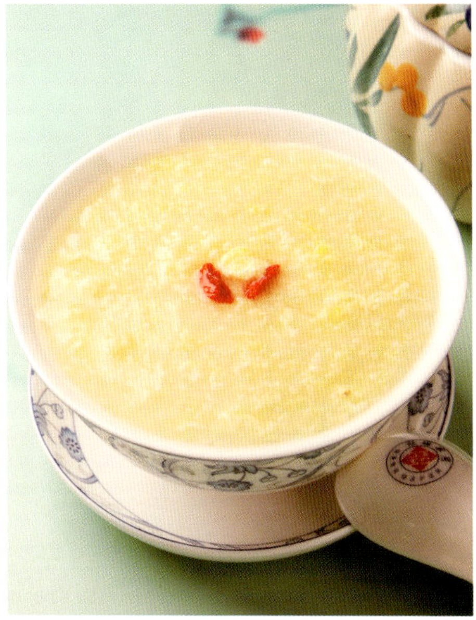

原料 ○ 3 人份

水发小米180克，鸡蛋1个，牛奶160毫升

调料

白糖适量

做法

1. 把鸡蛋打入碗中，搅散调匀，制成蛋液，待用。
2. 砂锅中注水烧热，倒入小米，大火烧开后转小火煮约55分钟。
3. 倒入备好的牛奶，拌匀，大火煮沸。
4. 加入少许白糖，拌匀。
5. 倒入备好的蛋液，搅拌匀，转中火煮一会儿，至液面呈现蛋花。
6. 关火后盛出煮好的小米粥，装在小碗中即可。

鸡肝土豆粥

烹饪时间10分钟；口味清淡

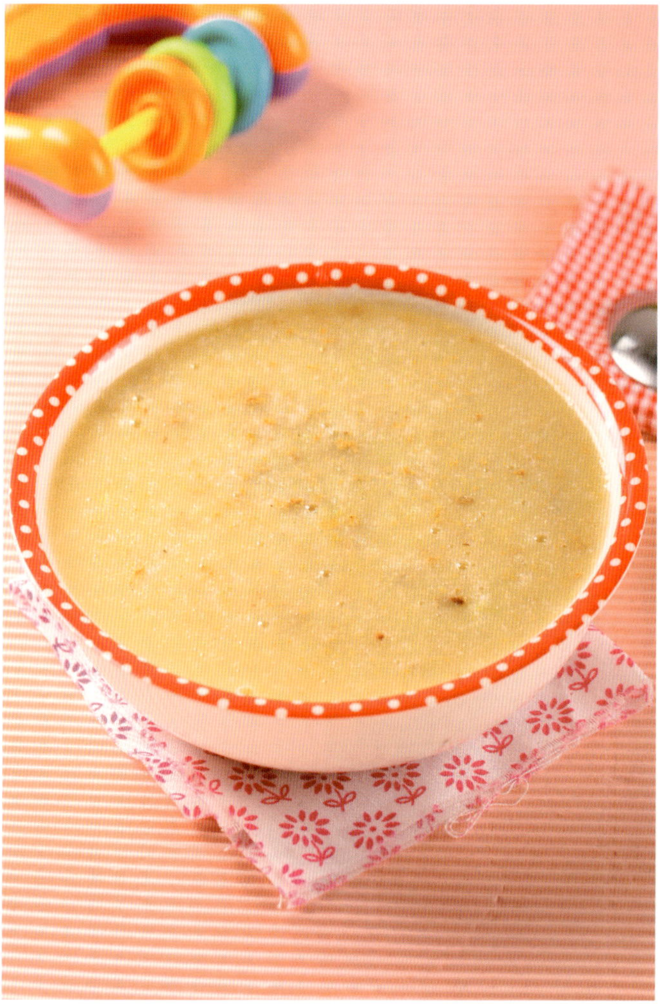

原料 ○2人份

米碎、土豆各80克，
净鸡肝70克

调料

盐少许

做法

❶ 将去皮洗净的土豆切小块。

❷ 蒸锅上火烧沸，放入装有土豆块和鸡肝的蒸盘，中火蒸至食材熟透。

❸ 揭盖，取出蒸好的土豆、鸡肝，分别压成泥，待用。

❹ 汤锅中注入适量清水烧热，倒入米碎，小火煮至米粒呈糊状。

❺ 倒入土豆泥、鸡肝，拌匀，续煮片刻。

❻ 加盐，拌匀调味，关火后盛出煮好的土豆粥即成。

小叮咛 动物肝脏是动物体内最大的毒物中转站和解毒器官，所以买回的新鲜肝脏不要急于烹调，应先放在自来水龙头下冲洗 10 分钟，然后放入水中浸泡 30 分钟。

烹饪时间 36 分钟；口味清淡

鱼肉菜粥

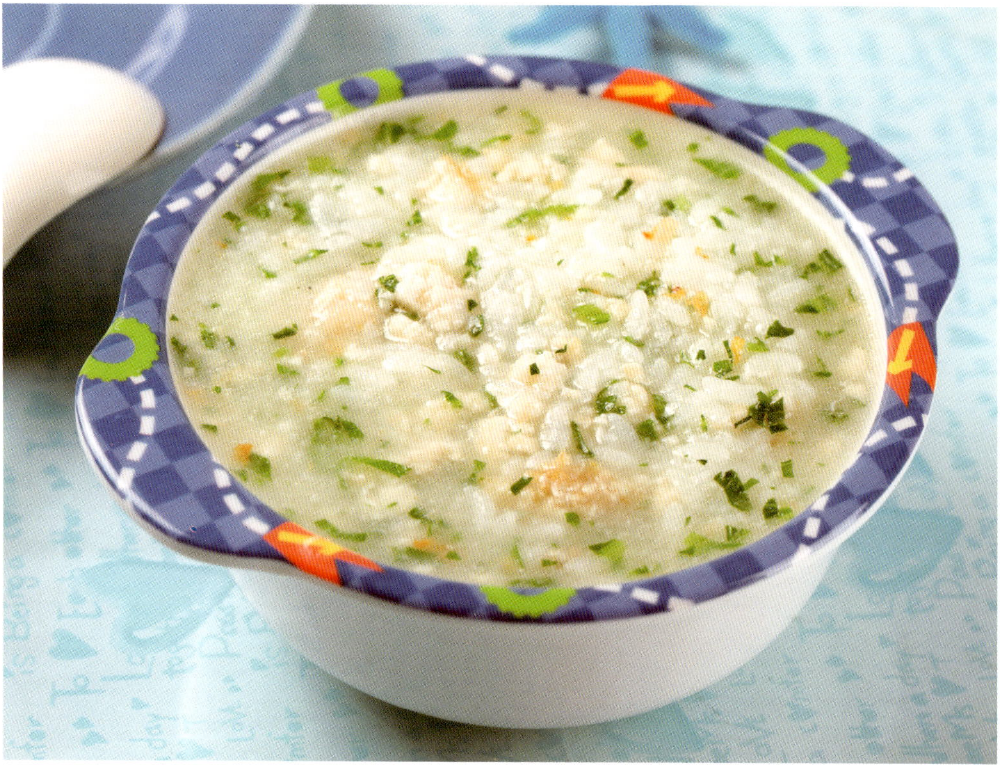

原料 ○ 3 人份

水发大米85克，草鱼肉60克，上海青50克

调料

盐少许，生抽2毫升，食用油适量

做法

1. 将洗净的上海青剁成末。
2. 洗净的草鱼肉去皮，切成丁，倒入搅拌机中，拧紧盖子，制成鱼肉泥。
3. 用油起锅，倒入鱼肉泥，翻炒松散，加生抽、盐，炒至入味，盛出炒好的鱼肉泥。
4. 汤锅注清水烧开，放入洗净的大米，盖上盖子，大火煮沸后转小火煮至米粒熟软。
5. 揭盖，倒入备好的鱼肉泥、上海青，续煮至全部食材熟透，关火后盛出煮好的粥即可。

小叮咛 制作本品时，可尽量选择鱼肚处，也可用刺较少的黄鱼、鲈鱼、鳕鱼等代替草鱼使用。搅拌鱼肉前要剔除鱼刺，以免宝宝食用时卡到喉咙。

烹饪时间 18 分钟；口味清淡

肉末茄泥

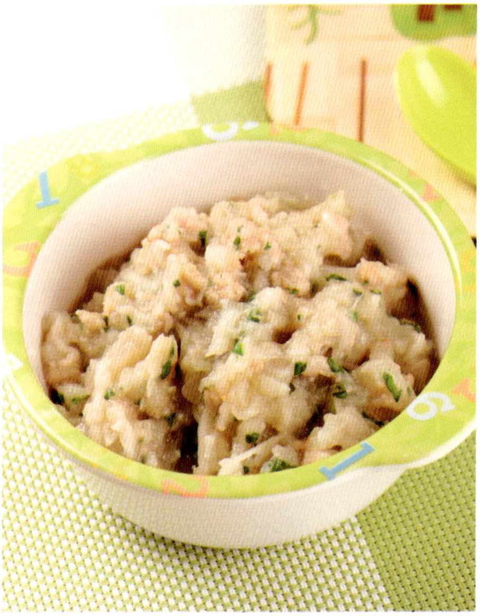

原料 ○ 2 人份

肉末90克，茄子120克，上海青少许

调料

盐少许，生抽、食用油各适量

做法

1. 洗净的茄子去皮，切成条；洗好的上海青切成粒。
2. 把茄子放入烧开的蒸锅中，中火蒸约15分钟，取出。
3. 待茄子放凉后将其剁成泥。
4. 用油起锅，倒入肉末，翻炒至松散、转色，放入生抽，炒香，炒匀。
5. 倒入备好的上海青、茄子泥，加盐，翻炒匀。
6. 关火，盛出锅中食材，装入盘中即可。

烹饪时间 18 分钟；口味清淡

土豆胡萝卜肉末羹

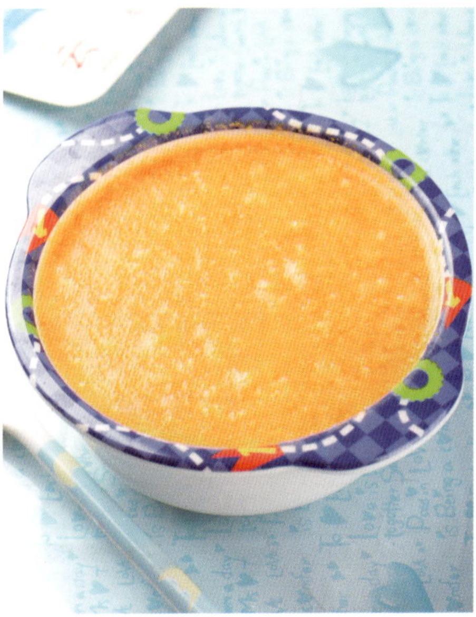

原料 ○ 3 人份

土豆110克，胡萝卜85克，肉末50克

做法

1. 去皮洗净的土豆切块，胡萝卜切片。
2. 将胡萝卜和土豆分别装盘，放入烧开的蒸锅中，中火蒸15分钟至熟，取出蒸好的食材。
3. 取榨汁机，选搅拌刀座组合，把土豆、胡萝卜倒入其中，加入适量清水。
4. 选择“搅拌”功能，榨取土豆胡萝卜汁。
5. 砂锅中注入适量清水烧开，放入肉末。
6. 倒入榨好的土豆胡萝卜汁，拌匀煮沸，煮至全部食材熟透。
7. 把煮好的肉末羹盛出，装碗即可。

薯泥鱼肉

烹饪时间18分钟；口味鲜

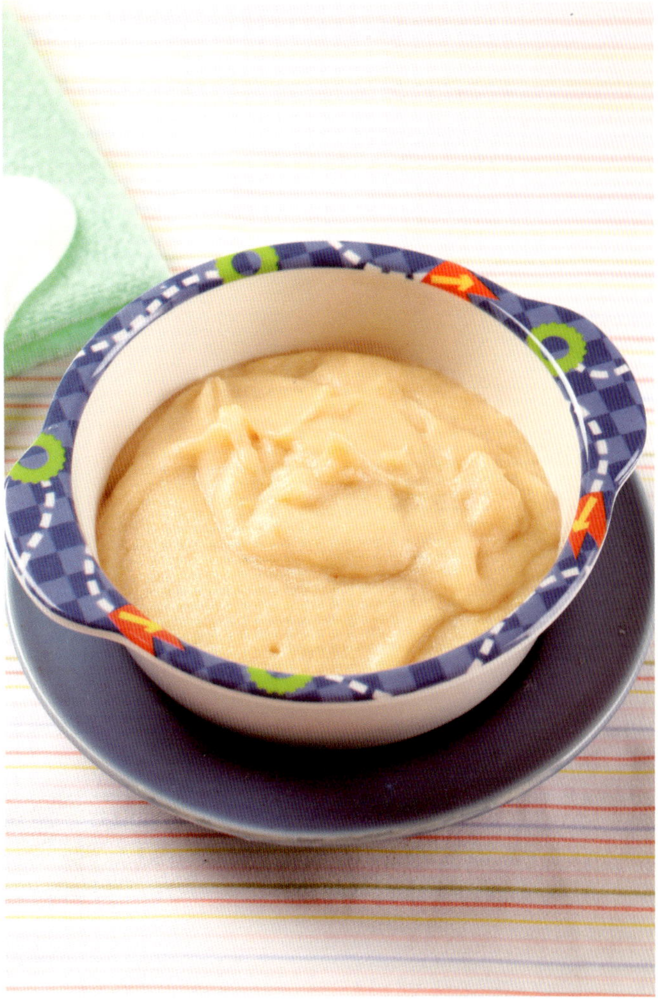

原料 ○ 2人份

土豆150克，草鱼肉80克

做法

❶ 将洗好的草鱼肉切成片，洗净去皮的土豆切成片，分别装入蒸盘中。

❷ 将蒸盘放入烧开的蒸锅中，盖上盖，用中火蒸15分钟至熟。

❸ 揭盖，取出蒸熟的草鱼肉和土豆。

❹ 取榨汁机，选择搅拌刀座组合，将蒸好的土豆、鱼肉放入其中。

❺ 拧紧刀座，选择“搅拌”功能，把鱼肉和土豆搅成泥状。

❻ 把制好的鱼肉土豆泥倒入碗中即可。

小叮咛 挑选草鱼，一般宜选择体型偏大、肉质比较紧密的，且以活鱼最好，其次要选鱼鳃鲜红、鱼鳞完整、鱼眼透亮的。

西红柿红腰豆汤

烹饪时间13分钟；口味酸甜

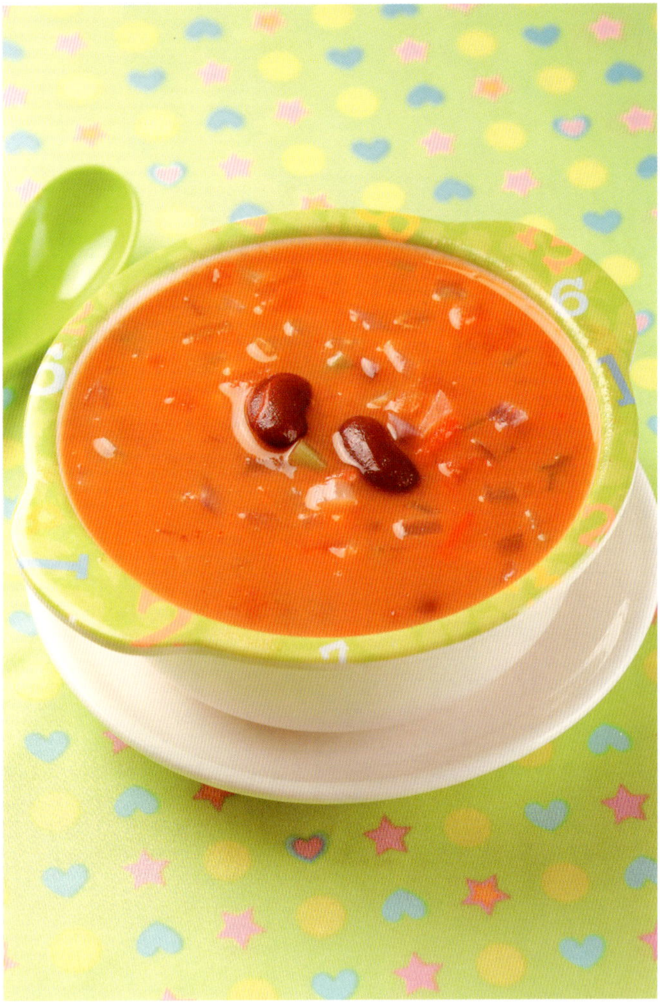

原料 ○3人份

西红柿50克，胡萝卜80克，洋葱、紫薯各60克，西芹40克，熟红腰豆180克

调料

盐、鸡粉各2克，食用油适量

做法

1. 西红柿切成丁，洋葱切成粒，胡萝卜切成粒，紫薯切成粒，西芹切成丁。
2. 用油起锅，倒入洋葱，炒香，倒入切好的紫薯、西红柿、胡萝卜，拌炒匀。
3. 倒入熟红腰豆，拌炒匀，倒入水，放入适量盐、鸡粉，拌匀调味。
4. 盖上盖，用中火煮10分钟；揭盖，搅拌均匀后盛出即可。

小叮咛 给宝宝食用可减少红腰豆的量，且腰豆宜煮得软烂。另外，制作本品时还可少用或不用盐、鸡粉。

烹饪时间 23 分钟；口味清淡

核桃花生豆浆

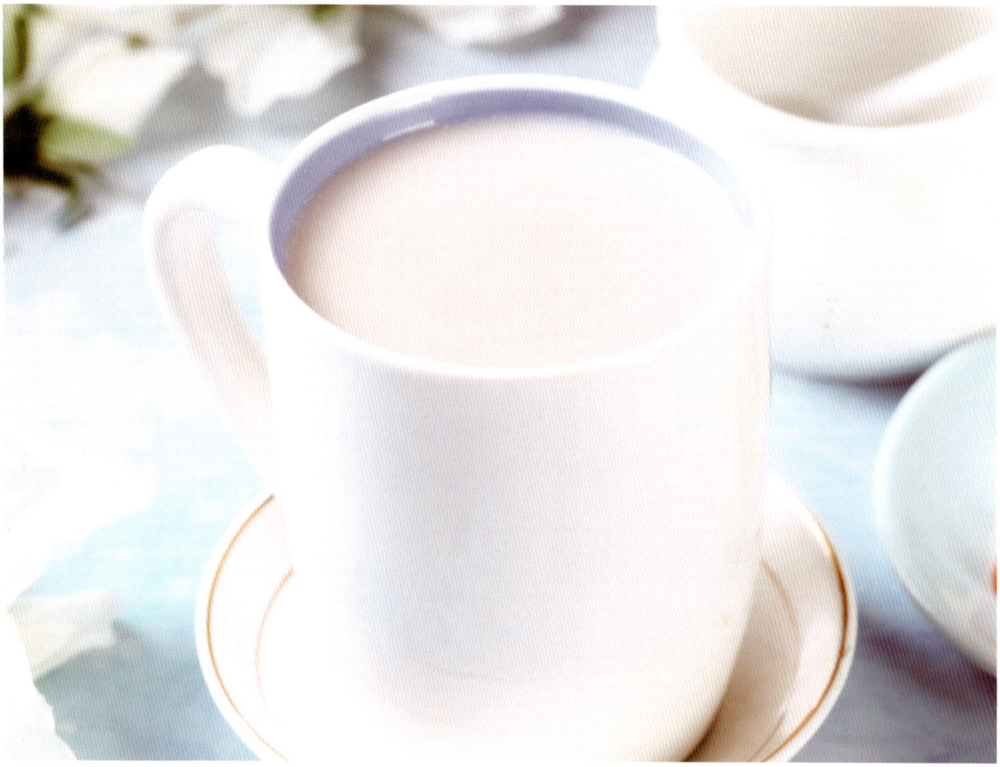

原料 ○ 2 人份

核桃仁25克，花生米35克，大米40克，水发黄豆50克

做法

❶ 将黄豆、大米倒入碗中，加入清水，搓洗干净，倒入滤网中，沥干水分。

❷ 取豆浆机，倒入沥干水的食材，放入洗好的花生米、核桃仁，注入适量清水，至水位线即可。

❸ 盖上豆浆机机头，选择“五谷”程序，再选择“开始”键，待豆浆机运转约20分钟，即成豆浆。

❹ 将豆浆机断电，取下机头，把煮好的豆浆倒入滤网中，滤取豆浆。

❺ 将过滤好的豆浆倒入杯中，用汤匙撇去浮沫即可。

小叮咛 巧剥核桃皮：先把核桃放在蒸屉内蒸上三五分钟，取出后立即放入冷水中浸泡三分钟，捞出，用锤子在核桃四周轻轻敲打，破壳后就能取出完整的核桃仁。

烹饪时间 5 分钟；口味酸甜

西红柿碎面条

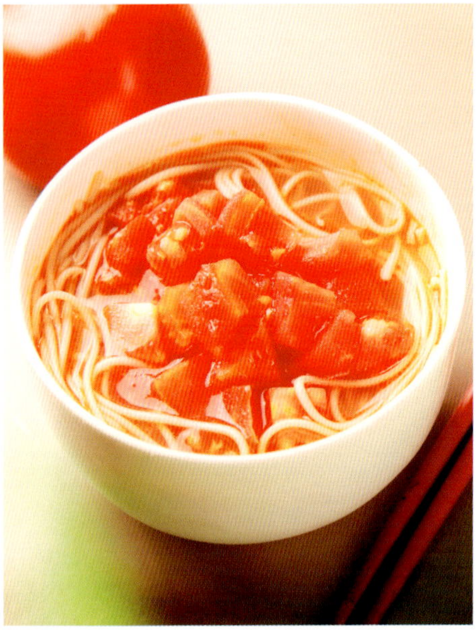

原料 ○ 2人份

西红柿100克，龙须面150克，清鸡汤400毫升

调料

食用油适量

做法

❶ 在洗净的西红柿上划上十字花刀，放入沸水中，略煮片刻。

❷ 捞出西红柿，放入凉水中浸泡片刻，将其剥去皮，再切成丁。

❸ 锅中注清水烧开，倒入龙须面，煮至熟软后捞出，装入碗中，待用。

❹ 热锅注油，放入西红柿，翻炒片刻，倒入适量鸡汤，略煮一会儿。

❺ 关火，将煮好的汤料盛入面中，拌匀即可。

烹饪时间 10 分钟；口味清淡

牛肉菠菜碎面

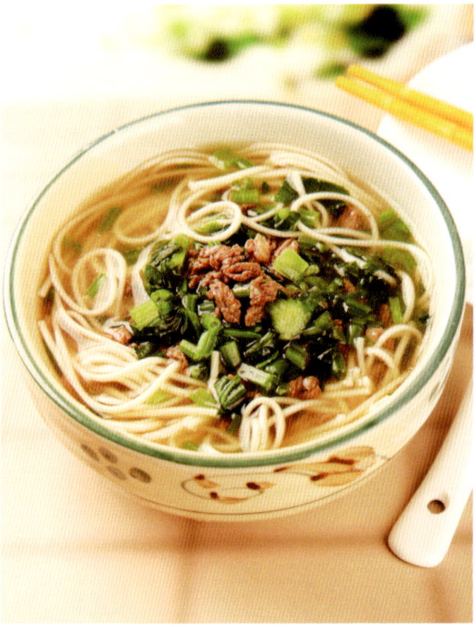

原料 ○ 1人份

龙须面100克，菠菜15克，牛肉35克，清鸡汤200毫升

调料

盐2克，生抽、料酒各5毫升，食用油适量

做法

❶ 洗好的牛肉切薄片，再切细丝，改切成末；洗净的菠菜切成碎末。

❷ 热锅注油，放入牛肉末，炒至变色，加入料酒、少量盐，炒匀调味。

❸ 关火后将炒好的肉末盛入盘中，待用。

❹ 锅中注水烧开，倒入龙须面，煮至其熟软，捞出，装入碗中。

❺ 锅中倒入鸡汤、牛肉末，加入盐、生抽，搅匀，倒入菠菜末，煮至熟软。

❻ 关火后将煮好的汤料盛入面中即可。

烹饪时间 16 分钟；口味清淡

鸡肉南瓜泥

原料 ○ 1人份

鸡胸肉65克，南瓜120克

调料

盐少许

做法

❶ 去皮洗净的南瓜切片，装入盘中；鸡胸肉剁成肉泥，待用。

❷ 将南瓜放入烧开的蒸锅中，用中火蒸10分钟至熟，取出蒸好的南瓜，把南瓜压碎、压烂。

❸ 汤锅中注入适量清水烧开，倒入南瓜泥，拌匀。

❹ 放入备好的鸡肉泥，搅匀，加入盐，拌匀，用小火煮沸。

❺ 关火，将煮好的材料盛入碗中即可。

小叮咛 南瓜切开后容易变质，如需保存，最好用汤匙将内部掏空，再用保鲜膜包好，放入冰箱冷藏，可以存放5～6天。

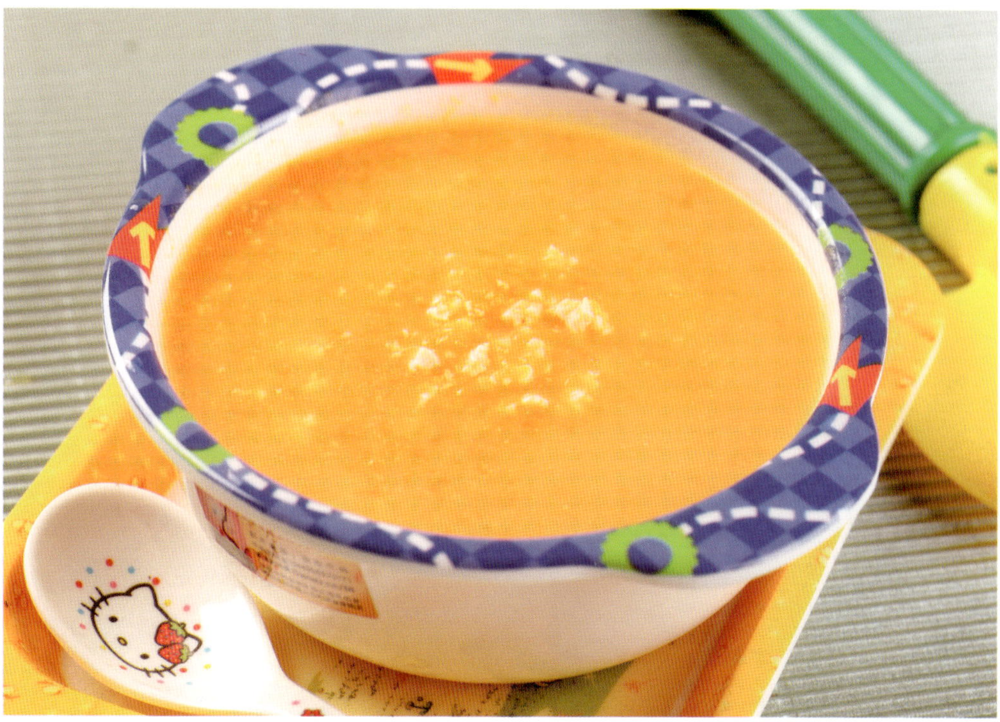

烹饪时间 45 分钟；口味清淡

猪肝瘦肉粥

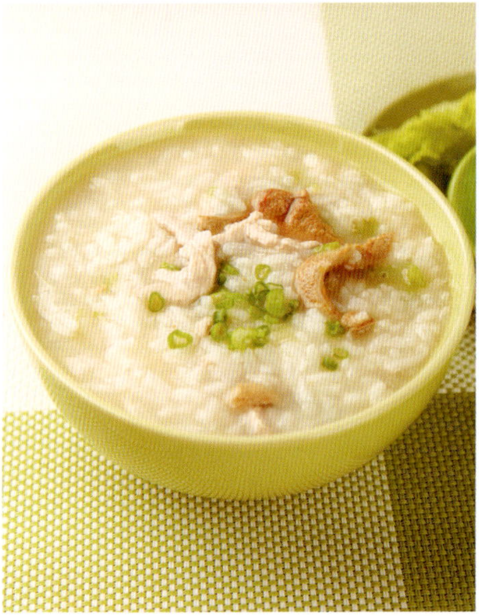

原料 ○ 3 人份

水发大米160克，猪肝90克，瘦肉75克，生菜30克，姜丝、葱花各少许

调料

盐2克，料酒4毫升，水淀粉、食用油各适量

做法

1. 洗净的瘦肉切成细丝，处理好的猪肝切片，洗净的生菜切成细丝，待用。
2. 将切好的猪肝装入碗中，加入盐、料酒、水淀粉、食用油，腌渍至入味。
3. 砂锅中注水烧热，放入洗净的大米，搅匀，用中火煮约20分钟至其变软。
4. 倒入瘦肉丝，搅匀，用小火续煮20分钟至熟，倒入腌好的猪肝、姜丝，搅匀。
5. 放入生菜丝，加入盐，搅匀调味，关火后将煮好的粥盛出，撒上葱花即可。

烹饪时间 8 分钟；口味清淡

糙米糯米胡萝卜粥

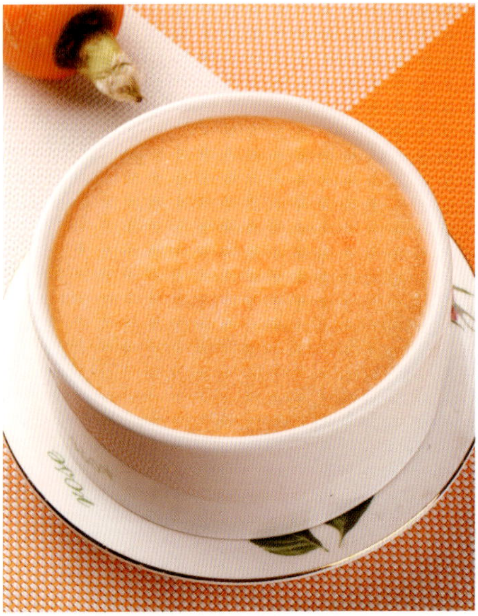

原料 ○ 3 人份

糙米、粳米、糯米各60克，胡萝卜100克

调料

盐少许

做法

1. 将去皮洗净的胡萝卜对半切开，切条，改切成丁。
2. 取榨汁机，倒入糙米、糯米、粳米，选择“干磨”功能，将其磨成米碎。
3. 杯中放入胡萝卜丁，倒入适量水，盖紧盖子，榨取胡萝卜汁。
4. 把胡萝卜汁倒入汤锅中，加入米碎，用小火将其煮沸，继续搅拌1分30秒，煮成米糊。
5. 放入盐，拌至完全入味，关火，盛出煮好的米糊，装入碗中即可。

南瓜拌核桃

烹饪时间18分钟；口味清淡

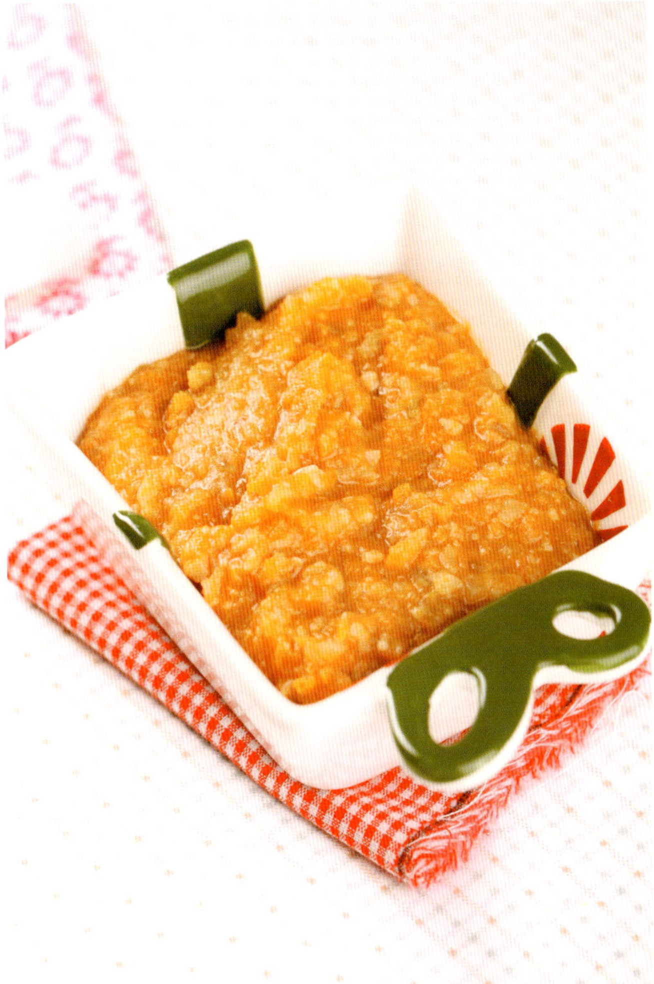

原料 ○ 2人份

南瓜120克，土豆45克，配方奶粉10克，核桃粉15克，葡萄干20克

做法

1. 将去皮洗净的土豆、南瓜分别切成片，洗净的葡萄干剁成末。
2. 把切好的南瓜和土豆装在蒸盘中，待用。
3. 蒸锅上火烧开，放入蒸盘，盖上盖，中火蒸约15分钟至食材熟软。
4. 关火后揭开盖，取出蒸好的南瓜和土豆，放凉备用。
5. 取一个大碗，倒入放凉的南瓜和土豆，用勺子捣烂，再压成泥。
6. 撒上配方奶粉、切好的葡萄干，再倒入核桃粉，搅拌至食材混合均匀。
7. 将拌好的食材装入小碗中，摆好盘即可。

小叮咛 南瓜子中含有有益大脑健康的重要脂肪酸，在使用南瓜时可将南瓜子洗净，晒干后磨成粉给宝宝食用。

粉蒸胡萝卜丝

烹饪时间8分钟；口味清淡

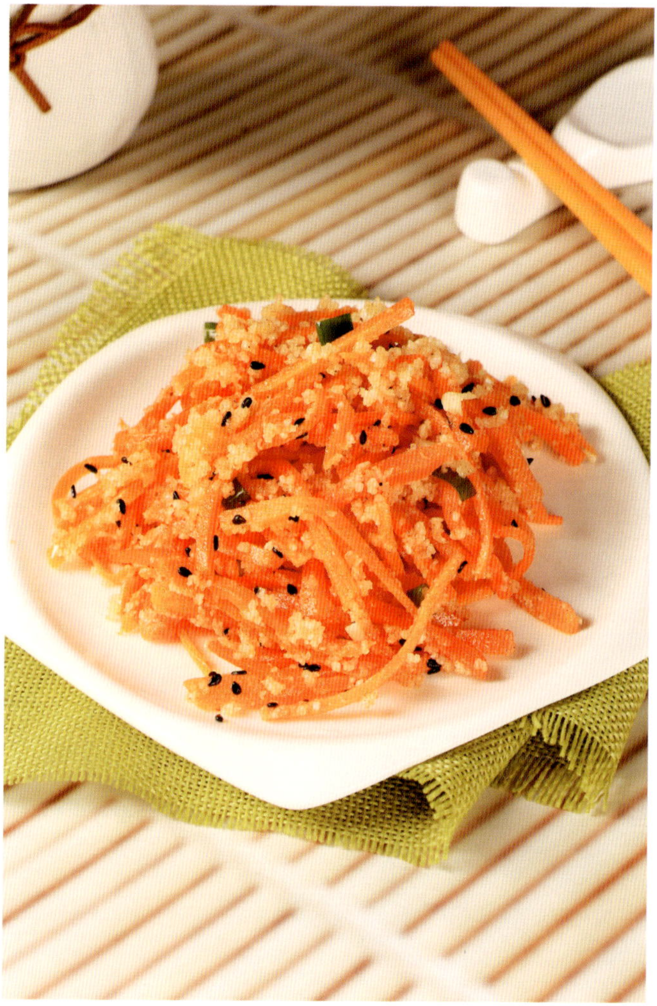

原料 ○ 4人份

胡萝卜300克，蒸肉米粉80克，黑芝麻10克，蒜末、葱花各少许

调料

盐2克，芝麻油5毫升

做法

1. 洗净去皮的胡萝卜切片，再切丝。
2. 取一个碗，倒入胡萝卜丝，加入少许盐，倒入蒸肉米粉，搅拌片刻，装入蒸盘中。
3. 蒸锅上火烧开，放入蒸盘。
4. 盖上锅盖，大火蒸5分钟至入味。
5. 掀开锅盖，将胡萝卜取出。
6. 将胡萝卜倒入碗中，加入蒜末、葱花，撒上黑芝麻，再淋入芝麻油，搅匀，装入盘中即可。

小叮咛 胡萝卜中丰富的胡萝卜素属于脂溶性维生素，制作本品时先用油将胡萝卜丝拌匀后再加蒸肉米粉，可提高胡萝卜素的吸收利用率。

烹饪时间 12 分钟；口味鲜

清蒸香菇鳕鱼

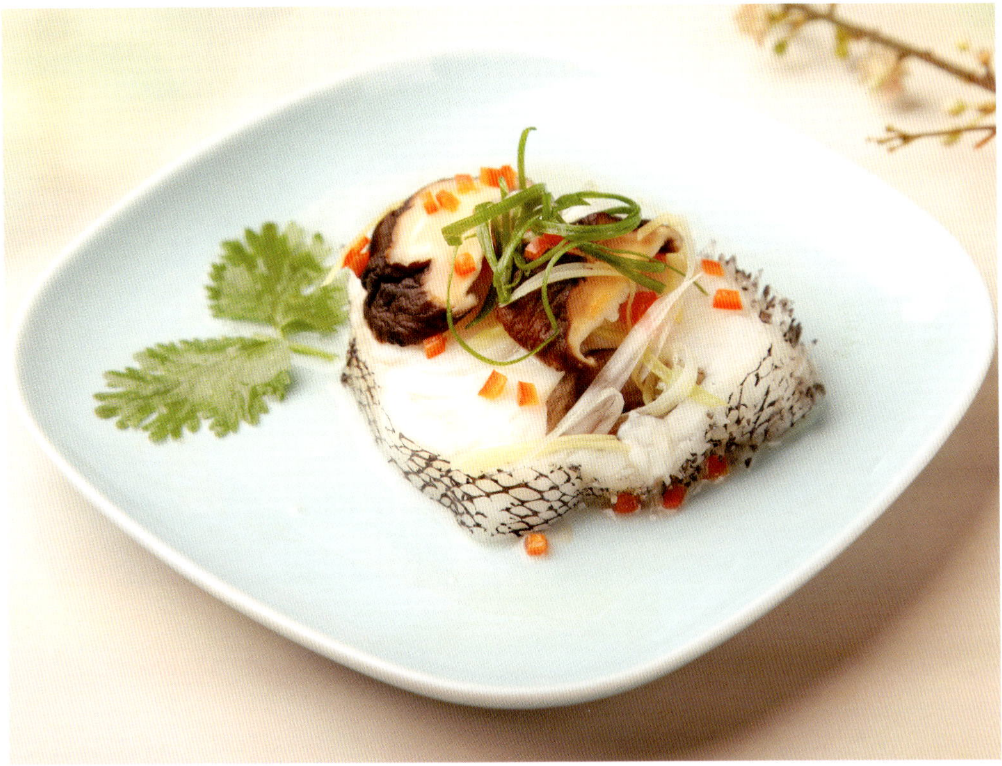

原料 ○ 2人份

鳕鱼肉150克，水发香菇55克，彩椒10克，姜丝、葱丝各少许

调料

盐、鸡粉各2克，料酒4毫升

做法

1. 将洗净的香菇用斜刀切片；洗好的彩椒切丝，改切成粒。
2. 香菇片装入盘中，加入少许盐、鸡粉、料酒，放入姜丝、彩椒粒，拌匀，调成酱菜。
3. 取一个蒸盘，放入洗净的鳕鱼肉，再倒入酱菜，摆放好。
4. 蒸锅上火烧开，放入蒸盘，用中火蒸约10分钟，至食材熟软。
5. 关火后取出蒸好的菜肴，趁热撒上葱丝即可。

小叮咛 干香菇中含有较为丰富的维生素 D，维生素 D 可促进人体对钙的吸收，可将香菇搭配富含钙质的虾、鱼肉、牛奶等食物同食。

烹饪时间 14 分钟；口味甜

水果藕粉羹

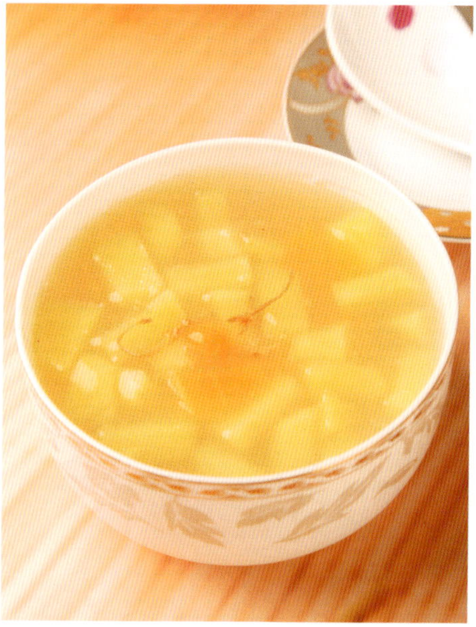

原料 ○ 2人份

哈密瓜150克，苹果60克，葡萄干20克，糖桂花30克，藕粉45克

调料

白糖适量

做法

1. 把藕粉装入碗中，加入少许清水，搅拌均匀，待用。
2. 洗净去皮的苹果对半切开，去核，再切成小块；哈密瓜去皮，切小块。
3. 砂锅中注水烧热，倒入哈密瓜、苹果、葡萄干、糖桂花，拌匀。
4. 烧开后用小火煮约10分钟，倒入藕粉，加入白糖，拌匀，煮至白糖溶化。
5. 关火后盛出煮好的藕粉羹，装入碗中即可。

烹饪时间 20 分钟；口味清淡

蔬菜蛋黄羹

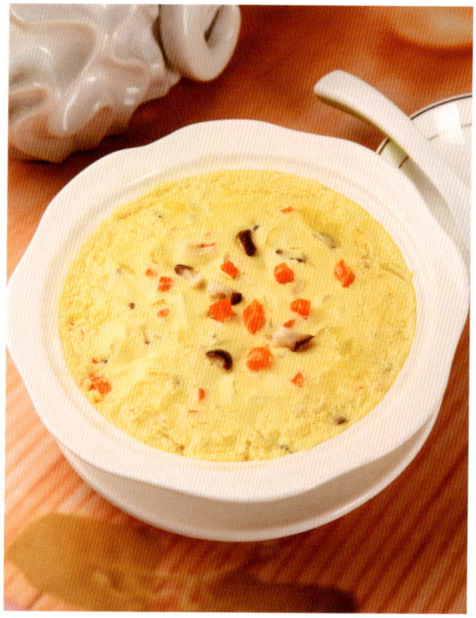

原料 ○ 2人份

包菜100克，胡萝卜85克，鸡蛋2个，香菇40克

做法

1. 将洗净的香菇去蒂，切成粒；洗好的胡萝卜切成粒；洗净的包菜切片。
2. 锅中注水烧开，倒入胡萝卜，煮2分钟，放入香菇、包菜，煮至熟软，捞出锅中食材，沥干待用。
3. 鸡蛋打开，取出蛋黄，装入碗中，注入少许温开水，放入胡萝卜、香菇和包菜，拌匀。
4. 取一蒸碗，倒入拌好的材料，放入烧热的蒸锅中，中火蒸15分钟至熟。
5. 取出蒸碗，待稍凉后即可食用。

烹饪时间 92 分钟；口味鲜

豆腐猪血炖白菜

原料 ○ 3 人份

猪大骨400克，豆腐150克，猪血、白菜各120克，八角、姜片、葱段各少许

调料

盐、鸡粉各2克，生抽、胡椒粉各少许

做法

❶ 洗净的白菜切块，洗好的豆腐切小方块，猪血切小方块。

❷ 锅中注水烧开，倒入洗净的猪骨，汆去血水，捞出，沥干水分，待用。

❸ 砂锅注水烧开，倒入猪骨，加入八角、姜片、葱段。

❹ 烧开后用小火煮约90分钟，倒入豆腐、猪血、白菜，拌匀，续煮至食材熟透。

❺ 加入盐、鸡粉，改用大火煮沸，加入生抽、胡椒粉，拌匀调味，关火后盛出汤料即可。

小叮咛 猪血含铁量较高，且以血红素铁的形式存在，容易被人体吸收利用，处于生长发育阶段的儿童经常食用，可预防缺铁性贫血。

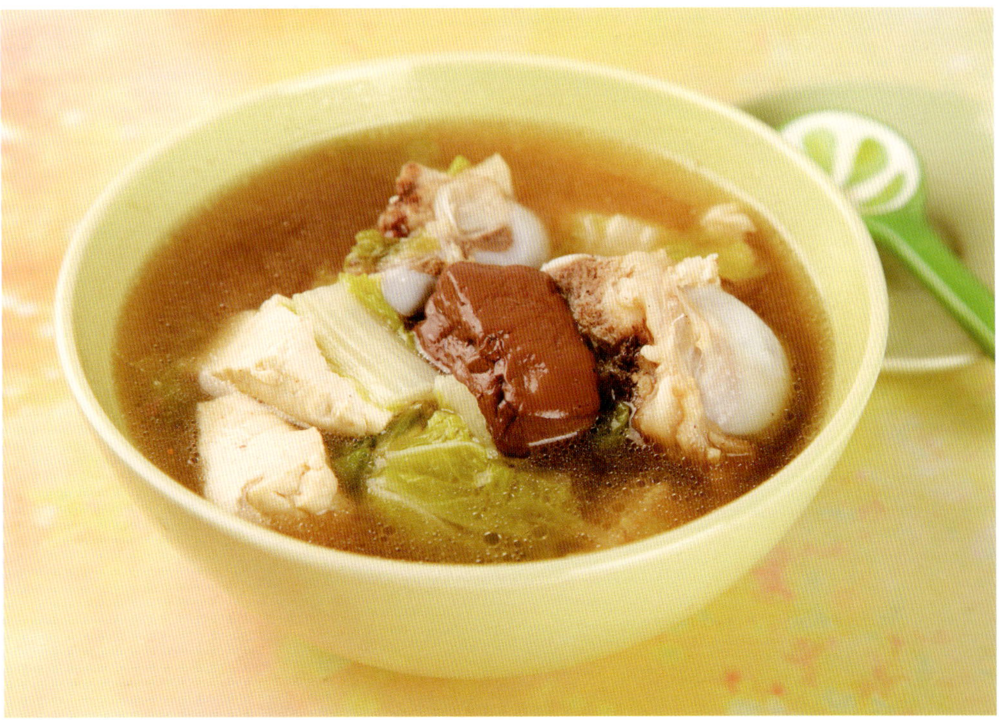

烹饪时间 20 分钟；口味鲜

苹果红枣鲫鱼汤

原料 ○ 3人份

鲫鱼500克，去皮苹果200克，红枣20克，香菜叶少许

调料

盐3克，胡椒粉2克，水淀粉、料酒、食用油各适量

做法

1. 洗净的苹果去核，切成块。
2. 往鲫鱼身上撒少许盐，涂抹均匀，淋入料酒，腌渍10分钟。
3. 用油起锅，放入鲫鱼，煎约2分钟至金黄色。
4. 注入适量清水，倒入红枣、苹果，大火煮开，加入剩余的盐，拌匀。
5. 加盖，中火续煮5分钟至入味。
6. 揭盖，加入胡椒粉、水淀粉，拌匀。
7. 关火后将煮好的汤装入碗中，放上香菜叶即可。

小叮咛 苹果中富含锌，是孩子脑部发育不可缺少的营养素，与鲫鱼搭配制汤，营养更加丰富，美味可口，可增进孩子的食欲。

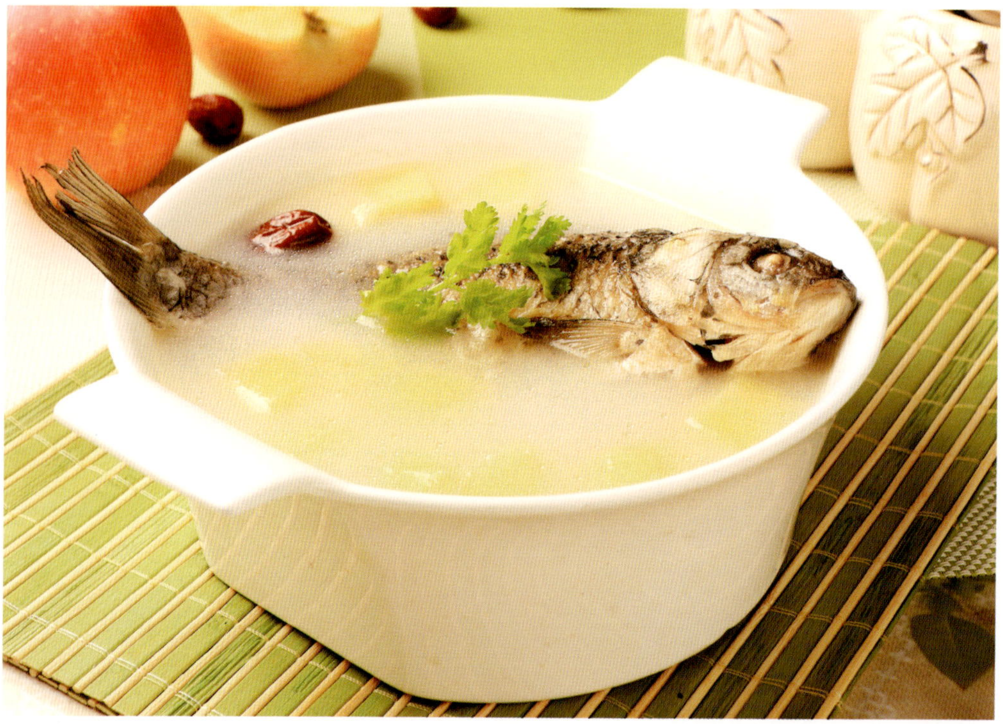

黑米核桃浆

烹饪时间47分钟；口味甜

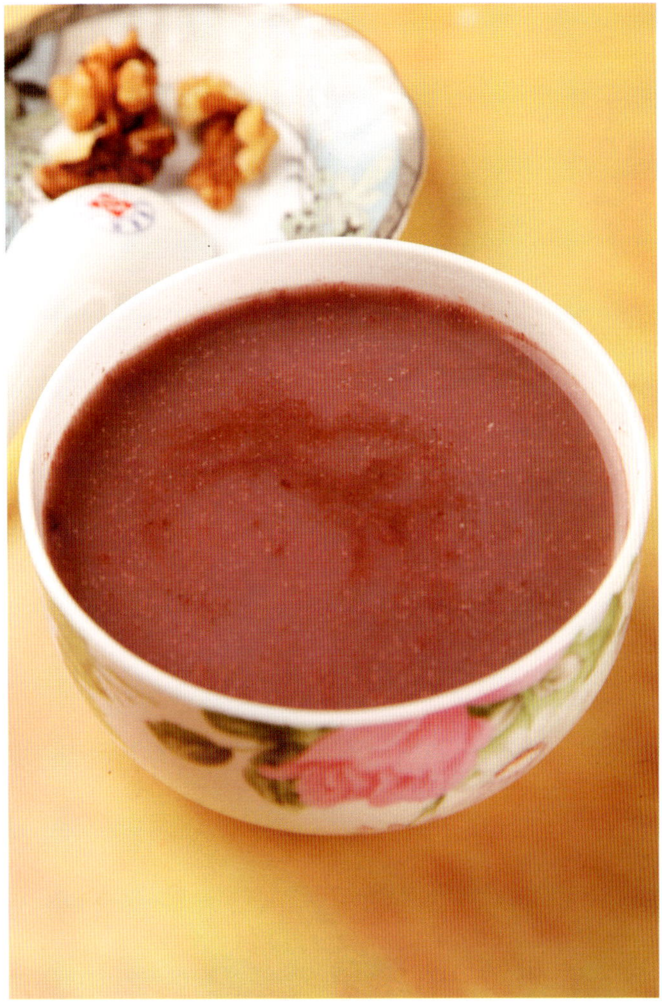

原料 ○ 2人份

水发黑米100克，核桃仁70克

调料

冰糖30克

做法

❶ 取豆浆机，倒入洗净的黑米、核桃仁。
❷ 放入冰糖，注入适量清水。
❸ 盖上豆浆机机头，选择“五谷”程序，再选择“开始”键，开始打浆。
❹ 待豆浆机运转约45分钟，即成米浆。
❺ 断电后取下机头，倒出米浆。
❻ 装入碗中，待稍凉后即可饮用。

小叮咛 黑米富含多种氨基酸，经常食用可以为儿童增加营养，但不宜食用未煮烂的黑米，以免引起急性肠胃炎。

烹饪时间 32 分钟；口味清淡

奶香土豆泥

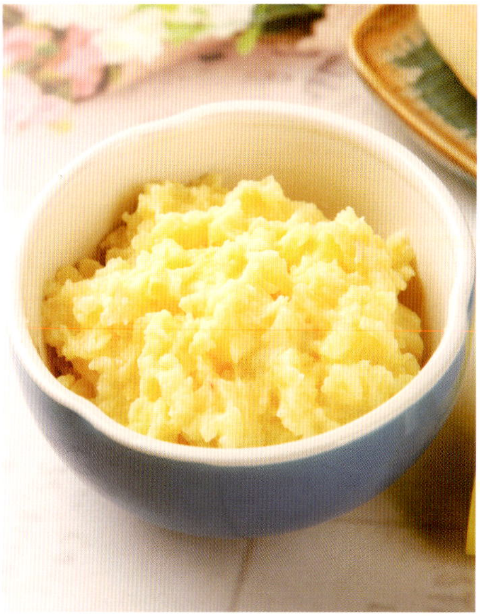

原料 ○ 2人份

土豆250克，配方奶粉15克

做法

❶ 往配方奶粉中加入适量开水，搅拌均匀，待用。

❷ 洗净去皮的土豆切成片，待用。

❸ 蒸锅上火烧开，放入土豆，盖上锅盖，用大火蒸30分钟至其熟软。

❹ 关火后揭开锅盖，将土豆取出，放凉后用刀背压成泥，放入碗中。

❺ 将调好的配方奶倒入土豆泥中，搅拌均匀。

❻ 将做好的土豆泥倒入碗中即可。

烹饪时间 34 分钟；口味清淡

山药粥

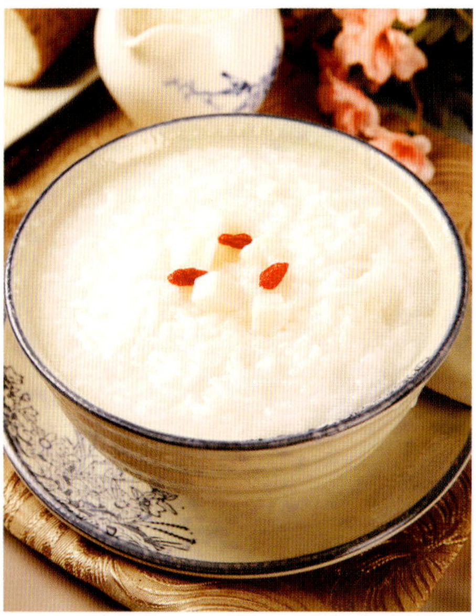

原料 ○ 2人份

大米150克，山药80克，枸杞少许

做法

❶ 洗净去皮的山药切片，改切丁。

❷ 砂锅中注入适量清水，用大火烧热。

❸ 倒入洗净的大米、山药，搅拌片刻。

❹ 盖上锅盖，大火烧开后改用小火煮30分钟，至食材熟软。

❺ 掀开锅盖，搅拌片刻。

❻ 将煮好的粥盛出，装入碗中，点缀上枸杞即可。

西红柿炒山药

烹饪时间8分钟；口味酸甜

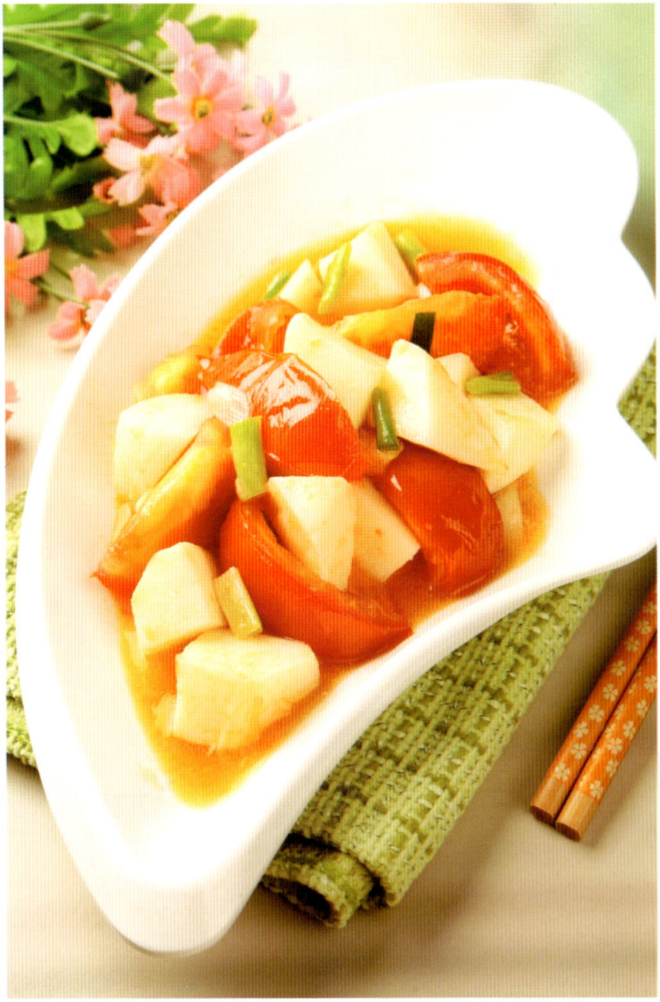

原料 ○ 3人份

去皮山药200克，西红柿150克，大蒜、大葱各5克

调料

盐、白糖各2克，鸡粉3克， 水淀粉、食用油各适量

做法

❶ 洗净的山药切成块，洗好的西红柿切成小瓣。

❷ 处理好的大蒜切片，洗净的大葱切成段。

❸ 锅中注水烧开，加入盐、食用油，倒入山药，煮片刻至其断生，捞出，装盘备用。

❹ 用油起锅，倒入大蒜、部分葱段、西红柿、山药，炒匀，加入盐、白糖、鸡粉、水淀粉，炒匀调味。

❺ 加入剩余的葱段，翻炒约2分钟至熟，关火，将炒好的菜肴盛出，装入盘中即可。

小叮咛 西红柿中含有的番茄红素是脂溶性营养素，用油烹调后易被人体吸收，但番茄红素遇光、热、氧容易分解失效，因此，烹调时应避免长时间高温加热。

烹饪时间8分钟；口味清淡

彩椒玉米炒鸡蛋

原料 ○ 2人份

鸡蛋2个，玉米粒85克，彩椒10克，葱花适量

调料

盐3克，鸡粉2克，食用油适量

做法

1. 洗净的彩椒切开，去籽，切成条，再切成丁。
2. 鸡蛋打入碗中，加入盐、鸡粉，搅匀，制成蛋液，备用。
3. 锅中注入适量清水烧开，倒入玉米粒、彩椒，加入适量盐，煮至断生。
4. 将焯好的食材捞出，沥干水分，待用。
5. 用油起锅，倒入蛋液，炒匀，倒入焯过水的食材，快速翻炒均匀。
6. 关火后将炒好的菜肴盛入盘中，撒上葱花即可。

小叮咛 玉米所含的蛋白质中缺乏色氨酸，单一食用易引发癞皮病，因此吃玉米时可搭配吃一些豆类及其制品。

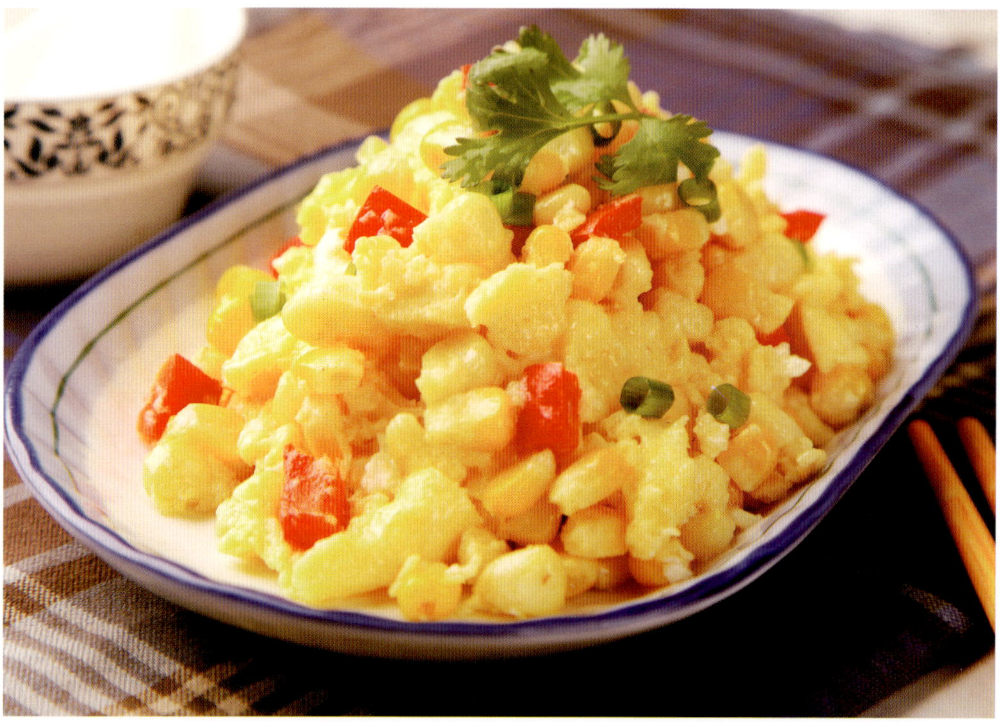

烹饪时间 24 分钟；口味甜

葡萄干苹果粥

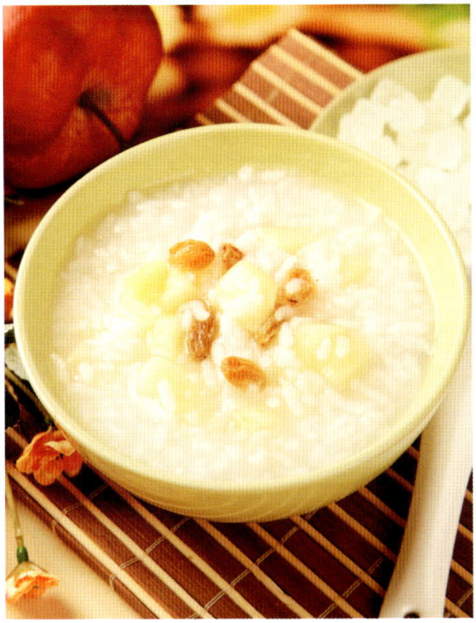

原料 ○ 4 人份

去皮苹果200克，水发大米400克，葡萄干30克

调料

冰糖20克

做法

1. 洗净的苹果去核，切成丁。
2. 砂锅中注入适量清水烧开，倒入大米，拌匀。
3. 加盖，大火煮20分钟至熟；揭盖，放入葡萄干、苹果，拌匀。
4. 续煮2分钟至食材熟透，加入冰糖，搅拌至冰糖溶化。
5. 关火后将煮好的粥盛出，装入碗中即可。

烹饪时间 3 分钟；口味甜

黑豆核桃蜂蜜奶

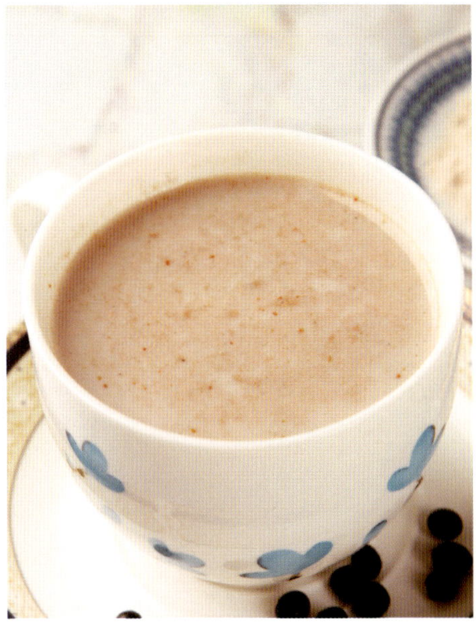

原料 ○ 2 人份

黑豆粉45克，核桃粉35克，牛奶300毫升

调料

蜂蜜20克

做法

1. 汤锅置于火上，烧热，倒入牛奶。
2. 放入核桃粉、黑豆粉，拌匀，用大火煮至沸腾。
3. 加入适量蜂蜜。
4. 拌匀，煮至溶化。
5. 关火后盛出煮好的蜂蜜奶即可。

烹饪时间 35 分钟；口味鲜

南瓜烧排骨

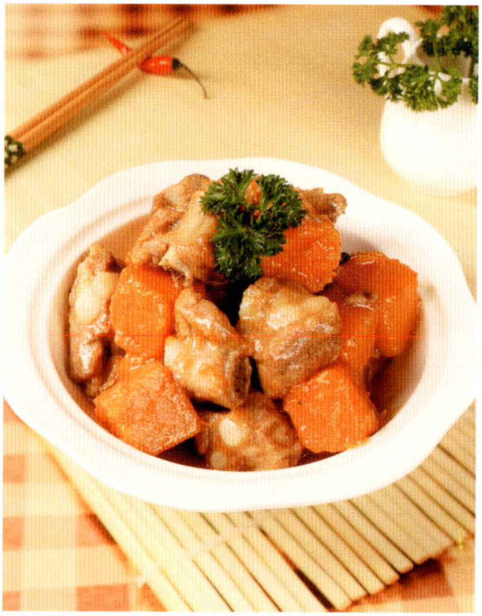

原料 ○ 4 人份

去皮南瓜300克，排骨块500克，葱段、姜片、蒜末各少许

调料

盐、白糖各2克，鸡粉3克，料酒、生抽各5毫升，水淀粉、食用油各适量

做法

❶ 洗净的南瓜切厚片，改切成块。
❷ 锅中注水烧开，倒入排骨块，汆片刻，关火后捞出，沥干水分，备用。
❸ 用油起锅，爆香姜、蒜、葱，倒入排骨块，加入料酒、生抽，炒香。
❹ 注水，加入盐、白糖，拌匀，大火煮开转小火煮20分钟至熟，倒入南瓜块，拌匀。
❺ 续煮10分钟至南瓜块熟，加鸡粉、水淀粉调味，关火后盛出烧好的菜肴即可。

烹饪时间 3 分钟；口味清淡

上海青拌海米

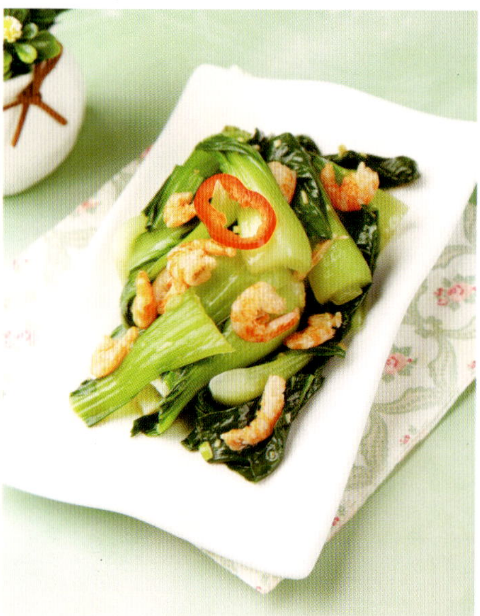

原料 ○ 1 人份

上海青125克，熟海米35克，姜末、葱末各少许

调料

盐、白糖、鸡粉各2克，陈醋10毫升，芝麻油8毫升，食用油适量

做法

❶ 洗净的上海青切去根部，再切成段。
❷ 锅中注水烧开，放入上海青梗，淋入少许食用油，煮至断生。
❸ 放入菜叶，拌匀，煮至软，捞出焯好的材料，沥干水分，待用。
❹ 取一个碗，倒入上海青，撒上姜末、葱末，放入盐、白糖、陈醋、鸡粉、芝麻油、熟海米，搅拌均匀。
❺ 将拌好的菜肴装入盘中即可。

苹果雪梨银耳甜汤

烹饪时间12分钟；口味甜

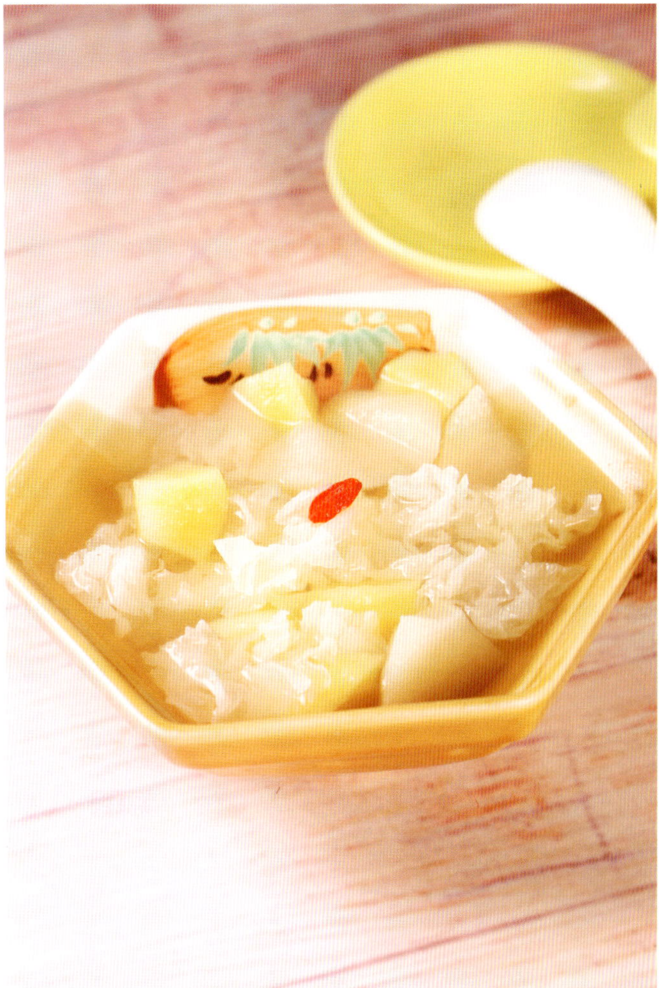

原料 ○ 2人份

苹果110克，雪梨70克，水发银耳65克

调料

冰糖20克

做法

1. 洗净去皮的苹果切开，去核，再切小块。
2. 洗好去皮的雪梨切开，去核，改切成小块。
3. 洗净的银耳去除根部，再切小朵，备用。
4. 砂锅中注入适量清水烧开，倒入银耳、雪梨、苹果，拌匀。
5. 盖上盖，烧开后用小火煮约10分钟。
6. 揭开盖，倒入冰糖，拌匀，煮至冰糖溶化，关火后盛出煮好的甜汤即可。

小叮咛 雪梨和银耳都是润肺、祛燥、化痰的佳品，搭配冰糖，润肺止咳效果更佳，适合秋冬季节食用。另外，本品可用于缓解小儿咳嗽。

烹饪时间 12 分钟；口味鲜

金针菇蔬菜汤

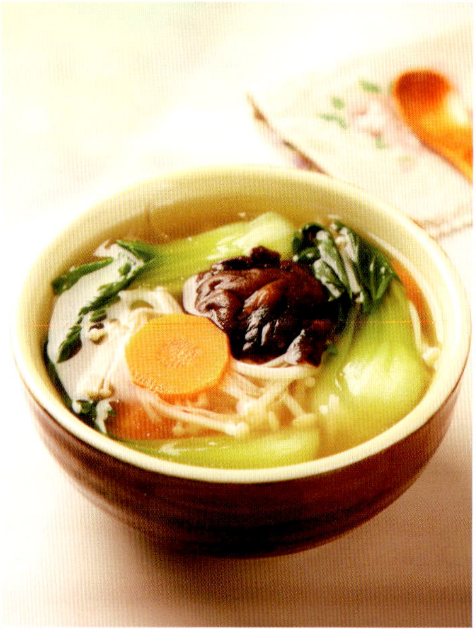

原料 ○ 1人份

金针菇30克，香菇10克，上海青20克，胡萝卜50克，清鸡汤300毫升

调料

盐2克，鸡粉3克，胡椒粉适量

做法

❶ 洗好去皮的胡萝卜切片，洗净的金针菇切去根部，备用。

❷ 砂锅中注水，倒入清鸡汤，盖上盖，用大火煮至沸。

❸ 揭盖，倒入金针菇、香菇、胡萝卜，拌匀，续煮10分钟至熟。

❹ 倒入上海青，加入盐、鸡粉、胡椒粉，拌匀。

❺ 关火后盛出煮好的汤料，装入碗中即可。

烹饪时间 4 分钟；口味清淡

家常蔬菜蛋汤

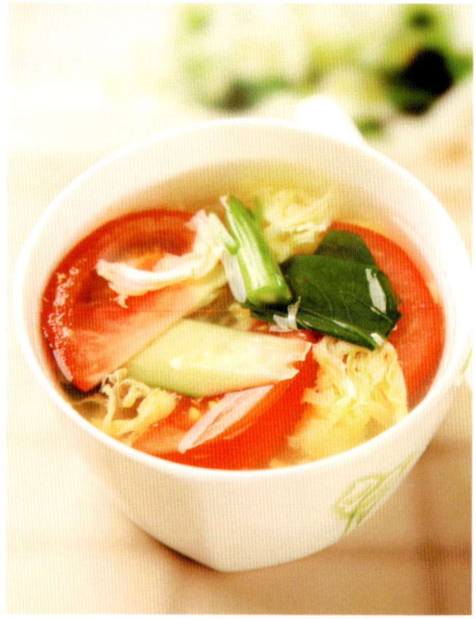

原料 ○ 2人份

菜心150克，黄瓜100克，西红柿95克，鸡蛋1个

调料

盐、鸡粉各2克，食用油适量

做法

❶ 将洗净的菜心切成段，洗好的西红柿切成瓣。

❷ 洗净的黄瓜去皮，切长条，改切成小块；鸡蛋打入碗中，搅散调匀。

❸ 锅中注水烧开，加入食用油、盐、鸡粉，放入切好的黄瓜、西红柿。

❹ 盖上盖，用大火煮沸；揭盖，放入切好的菜心，煮约1分钟至熟软。

❺ 倒入鸡蛋液，拌匀煮沸，关火后盛出煮好的汤，装入碗中即成。

烹饪时间 68 分钟；口味鲜

凉薯胡萝卜鲫鱼汤

原料 ○ 4人份

鲫鱼600克，去皮凉薯250克，去皮胡萝卜150克，姜片、葱段各少许

调料

盐2克，料酒5毫升，食用油适量

做法

1. 洗净的胡萝卜切滚刀块，洗好的凉薯切滚刀块。
2. 在洗净的鲫鱼身上划四道口子，撒入少许盐，抹匀，淋入料酒，腌渍5分钟。
3. 热锅注油，放入腌好的鱼，煎至两面微黄。
4. 加入姜片、葱段，爆香，注入适量清水，放入切好的凉薯、胡萝卜。
5. 加入剩余的盐，拌匀，用中火焖1小时至入味。
6. 关火后盛出鲫鱼，装在盘中，盛入汤汁即可。

小叮咛 凉薯肉质洁白、嫩脆、香甜多汁，可生食、熟食，但生凉薯性寒凉，儿童脾胃功能弱，宜少吃。

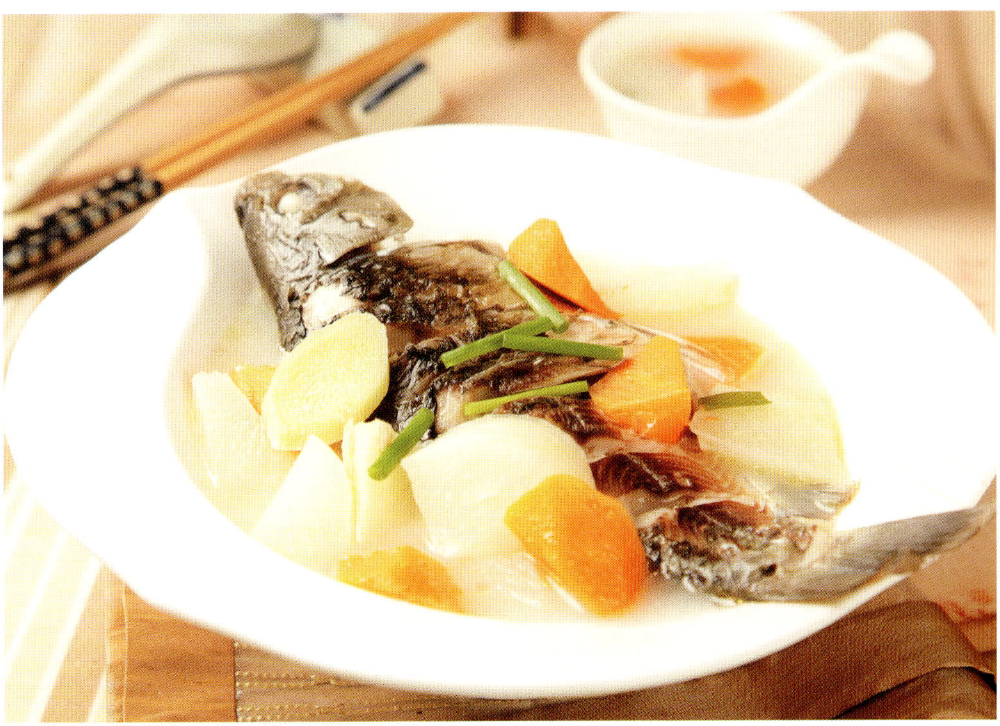

牛奶花生核桃豆浆

烹饪时间17分钟；口味清淡

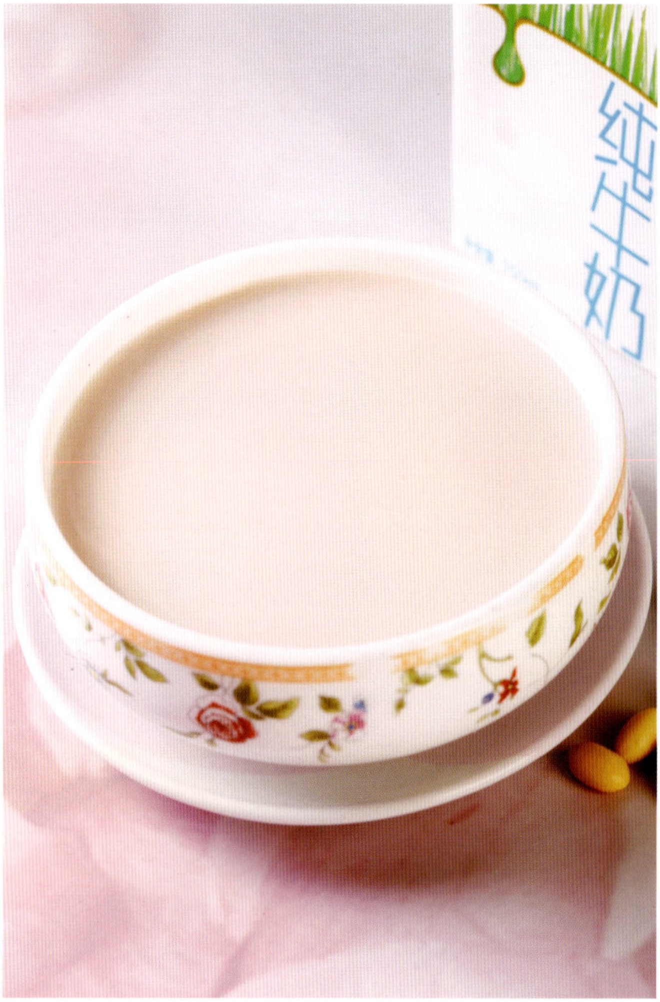

原料 ○2人份

花生米15克，核桃仁8克，牛奶20毫升，水发黄豆50克

做法

❶ 将黄豆、花生倒入碗中，注入适量清水，搓洗干净。

❷ 把洗好的材料倒入滤网中，沥干水分。

❸ 取豆浆机，倒入洗净沥干的花生米、黄豆、核桃仁、牛奶，注入适量清水，至水位线即可。

❹ 盖上豆浆机机头，选择“五谷”程序，再选择“开始”键，开始打浆。

❺ 待豆浆机运转约15分钟，即成豆浆，将豆浆机断电，取下机头。

❻ 把煮好的豆浆倒入滤网中，滤取豆浆，再将滤好的豆浆倒入碗中即可。

小叮咛 核桃含有蛋白质、胡萝卜素、维生素 B_1、维生素 B_2、钙、磷、铁等营养成分，具有益智健脑、缓解疲劳等功效，适合青春期孩子食用。

烹饪时间 5 分钟；口味清淡

苹果胡萝卜麦片粥

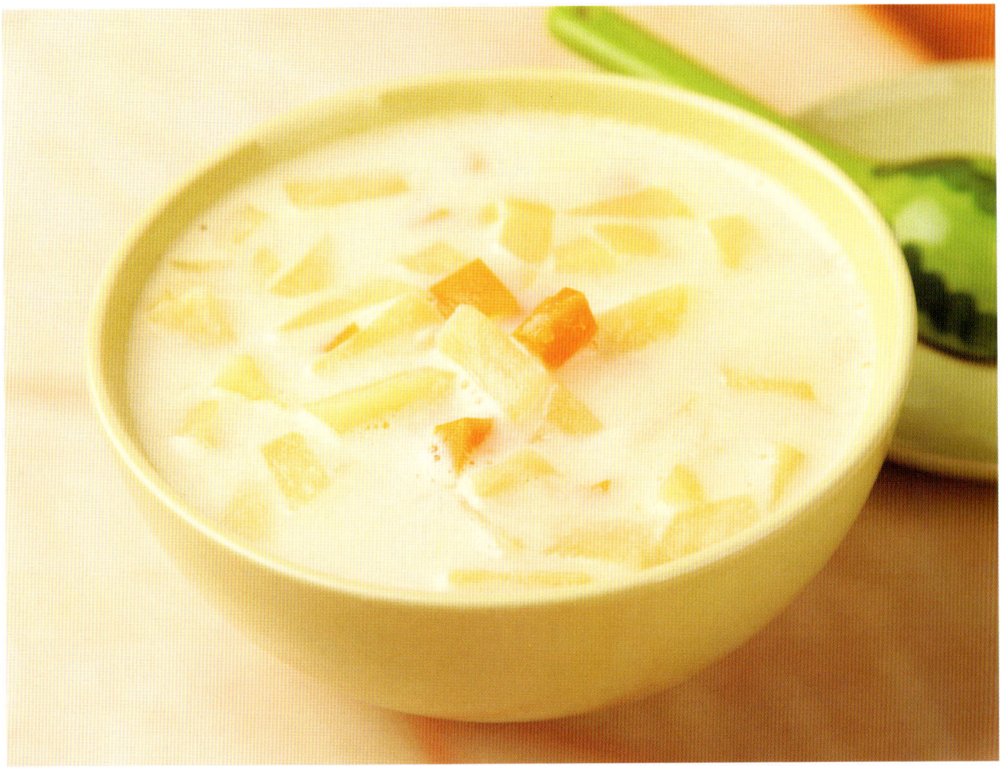

原料 ○ 2人份

苹果150克，胡萝卜45克，麦片95克，牛奶200毫升

做法

❶ 去皮洗净的胡萝卜切片，再切条形，改切成丁。
❷ 洗好的苹果切瓣，去核，去皮，把果肉切成小块，备用。
❸ 砂锅中注入适量清水烧开，倒入切好的胡萝卜、苹果，拌匀。
❹ 用大火煮一会儿，放入麦片，搅匀，用中火煮约2分钟，至麦片熟软。
❺ 撇去浮沫，倒入牛奶，拌匀，煮出奶香味。
❻ 关火后盛出煮好的麦片粥，装入碗中即成。

小叮咛 牛奶富含蛋白质、钙、磷、乳糖等成分，青春期孩子经常饮用，可补充骨骼发育所需的钙质，长得更高。

烹饪时间 42 分钟；口味清淡

鸡蛋木耳粥

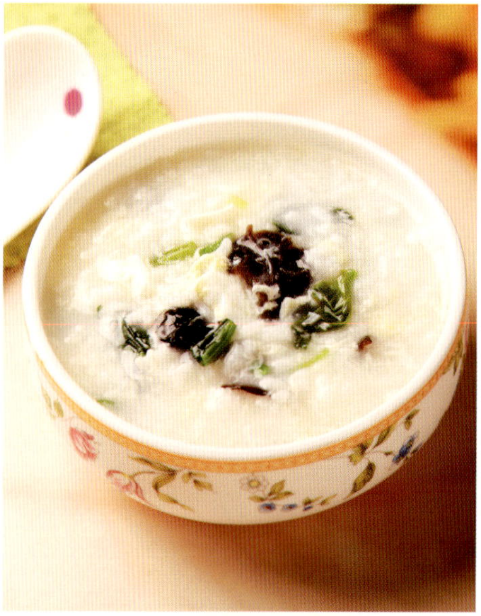

原料 ○ 3 人份

蛋液40克，大米200克，水发木耳10克，菠菜15克

调料

盐、鸡粉各2克

做法

❶ 锅中注水烧开，倒入洗好的菠菜，煮至其变软，捞出，放凉后切成小段。

❷ 砂锅中注入适量清水，用大火烧开，倒入洗净的大米，搅匀。

❸ 盖上盖，烧开后转小火煮40分钟；揭盖，倒入洗好的木耳，续煮一会儿。

❹ 加入盐、鸡粉，搅匀调味，放入菠菜，倒入蛋液，搅拌均匀。

❺ 关火后将煮好的粥盛出即可。

烹饪时间 35 分钟；口味鲜

鳕鱼香菇青菜粥

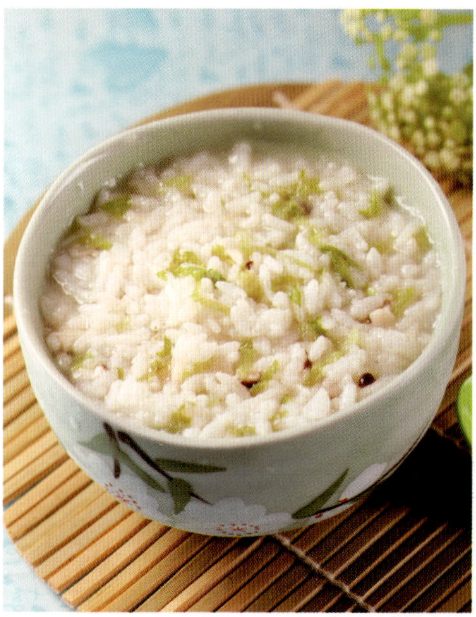

原料 ○ 3 人份

鳕鱼70克，鲜香菇50克，生菜40克，水发大米120克

调料

盐少许，料酒2毫升

做法

❶ 将洗净的鳕鱼装入盘中，加少许盐、料酒，抓匀，腌至入味。

❷ 把腌好的鳕鱼放入烧开的蒸锅中，大火蒸至熟，取出，剁成肉末。

❸ 洗净的生菜切碎，洗好的香菇切成粒。

❹ 汤锅中注水烧开，倒入大米，搅匀，盖上盖，小火煮至大米熟软。

❺ 揭盖，倒入香菇、鳕鱼肉泥、生菜，加剩余的盐，拌匀，续煮片刻。

❻ 将煮好的粥盛入碗中即可。

橘子香蕉水果沙拉

烹饪时间2分钟；口味清淡

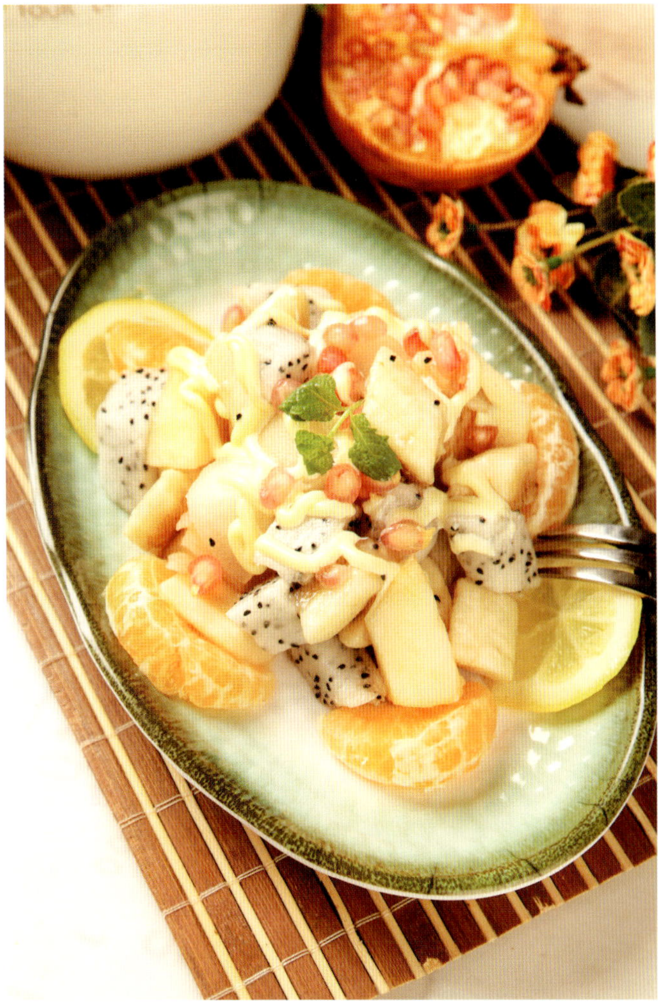

原料 ○ 4人份

去皮香蕉、去皮火龙果各200克，石榴籽40克，柠檬汁15毫升，去皮梨子100克，去皮苹果、橘子瓣各80克

调料

沙拉酱10克

做法

1. 香蕉对半切开，切成条状，改切成丁；洗好的火龙果切块；洗净的苹果切块。
2. 洗好的梨子去内核，切块。
3. 取一碗，放入梨子、苹果、香蕉、火龙果、石榴籽，挤入柠檬汁，用筷子搅拌均匀。
4. 取一盘，摆放上橘子瓣，倒入拌好的水果，挤上沙拉酱即可。

小叮咛 本品所用材料丰富，色泽绚丽，可作为孩子的零食食用。同时，制作时还可以用牛奶、酸奶代替沙拉酱使用。

烹饪时间 25 分钟；口味鲜

干煸芋头牛肉丝

原料 ○ 3人份

牛肉270克，鸡腿菇45克，芋头丝70克，青椒丝15克，红椒丝10克，姜丝、蒜片各少许

调料

盐3克，白糖、食粉各少许，料酒4毫升，生抽6毫升，食用油适量

做法

❶ 洗净的牛肉切细丝，装入碗中，撒上少许姜丝，加入少许料酒、盐、食粉、生抽，拌匀，腌渍约15分钟。

❷ 热锅注油，倒入芋头丝，用中火炸至金黄色，捞出待用，倒入鸡腿菇，用小火略炸，捞出。

❹ 用油起锅，撒上余下的姜丝、蒜片，爆香，倒入牛肉丝，炒至转色，倒入红椒丝、青椒丝，炒至变软。

❺ 放入炸好的芋头丝和鸡腿菇，炒散，加入剩余的盐、生抽、白糖，大火炒至食材熟透、入味。

❻ 关火后盛出炒好的菜肴即可。

小叮咛 牛肉的纤维组织较粗，结缔组织也较多，应横切，将长纤维切断，不能顺着纤维组织切，否则不仅没法入味，还嚼不烂。

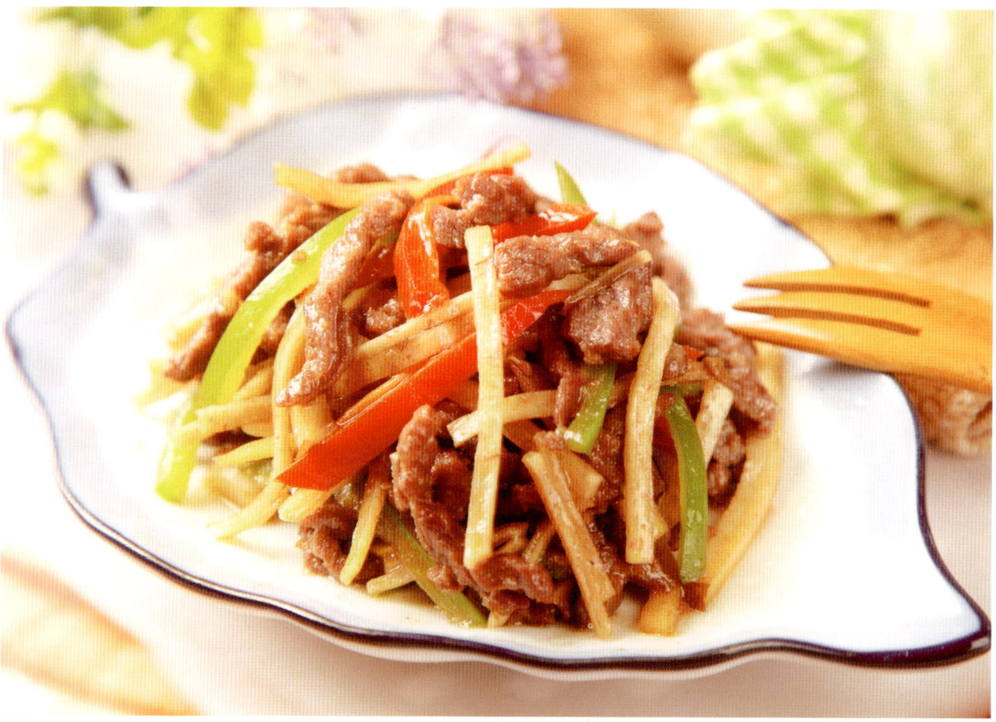

烹饪时间 32 分钟；口味甜

玉米拌豆腐

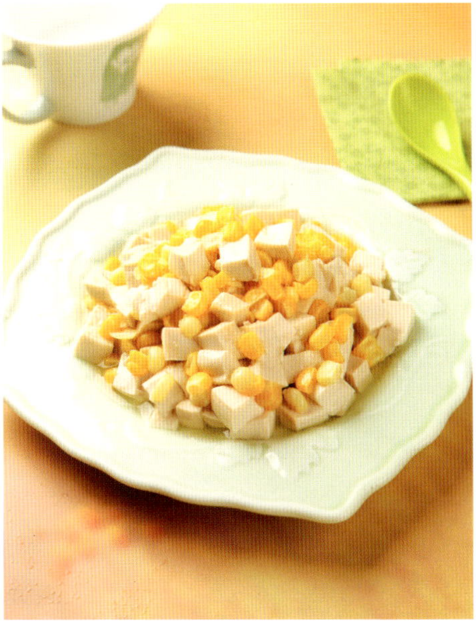

原料 ○ 2 人份

玉米粒150克，豆腐200克

调料

白糖3克

做法

1. 洗净的豆腐切厚片，切粗条，改切成丁。
2. 蒸锅注水烧开，放入装有玉米粒和豆腐丁的盘子。
3. 加盖，用大火蒸30分钟至熟透。
4. 揭盖，关火后取出蒸好的食材。
5. 备一盘，放入蒸熟的玉米粒、豆腐，趁热撒上白糖即可食用。

烹饪时间 14 分钟；口味清淡

菌菇烧菜心

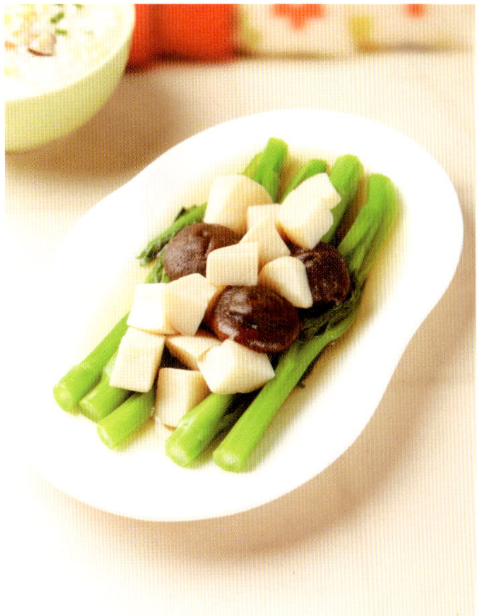

原料 ○ 1 人份

杏鲍菇50克，鲜香菇30克，菜心95克

调料

盐、鸡粉各2克，生抽、料酒各4毫升

做法

1. 将洗净的杏鲍菇切成小块。
2. 锅中注水烧开，加入适量料酒，倒入杏鲍菇，煮2分钟。
3. 倒入洗好的香菇，拌匀，略焯一下，捞出，沥干水分，待用。
4. 锅中注水烧热，倒入焯过水的食材，用中小火煮10分钟至食材熟软。
5. 加入盐、生抽、鸡粉，放入洗净的菜心，拌匀，煮至变软。
6. 关火后盛出锅中的食材即可。

烹饪时间 25 分钟；口味鲜

豉香葱丝鳕鱼

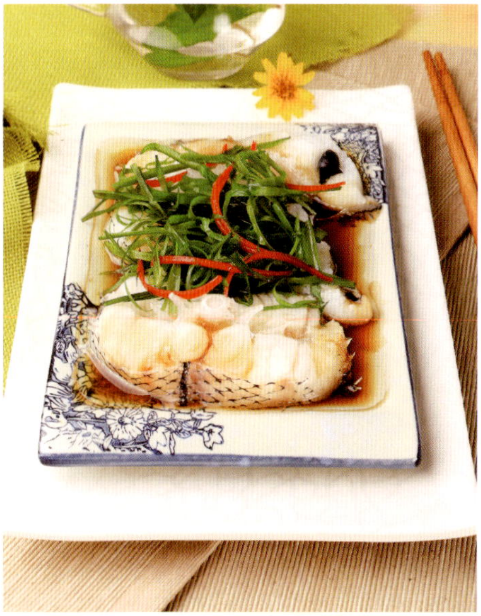

原料 ○ 2 人份

鳕鱼230克，葱丝、红椒丝各少许

调料

蒸鱼豉油10毫升，盐2克，料酒5毫升，食用油适量

做法

1. 将洗净的鳕鱼放入碗中，加入盐、料酒，拌匀，腌渍10分钟至入味。
2. 取出电蒸锅，将腌好的鳕鱼装盘，放入电蒸锅中，通电。
3. 按“选择”键，再按“蒸盘”键，选择“一层蒸盒”图形，按下“开始键”，蒸12分钟至熟。
4. 断电后揭开锅盖，取出鳕鱼，撒上葱丝、红椒丝，淋上蒸鱼豉油，锅中注油烧热，将热油淋在鳕鱼上即可。

烹饪时间 2 分钟；口味清淡

鸡汤油条豆腐脑

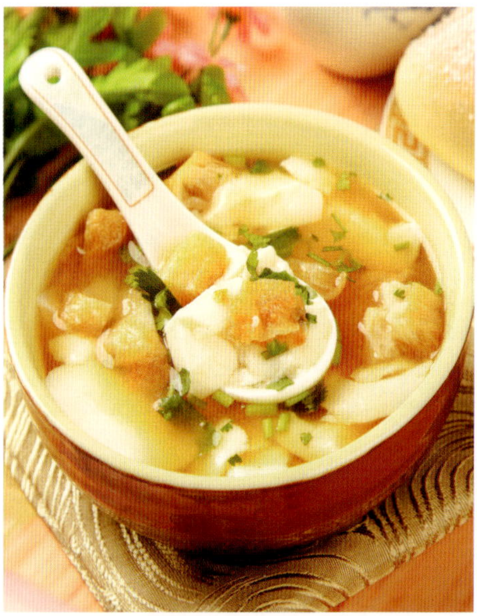

原料 ○ 2 人份

豆腐花300克，油条15克，猪骨汤200毫升，香菜、胡萝卜粒各少许

调料

盐2克，生抽5毫升

做法

1. 洗净的香菜切碎末，油条切小块。
2. 取一碗，倒入适量猪骨汤，放入备好的豆腐花。
3. 放上油条、香菜，加入少许胡萝卜粒做装饰。
4. 放入盐、生抽，拌匀即可。

苹果银耳莲子汤

烹饪时间32分钟；口味清淡

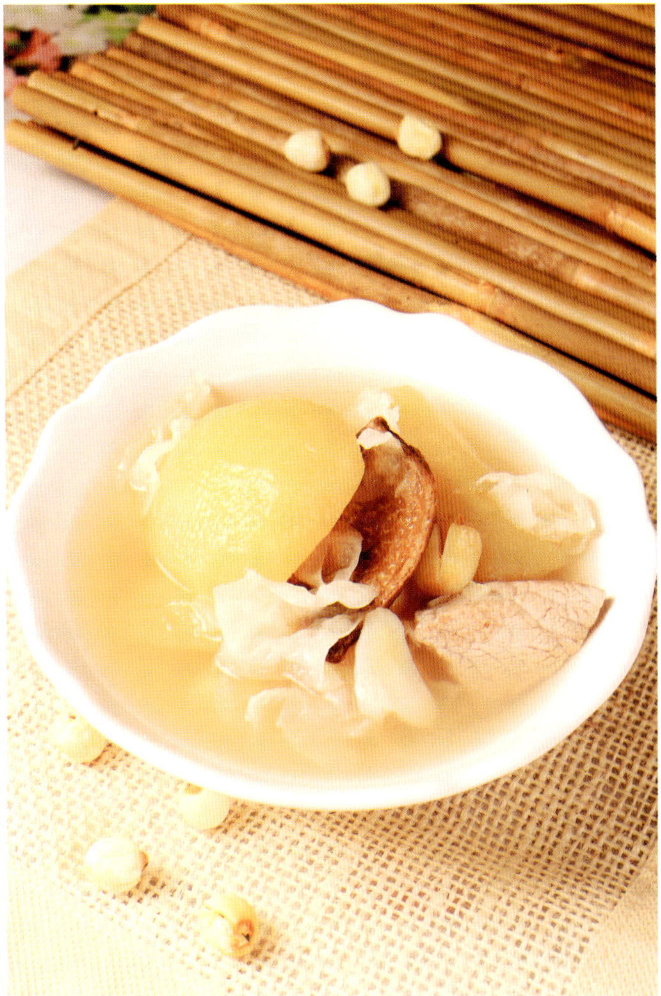

原料 ○ 3人份

水发银耳180克，苹果140克，水发莲子80克，瘦肉75克，干百合15克，水发干贝25克，陈皮、姜片各少许

调料

盐2克

做法

1. 将苹果切小瓣，莲子去除莲心，洗净的瘦肉切块，待用。
2. 开水锅中放入瘦肉块，汆一会儿，去除血渍，捞出，沥干水分，待用。
3. 砂锅中注入清水烧热，倒入瘦肉块、苹果、莲子、银耳、干贝、干百合、姜片、陈皮。
4. 煮至食材熟透，加入盐，改大火略煮，至汤汁入味；关火后盛出，装在碗中即成。

小叮咛 泡发洗净的银耳应切去黄色根部再煮，更易煮烂。另外，汤料煮好后可改用小火焖煮一会儿，银耳会更软糯。

烹饪时间 6 分钟；口味鲜

西红柿生鱼豆腐汤

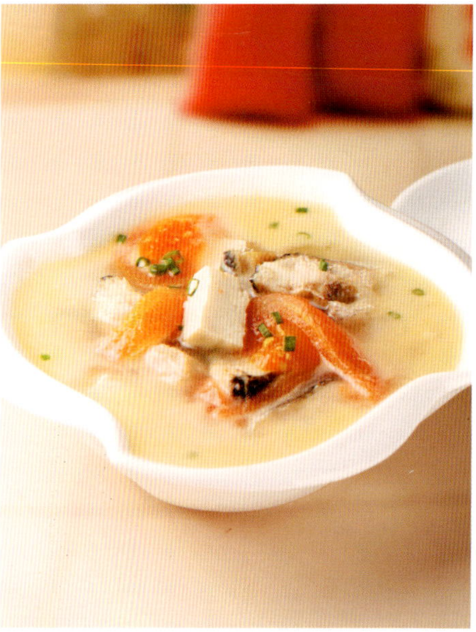

原料 ○ 3人份

生鱼块500克，西红柿、豆腐各100克，姜片、葱花各少许

调料

盐、鸡粉各3克，料酒10毫升，胡椒粉少许，食用油适量

做法

1. 洗净的豆腐切条，改切成块，洗好的西红柿切成瓣，备用。
2. 用油起锅，放入姜片，爆香，倒入洗净的生鱼块，煎出香味。
3. 淋入适量料酒，加入适量开水，加入盐、鸡粉，倒入西红柿、豆腐。
4. 用中火煮3分钟至入味，放入胡椒粉，拌匀。
5. 盛出煮好的汤料，撒入葱花即可。

烹饪时间 4 分钟；口味清淡

虾米白菜豆腐汤

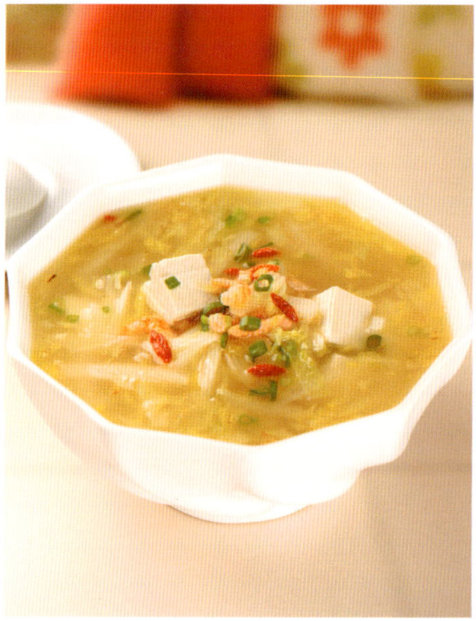

原料 ○ 2人份

虾米20克，豆腐90克，白菜200克，枸杞15克，葱花少许

调料

盐、鸡粉各2克，料酒10毫升，食用油适量

做法

1. 洗净的豆腐切成粗条，改切成小方块；洗好的白菜切成段，再切成丝。
2. 用油起锅，倒入虾米，炒香，放入切好的白菜，翻炒均匀。
3. 淋入料酒，炒匀提鲜，注入适量清水，加入枸杞，煮至沸腾。
4. 放入豆腐块，煮沸后加入盐、鸡粉，拌匀调味。
5. 关火，盛出煮好的汤料，装入碗中，撒上备好的葱花即可。

烹饪时间 3 分钟；口味甜

莲藕柠檬苹果汁

原料 ○ 2 人份

莲藕130克，柠檬80克，苹果120克

调料

蜂蜜15克

做法

1. 洗净的莲藕切成小块；洗好的苹果切成瓣，去核，去皮，再切成小块。
2. 洗净的柠檬去皮，把果肉切成小块。
3. 砂锅中注水烧开，倒入莲藕，煮1分钟，捞出。
4. 取榨汁机，选择搅拌刀座组合，将备好的食材倒入搅拌杯中，加入适量纯净水。
5. 盖上盖，选择“榨汁”功能，榨取蔬果汁。
6. 揭盖，倒入蜂蜜，再次选择“榨汁”功能，搅拌均匀，断电后将拌好的蔬果汁倒入杯中即可。

小叮咛 苹果中所含的独特香精成分有缓解忧郁、紧张等情绪的功效，可起到安神助眠的作用，适合学习压力大、睡眠不佳的学生食用。

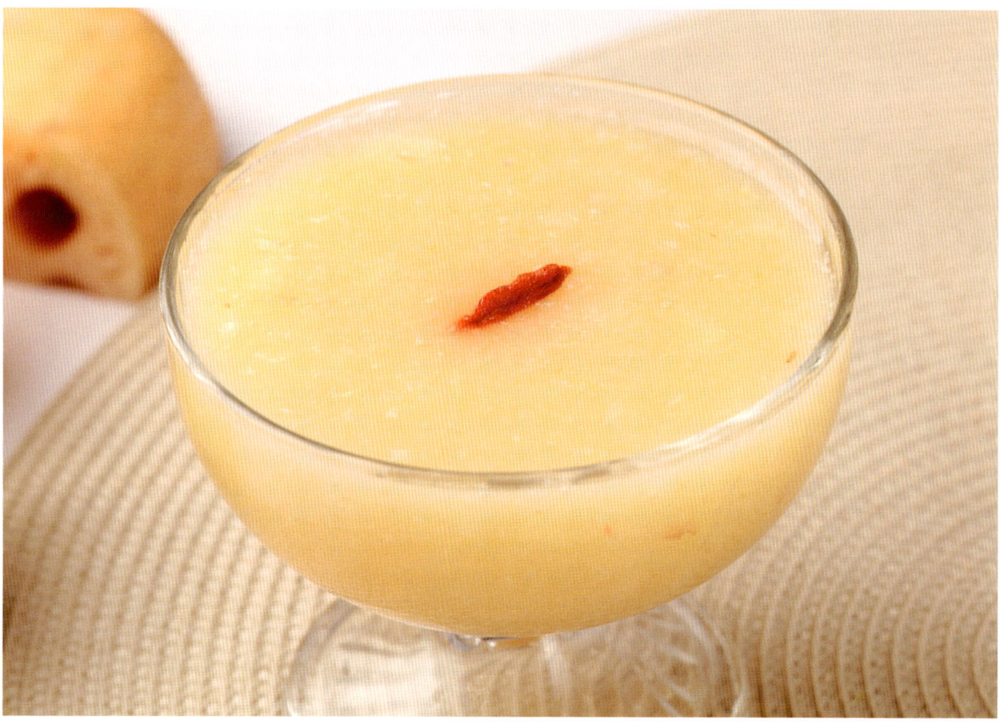

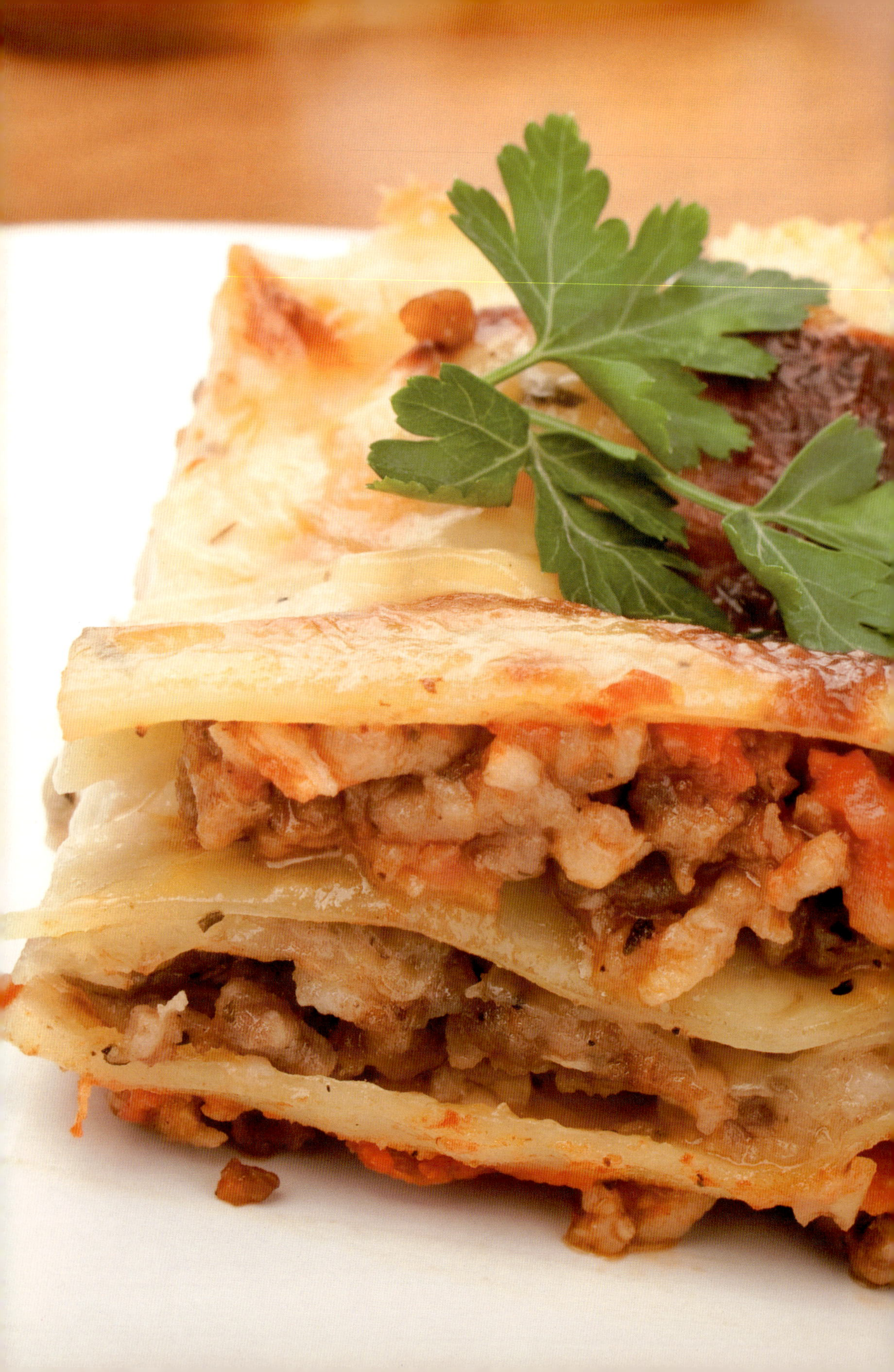

Part 3

吃对食物，守护中青年人的健康

成年后，人的生理、心理、智力、情感渐趋成熟，也需要担负更多责任与压力。充足合理的营养，是维持这一关键期身体健康的重要保证。用心选择合适的食物，搭配好一日三餐，来慰藉辛苦奔波的自己和爱人，守护健康吧！

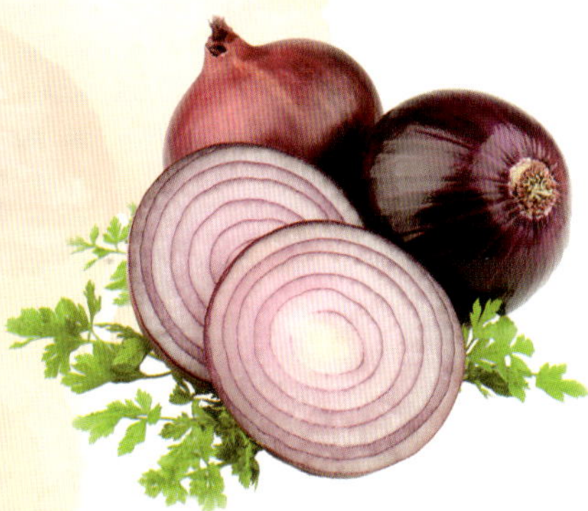

中青年人吃对食物之关键

饮食多样

健康成年人每日膳食应包括谷物类、肉类、豆类和蔬果类食物，且要注意粗细搭配、荤素搭配，以保证营养供给充足、合理。另外，成年人还应改变偏食、挑食、暴饮暴食等坏习惯。

合理分配三餐，零食要适当

遵循早餐吃好，午餐吃饱，晚餐吃少的原则，将每日所需的总热量合理分配到三餐中，忌不吃早餐或用零食、水果作为三餐食物。零食作为一日三餐的营养补充，应合理选用，但来自零食的热量应计入全天热量摄取当中。

饮食清淡少油，食不过量

膳食不要太油腻、太咸，也不可摄入过多动物性食物和油炸、烟熏、腌制食物。每人每日烹调用油量应控制在 25 ~ 30 克，食盐量应控制在 6 克以下，且心脑血管病、糖尿病、肥胖症人群更应减少用量。

推荐食谱

烹饪时间 22 分钟；口味清淡

小米绿豆豆浆

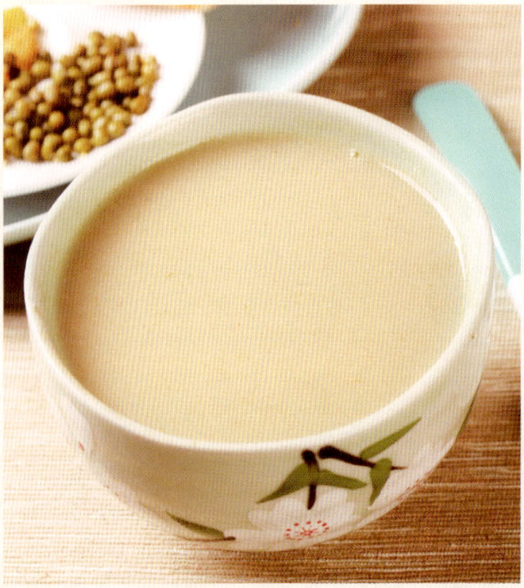

原料 ○ 1 人份

小米30克，绿豆40克，葡萄干适量

做法

1. 将小米、绿豆倒入碗中，注入适量清水，搓洗干净。
2. 把洗好的食材倒入滤网中，沥干水分，再倒入豆浆机中。
3. 注入适量清水，至水位线即可。
4. 盖上豆浆机机头，选择“五谷”程序，再选择“开始”键，开始打浆。
5. 待豆浆机运转约20分钟，即成豆浆。
6. 将豆浆机断电，取下机头，把煮好的豆浆倒入碗中，撒上葡萄干即可。

杨桃香蕉牛奶

烹饪时间3分钟；口味清淡

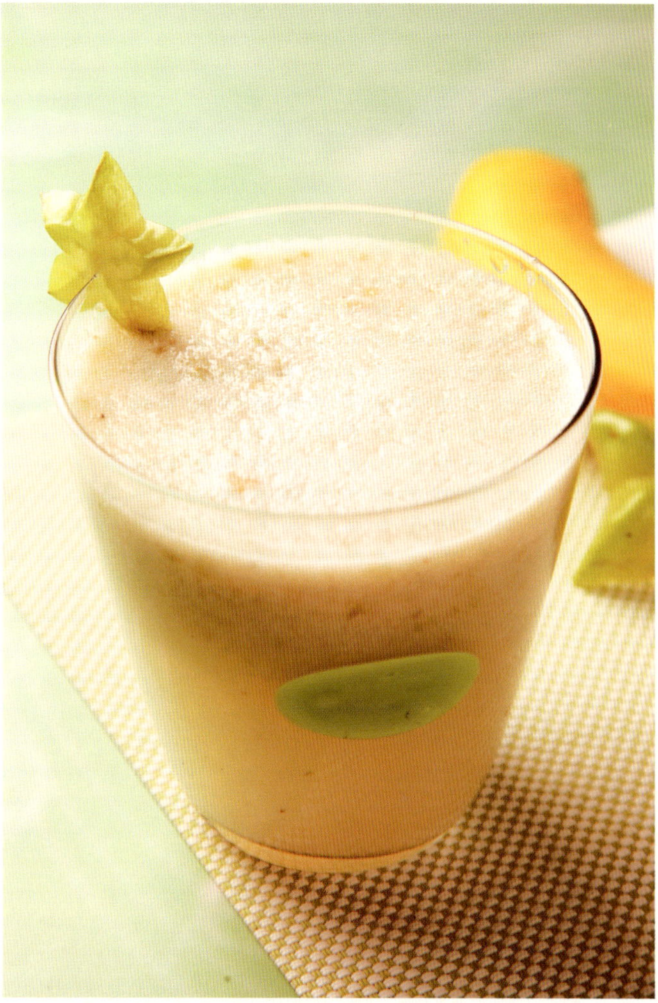

原料 ○ 2人份

杨桃180克，香蕉120克，牛奶80毫升

做法

1. 洗净的香蕉剥去果皮，再切成小块。
2. 洗好的杨桃切开，去除硬芯，再切成小块，备用。
3. 取榨汁机，选择搅拌刀座组合。
4. 倒入切好的杨桃、香蕉，注入适量牛奶。
5. 加入少许凉开水，盖上盖。
6. 选择“榨汁”功能，榨取果汁。
7. 断电后倒出果汁即可。

小叮咛 杨桃中糖类、维生素C及有机酸含量丰富，且果汁充沛，能迅速补充人体的水分，并使体内的热或酒毒随小便排出体外，消除疲劳感。

冬瓜绿豆粥

烹饪时间48分钟；口味甜

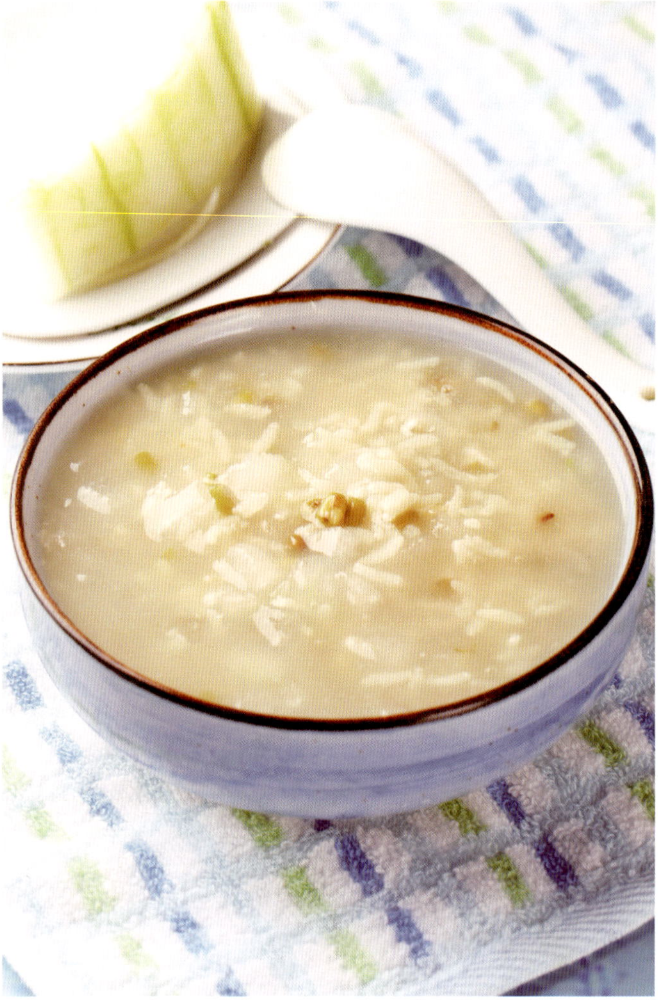

原料 ○ 2人份

冬瓜200克，水发绿豆60克，水发大米100克

调料

冰糖20克

做法

1. 洗净去皮的冬瓜切条，再切小丁，备用。
2. 砂锅中注入适量清水烧开，倒入洗净的大米、绿豆，搅匀，盖上盖，烧开后用小火煮约30分钟至熟。
3. 揭盖，放入切好的冬瓜，搅拌匀，用小火续煮15分钟，至冬瓜熟烂。
4. 加入冰糖，拌匀，煮至冰糖溶化。
5. 关火后盛出煮好的粥，装入碗中即可。

小叮咛 高温出汗会使机体流失大量的矿物质和维生素，此时若以绿豆汤为饮料，可以及时补充流失的营养物质，达到清热解暑的效果。

烹饪时间 23 分钟；口味清淡

小米鸡蛋粥

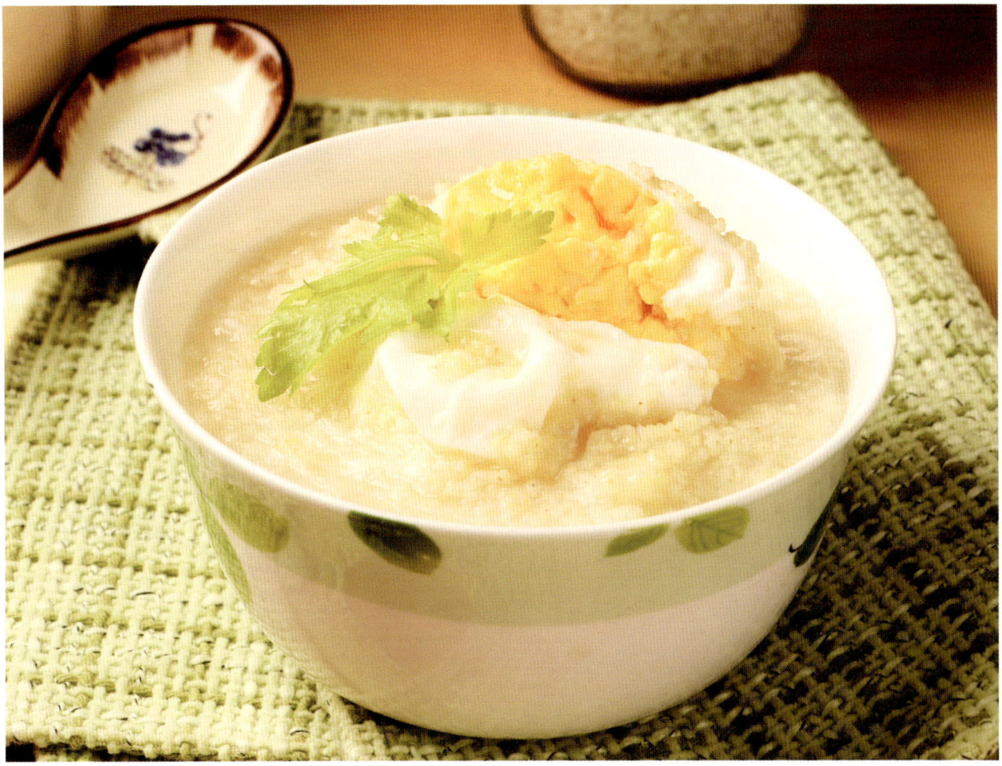

原料 ○ 3 人份

小米300克，鸡蛋40克

调料

盐、食用油各适量

做法

1. 砂锅中注入适量清水，用大火烧热，倒入备好的小米，搅拌片刻。
2. 盖上锅盖，烧开后转小火煮20分钟至米粒熟软。
3. 掀开锅盖，加入少许盐、食用油，搅匀调味。
4. 打入鸡蛋，小火煮2分钟。
5. 关火，将煮好的粥盛出，装入碗中即可。

小叮咛 健康成年人每天吃 1 个鸡蛋为宜，且应少吃蛋黄，因为一个蛋黄就包含了健康成年人每天应当摄取的胆固醇数量的 2/3。

山药鸡丝粥

烹饪时间32分钟；口味鲜

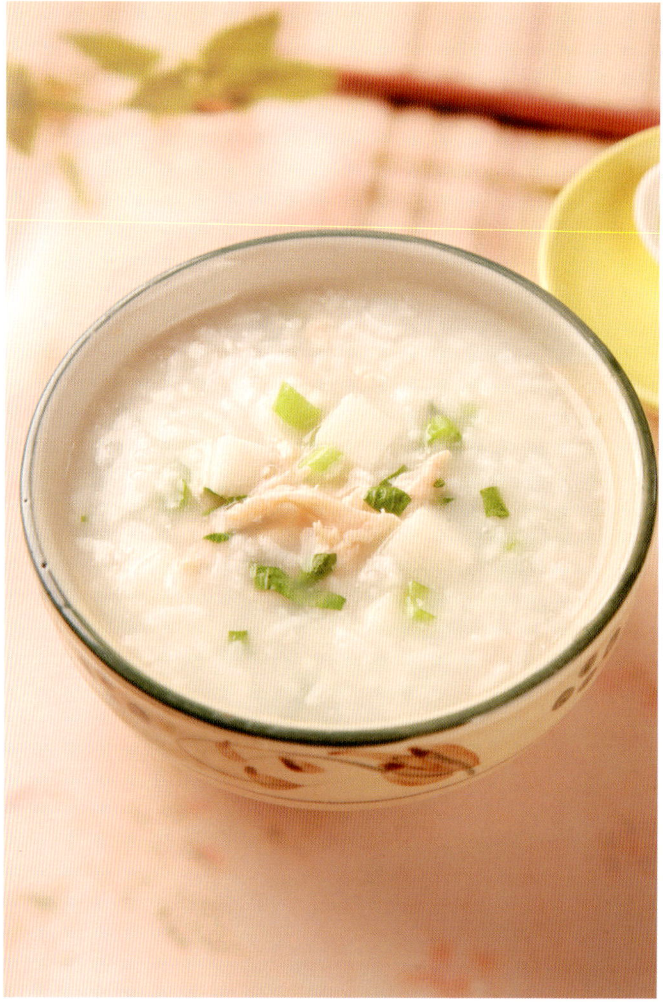

原料 ○ 2人份

水发大米120克，上海青25克，鸡胸肉65克，山药100克

调料

盐3克，鸡粉2克，料酒3毫升，水淀粉、食用油各适量

做法

❶ 将洗好的上海青切碎；去皮洗净的山药切成条形，再切小丁块。

❷ 洗好的鸡胸肉切细丝，装入碗中，加入少量盐、少量鸡粉、料酒、水淀粉、食用油，腌渍约10分钟，待用。

❸ 砂锅中注水烧热，倒入洗净的大米，搅匀，大火烧开后改小火煮至米粒变软。

❹ 倒入山药丁，搅散，用小火续煮约15分钟，至山药断生，倒入腌好的鸡肉丝，加入剩余的盐和鸡粉，拌匀调味。

❺ 放入切好的上海青，转中火煮约5分钟，至食材熟透，关火后盛出煮好的粥即成。

小叮咛 山药营养价值较高，但女性过量食用山药会导致月经紊乱，建议女性每次食用鲜山药100~200克。

烹饪时间 4 分钟；口味清淡

凉拌莴笋

原料 ○ 2人份

莴笋100克，胡萝卜、黄豆芽各90克，蒜末少许

调料

盐3克，鸡粉少许，白糖2克，生抽4毫升，陈醋7毫升，芝麻油、食用油各适量

做法

1. 洗净去皮的胡萝卜、莴笋切丝。
2. 锅中注水烧开，加少量盐、食用油，倒入胡萝卜丝、莴笋丝，搅拌匀，煮1分钟。
3. 放入洗净的黄豆芽，搅拌几下，煮约半分钟，至食材熟透后捞出，沥干水分，待用。
4. 将焯好的食材装入碗中，撒入蒜末。
5. 加入余下的盐、鸡粉、白糖，淋入生抽、陈醋、芝麻油，搅拌至食材入味。
6. 取一个盘，倒入拌好的食材即可。

小叮咛 莴笋叶对心脏病、肾病、神经衰弱、高血压等都有一定防治作用，因此，买回来的新鲜莴笋最好不要将叶片丢弃。

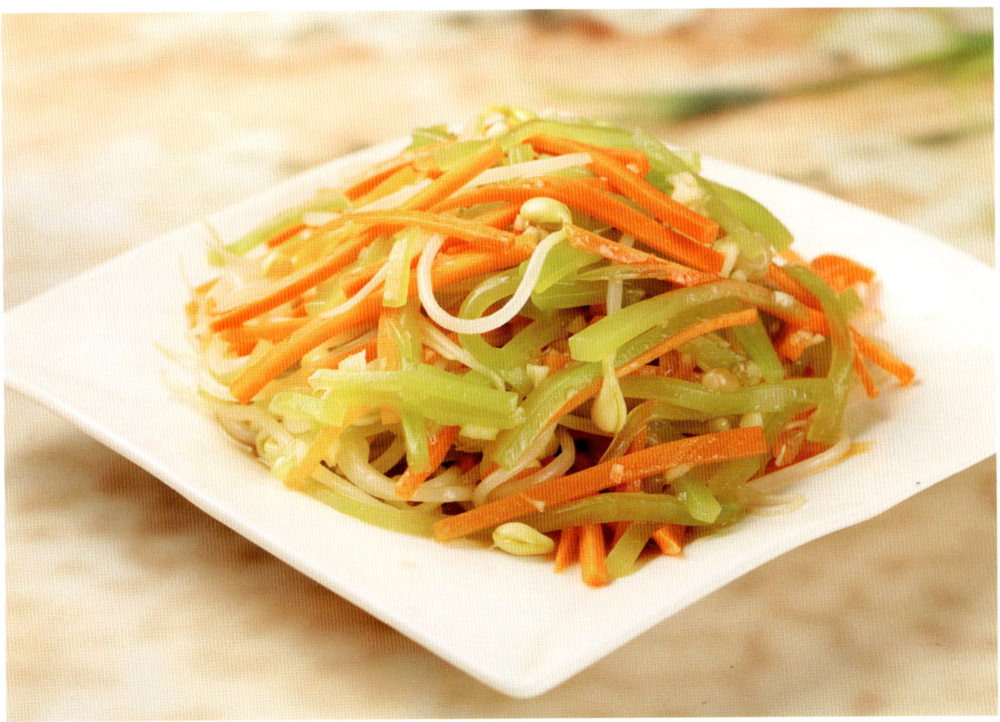

烹饪时间 3 分钟；口味清淡

松子胡萝卜丝

原料 ○ 3人份

胡萝卜250克，松子仁10克

调料

盐3克，鸡粉2克，白糖、食用油各适量

做法

1. 洗净去皮的胡萝卜切成片，再切成丝，备用。
2. 用油起锅，倒入松子仁，拌匀，炸至变色，捞出，沥干油，装入盘中，备用。
3. 锅底留油，放入胡萝卜，加入盐、鸡粉、白糖，炒匀调味。
4. 关火后盛出炒好的食材，装入盘中，撒上松子仁即可。

小叮咛 胡萝卜含有胡萝卜素、维生素 E、维生素 C、钙、铁、锌等营养成分，具有增强免疫力、补肝明目、降血糖等功效。

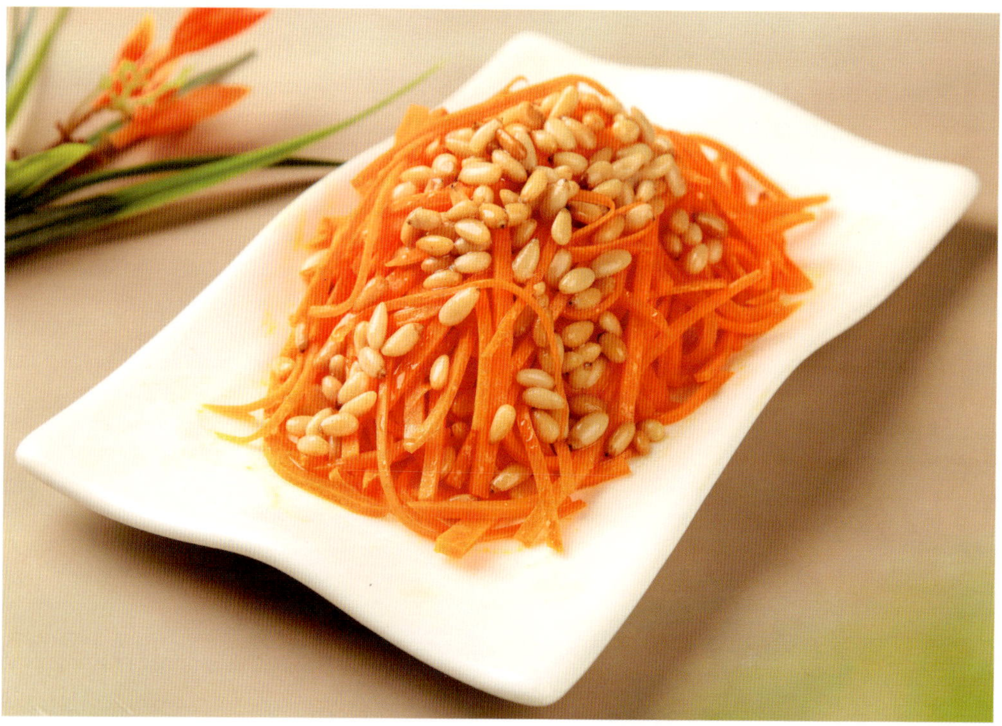

苦瓜炒马蹄

烹饪时间23分钟；口味清淡

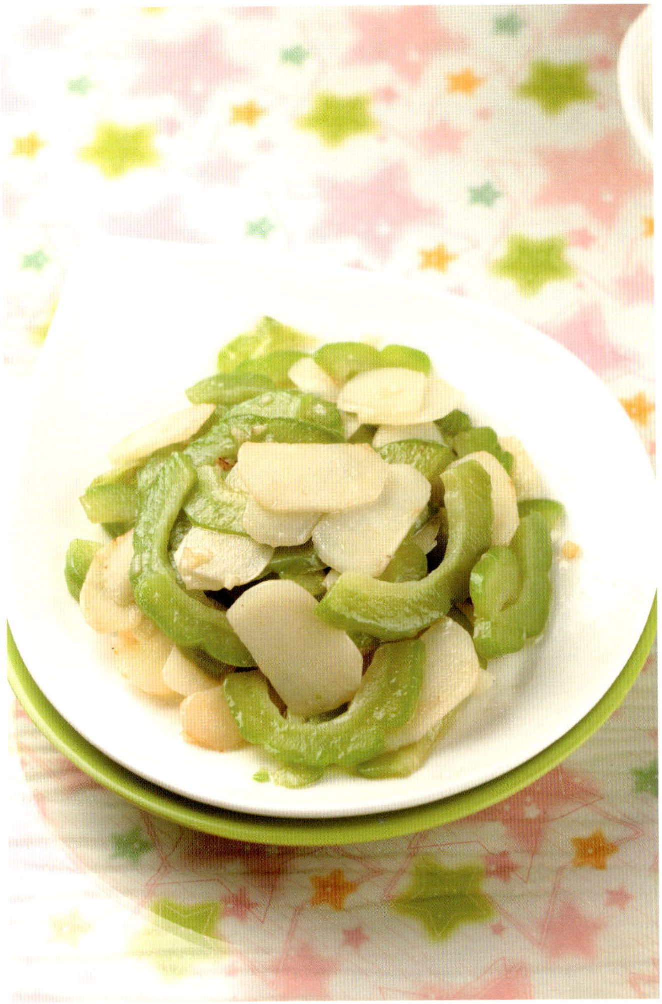

原料 ○ 1人份

苦瓜120克，马蹄肉100克，蒜末、葱花各少许

调料

鸡粉2克，白糖、盐各3克，水淀粉、食用油各适量

做法

❶ 洗好的马蹄肉切薄片；苦瓜对半切开，去瓤，改切成片，加盐腌渍20分钟，待用。

❷ 锅中注水烧开，倒入腌好的苦瓜，焯至断生后捞出。

❸ 用油起锅，下入蒜末，爆香，放入马蹄肉、焯过的苦瓜，快速炒至食材断生。

❹ 加盐、鸡粉、白糖，炒匀调味。

❺ 淋上适量水淀粉，翻炒至食材入味。

❻ 撒上葱花，翻炒至断生，关火后盛出炒好的菜肴即成。

小叮咛 焯过水的苦瓜可以减少苦味，焯好后再用凉开水冲一下，这样既可以去除残留的苦味，又能使其口感更脆爽。

草菇西蓝花

烹饪时间4分钟；口味鲜

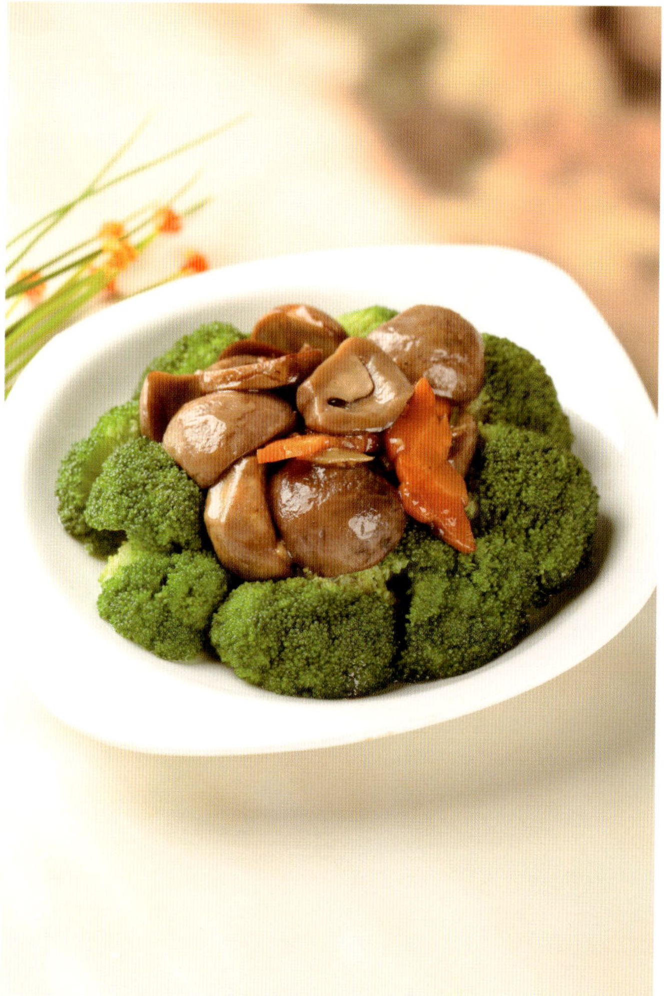

原料 ○ 2人份

草菇90克，西蓝花200克，胡萝卜片、姜末、蒜末、葱段各少许

调料

料酒8毫升，蚝油8克，盐、鸡粉各2克，水淀粉、食用油各适量

做法

1. 洗净的草菇切块，西蓝花切成小朵。
2. 锅中注水烧开，加入适量食用油，倒入西蓝花、草菇，焯后捞出。
3. 用油起锅，放胡萝卜片、姜末、蒜末、葱段，爆香。
4. 倒入焯好的草菇，翻炒匀，淋入料酒，加入蚝油、盐、鸡粉，炒匀调味。
5. 注入少许清水，淋入水淀粉，快速翻炒均匀。
6. 将焯好的西蓝花摆入盘中，盛入炒好的草菇即可。

小叮咛 西蓝花焯水后颜色会变得更加鲜艳，但需注意的是，焯西蓝花的时间不宜太长，否则会失去脆感，做出的菜也会大打折扣。

烹饪时间 8 分钟；口味清淡

桃仁茄子

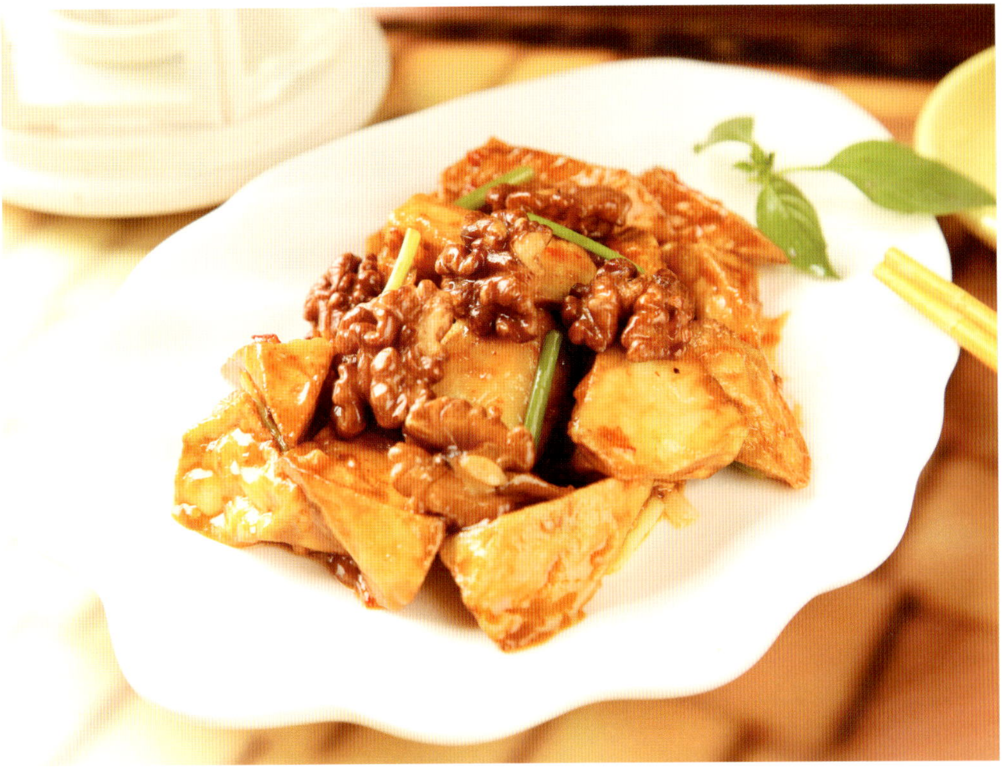

原料 ○ 2 人份

茄子300克，核桃仁25克，鸡蛋1个，姜片、葱段各少许

调料

盐2克，鸡粉3克，甜辣酱5克，料酒、生抽各5毫升，生粉20克，水淀粉、芝麻油、食用油各适量

做法

❶ 鸡蛋打入碗中，搅散，倒入生粉、茄子，拌匀。

❷ 取一碗，注水，加入盐、鸡粉、料酒、生抽、水淀粉、芝麻油，拌匀，制成汁液。

❸ 热锅注油，放入核桃仁，炸片刻，捞出；热油锅中倒入茄子，炸至金黄色，关火后捞出。

❹ 用油起锅，放入姜片、甜辣酱，炒匀，倒入调好的汁液，放入炸好的茄子、部分葱段，炒匀。

❺ 关火后将炒好的茄子盛出，装入盘中，放上核桃仁、剩余的葱段即可。

小叮咛 正常情况下，一餐吃 250 克左右的茄子不会引起任何不适，但过量食用则可能引起茄碱中毒。

烹饪时间 10 分钟；口味辣

麻婆山药

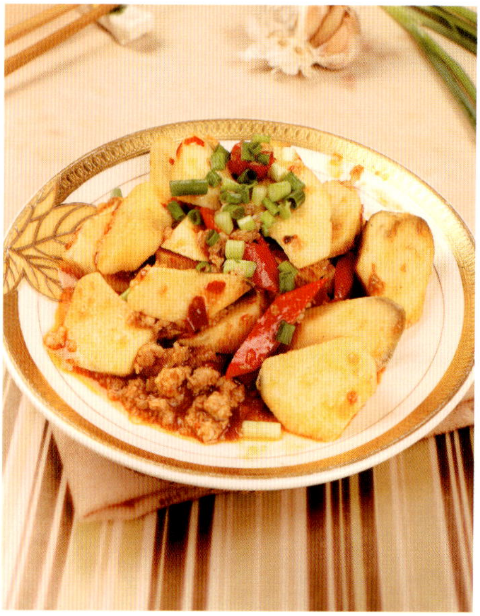

原料 ○ 2人份

山药160克，红椒10克，猪肉末50克，姜片、蒜末各少许

调料

豆瓣酱15克，鸡粉少许，料酒4毫升，水淀粉、花椒油、食用油各适量

做法

❶ 去皮洗净的山药切滚刀块，红椒切丝。

❷ 用油起锅，倒入备好的猪肉末，炒匀，至其转色，撒上姜片、蒜末，炒香。

❸ 加入豆瓣酱，炒匀，倒入切好的红椒丝、山药块，炒匀炒透。

❹ 淋入少许料酒，炒一会儿，注入清水，大火煮沸，加入花椒油、鸡粉，拌匀。

❺ 转中火煮约5分钟，至食材熟软，用水淀粉勾芡，关火后盛出菜肴即可。

烹饪时间 3 分钟；口味酸

醋熘南瓜片

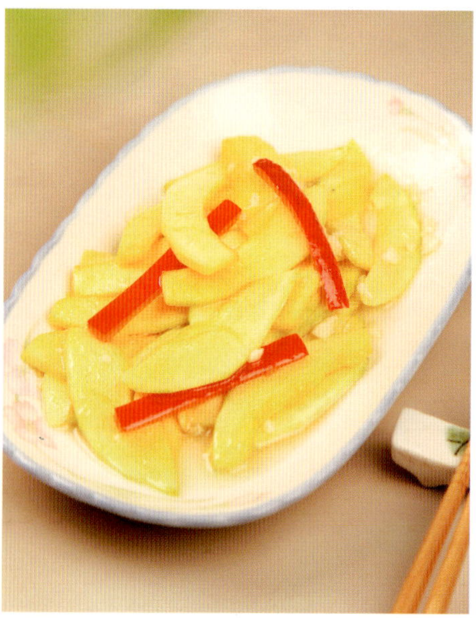

原料 ○ 1人份

南瓜200克，红椒、蒜末各适量

调料

盐、鸡粉各2克，白醋5毫升，白糖、食用油各适量

做法

❶ 洗净去皮的南瓜切成片。

❷ 洗净的红椒切开，去籽，改切成条形，待用。

❸ 用油起锅，倒入蒜末，爆香。

❹ 倒入切好的南瓜、红椒，翻炒匀。

❺ 加入盐、鸡粉、白糖，翻炒均匀。

❻ 淋入白醋，快速翻炒均匀。

❼ 关火后将炒好的南瓜盛出，装入盘中即可。

酸甜脆皮豆腐

烹饪时间4分钟；口味酸甜

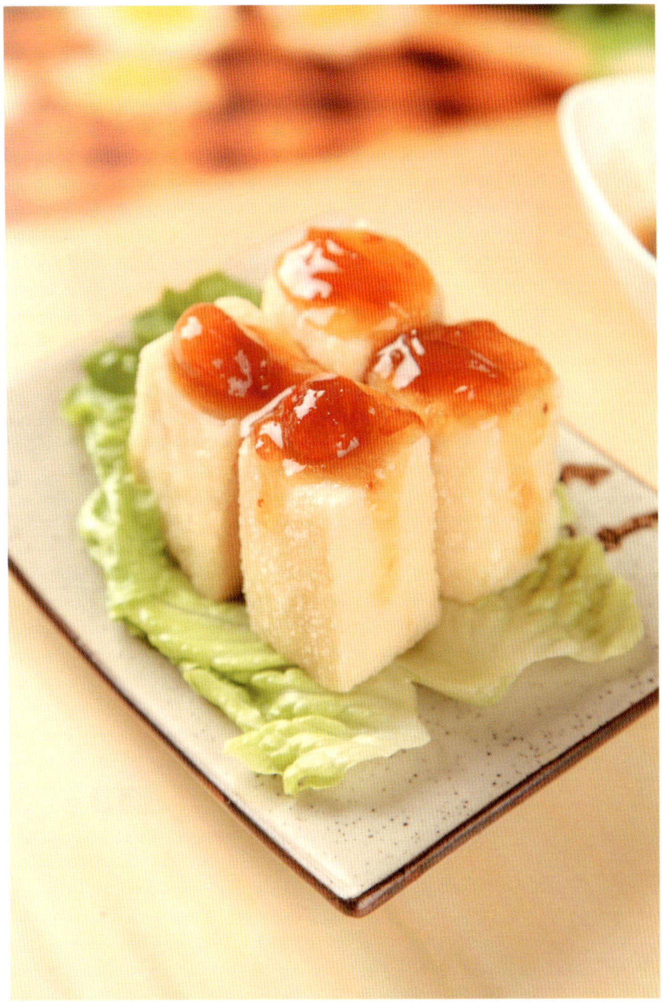

原料 ○ 2人份

豆腐250克

调料

白糖3克，生粉20克，
酸梅酱、食用油各适量

做法

❶ 将洗净的豆腐切开，再切长方块。
❷ 滚上一层生粉，制成豆腐生坯，待用。
❸ 取酸梅酱，加入适量白糖，拌匀，调成味汁，待用。
❹ 热锅注油，烧至四五成热，放入豆腐。
❺ 轻轻搅匀，用中小火炸约2分钟，至食材熟透。
❻ 关火后捞出豆腐块，沥干油，装入盘中，浇上味汁即可。

小叮咛 豆腐营养价值较高，常食可补中益气、清热润燥、生津止渴、清洁肠胃，尤其适合热性体质及病后调养者食用。

蟹味菇炒小白菜

烹饪时间4分钟；口味清淡

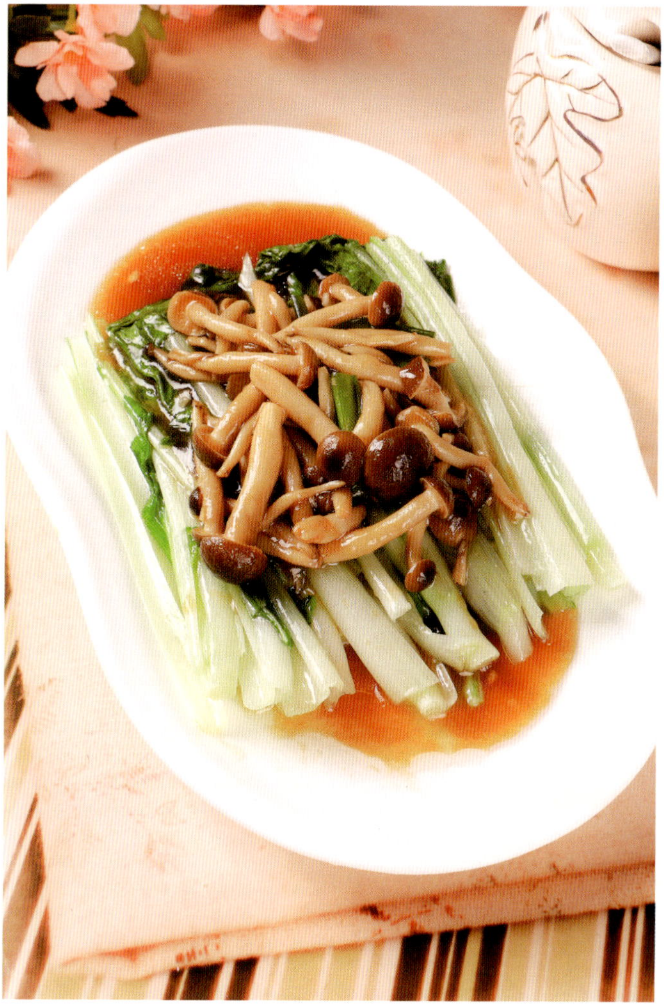

原料 ○ 3人份

小白菜500克，蟹味菇250克，姜片、蒜末、葱段各少许

调料

生抽、水淀粉各5毫升，盐、鸡粉、白胡椒粉各5克，蚝油、食用油各适量

做法

❶ 洗净的小白菜切去根部，对半切开。

❷ 锅中注水烧开，加少许盐、食用油，依次倒入小白菜、蟹味菇，煮熟后捞出。

❸ 用油起锅，倒入姜片、蒜末、葱段，爆香，放入蟹味菇，炒匀。

❹ 加入蚝油、生抽，注入清水，加剩余的盐、鸡粉、白胡椒粉，炒匀，倒入水淀粉，翻炒约2分钟至熟，关火后盛出即可。

小叮咛 选购蟹味菇应选择大小均匀，呈有规则的圆形，菌盖上有深色明显的大理石花纹，没有破损的。

烹饪时间 3 分钟；口味清淡

开心果西红柿炒黄瓜

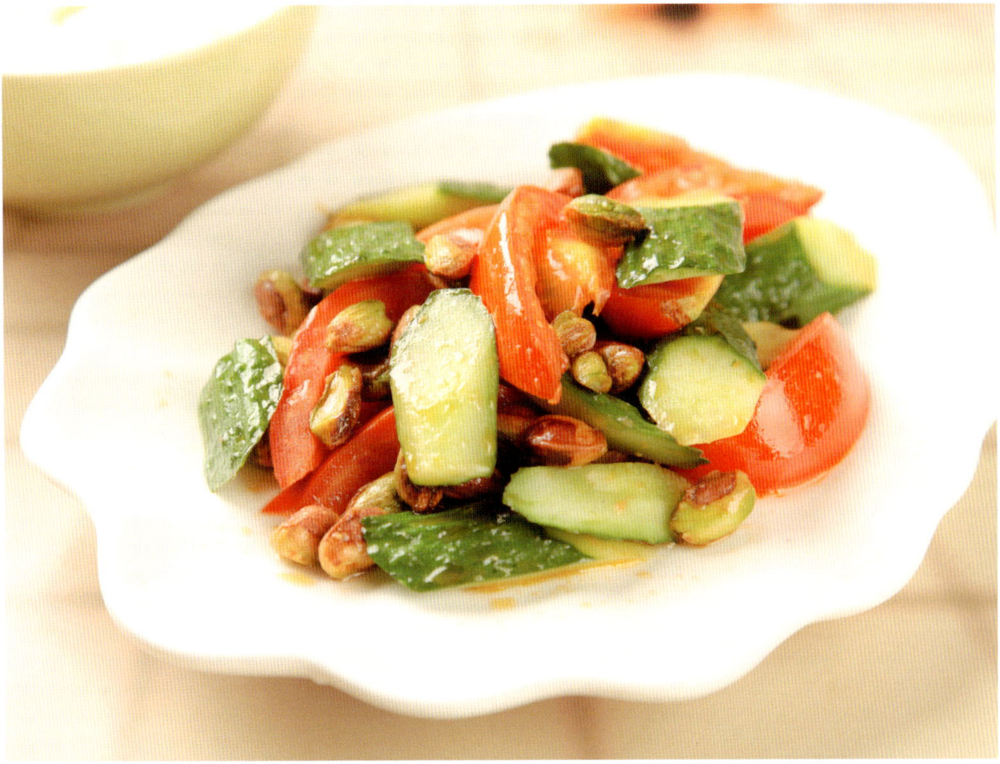

原料 ○ 1 人份

开心果仁55克，黄瓜90克，西红柿70克

调料

盐2克，橄榄油适量

做法

1. 将洗净的黄瓜切开，去除瓜瓤，再切段；西红柿切小瓣。
2. 煎锅置火上，淋入少许橄榄油，用大火烧热。
3. 倒入黄瓜段，炒匀炒透，放入切好的西红柿，翻炒一会儿，至其变软。
4. 加入盐，炒匀调味，再撒上备好的开心果仁。
5. 用中火翻炒一会儿，至食材入味，关火后盛出锅中食材，装入盘中即可。

小叮咛 西红柿可生津止渴、清热解毒、健胃消食，口渴、食欲不振、习惯性牙龈出血、头晕、心悸、高血压、急慢性肝炎患者宜食。

烹饪时间 2 分钟；口味酸

菠菜柑橘沙拉

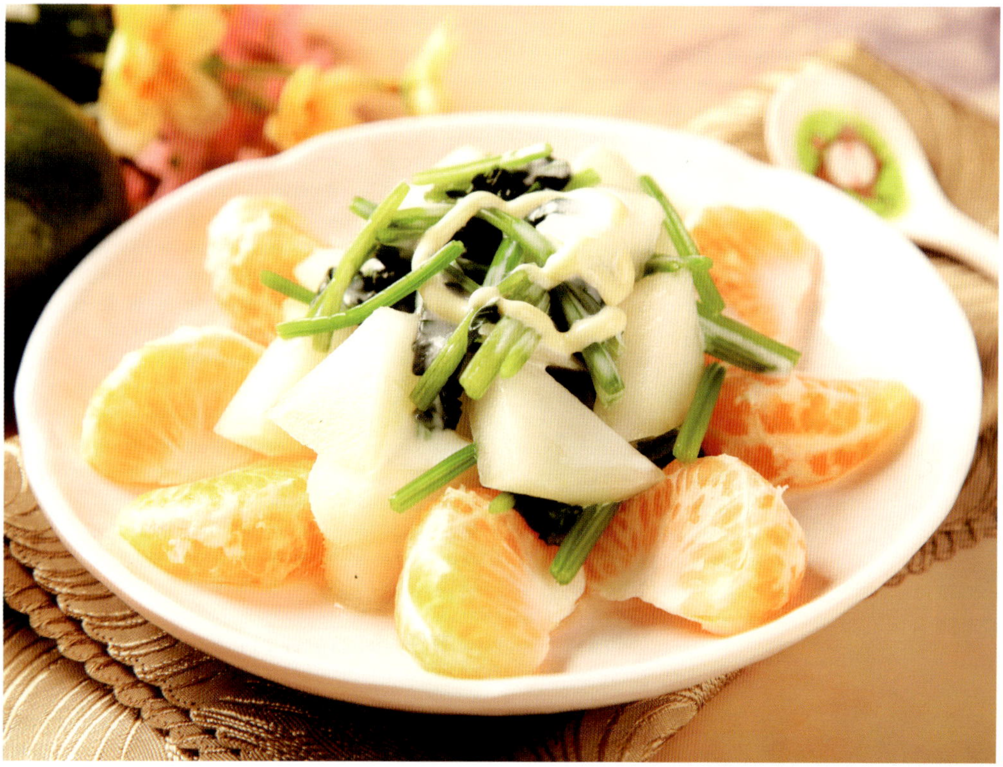

原料 ○ 1人份

菠菜100克，柑橘90克，
香瓜70克，酸奶15克

调料

沙拉酱少许

做法

❶ 去皮的香瓜切小块，菠菜切成均匀的小段。
❷ 开水锅中倒入菠菜，搅匀，焯片刻至断生，捞出，沥干，放凉。
❸ 将香瓜块倒入菠菜中，搅拌片刻。
❹ 取一个盘子，摆放好柑橘。
❺ 倒入拌好的香瓜、菠菜，倒入备好的酸奶。
❻ 挤上适量沙拉酱即可。

小叮咛 菠菜富含类胡萝卜素、维生素 C、维生素 K、铁等成分，经常面对电脑者、糖尿病患者、高血压患者、便秘者、贫血者、皮肤粗糙者、过敏者宜食菠菜。

烹饪时间 3 分钟；口味清淡

豆豉刀豆肉片

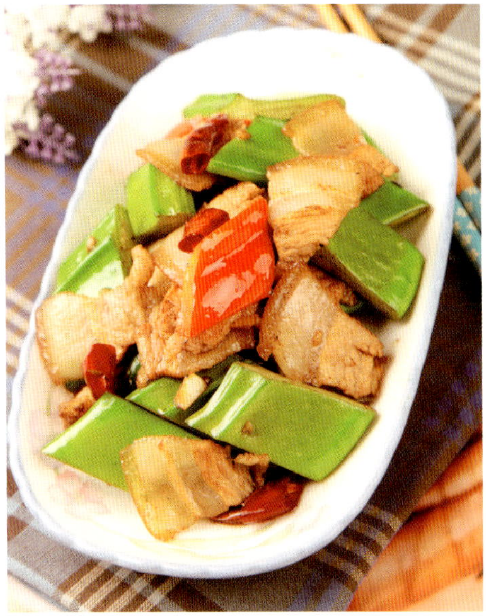

原料 ○ 3人份

刀豆100克，五花肉300克，豆豉10克，彩椒15克，干辣椒5克，蒜末少许

调料

料酒8毫升，盐、鸡粉各2克，老抽5毫升，食用油适量

做法

1. 洗净的五花肉切成片；洗净的彩椒切开去籽，切成块；刀豆切成块。
2. 热锅注油，倒入猪肉，翻炒至转色，淋入少许料酒，翻炒提鲜。
3. 倒入干辣椒、蒜末、豆豉、老抽、彩椒、刀豆，快速翻炒片刻。
4. 倒入少许清水、盐、鸡粉、料酒，翻炒至熟。
5. 关火，将炒好的菜盛入盘中即可。

烹饪时间 25 分钟；口味鲜

莴笋炒回锅肉

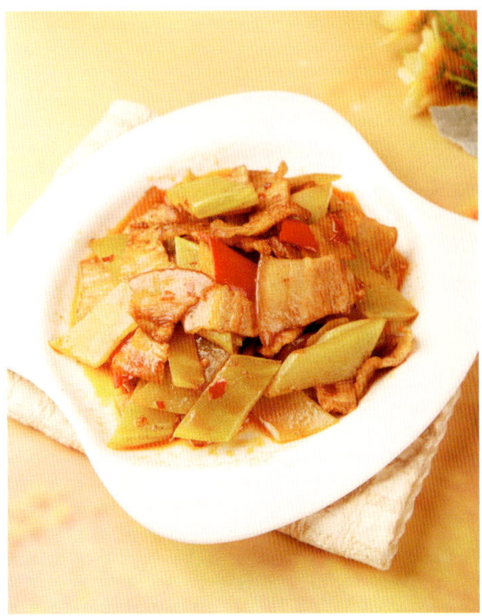

原料 ○ 2人份

莴笋180克，红椒10克，五花肉160克，姜片、蒜片、葱段各少许

调料

白糖、鸡粉各2克，料酒8毫升，豆瓣酱10克，食用油适量

做法

1. 锅中注水烧热，放入五花肉，烧开后用中火煮约20分钟，捞出待用。
2. 去皮的莴笋用斜刀切段，再切薄片；红椒切成块；放凉的五花肉切薄片。
3. 用油起锅，倒入五花肉，炒匀，下入姜片、蒜片、葱段，爆香。
4. 放入豆瓣酱，淋入料酒，炒匀，倒入红椒块、莴笋片，炒至食材熟软。
5. 加入白糖、鸡粉调味，盛出即可。

绿豆芽拌猪肝

烹饪时间3分钟；口味清淡

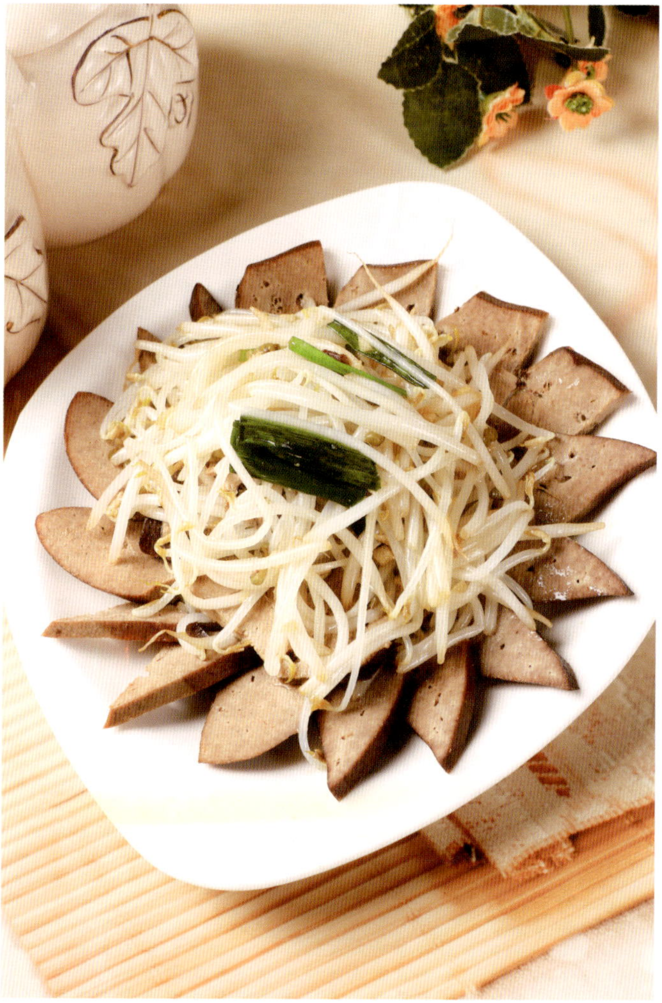

原料 ○ 2人份

卤猪肝220克，绿豆芽200克，蒜末、葱段各少许

调料

盐、鸡粉各2克，生抽5毫升，陈醋7毫升，花椒油、食用油各适量

做法

❶ 将备好的卤猪肝切开，再切片。
❷ 锅中注水烧开，倒入洗净的绿豆芽，煮至食材断生后捞出，沥干水分，待用。
❸ 用油起锅，撒上蒜末，爆香，倒入葱段，炒匀。
❹ 放入部分猪肝片，炒匀，关火后倒入煮熟的绿豆芽，拌匀。
❺ 加入盐、鸡粉、生抽、陈醋、花椒油，搅拌至食材入味，待用。
❻ 取盘子，放入余下的猪肝片，摆放好，再盛入锅中的食材，摆好盘即可。

小叮咛 绿豆芽营养丰富，一般人均可食用，尤其适宜长期吸烟者食用，但要注意的是，体质虚弱的人不宜多吃。

烹饪时间 6 分钟；口味鲜

肉末尖椒烩猪血

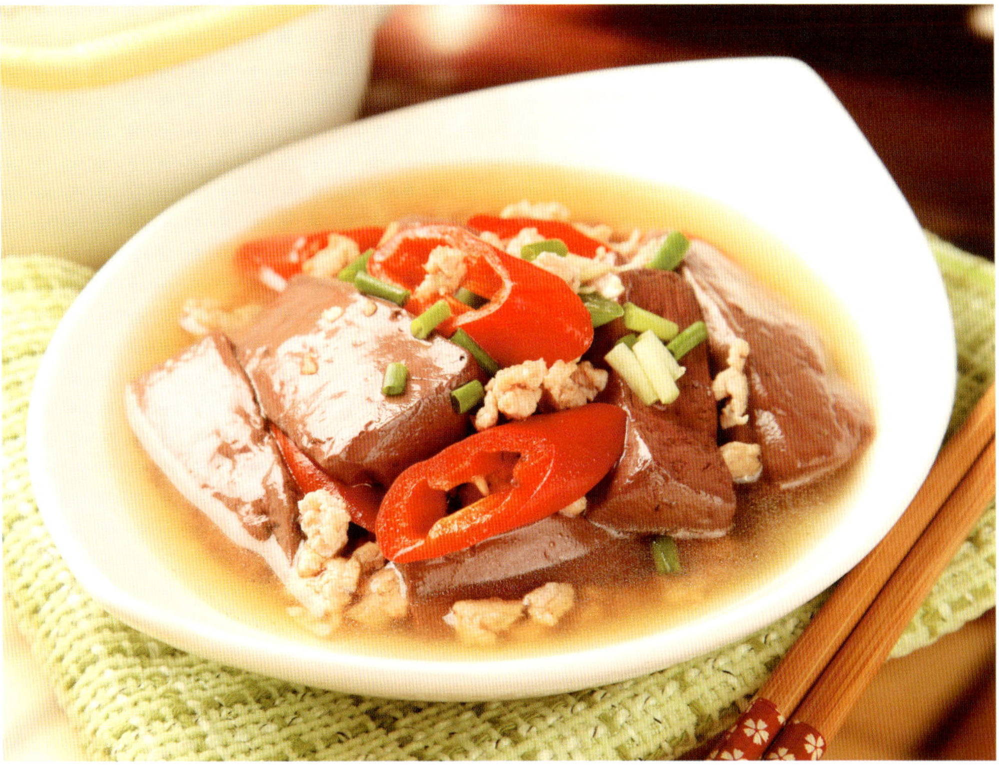

原料 ○ 2 人份

猪血300克，青椒30克，红椒25克，肉末100克，姜片、葱花各少许

调料

盐2克，鸡粉3克，白糖4克，生抽、陈醋、水淀粉、胡椒粉、食用油各适量

做法

1. 将洗好的青椒切块；猪血横刀切开，切成粗条。
2. 锅中注水烧开，倒入猪血，加入盐，汆片刻，捞出，装入碗中备用。
3. 用油起锅，倒入肉末，炒至转色，加入姜片，注水，放入青椒、红椒、猪血。
4. 加入盐、生抽、陈醋、鸡粉、白糖，拌匀，炖3分钟至熟，撒上胡椒粉，炖约1分钟至入味。
5. 倒入水淀粉，拌匀，关火后盛出锅中食材，装入碗中，撒上葱花即可。

小叮咛 青椒味辛，食管炎、胃肠炎、胃溃疡、痔疮患者应少吃或忌食，有火热病症或阴虚火旺者，高血压、肺结核、面瘫患者应慎食。

烹饪时间 63 分钟；口味鲜

黄豆焖猪蹄

原料 ○ 3 人份

猪蹄块400克，水发黄豆230克，八角、桂皮、香叶、姜片各少许

调料

盐、鸡粉各2克，生抽6毫升，老抽3毫升，料酒、水淀粉、食用油各适量

做法

❶ 开水锅中倒入猪蹄块，加入料酒，拌匀，汆去血水后捞出，沥干待用。

❷ 用油起锅，放入姜片，倒入汆过水的猪蹄，炒匀，加入老抽，炒匀上色。

❸ 放入八角、桂皮、香叶，炒出香味，注水至没过食材，用中火焖约20分钟。

❹ 倒入洗净的黄豆，加入盐、鸡粉、生抽，拌匀。

❺ 用小火续煮至食材熟透，拣出桂皮、八角、香叶、姜片，淋入水淀粉，转大火收汁，拌匀后装盘即可。

小叮咛 猪蹄含有丰富的胶原蛋白，且脂肪含量比肥肉低，女性多吃猪蹄可起到丰胸、美容润肤的作用。

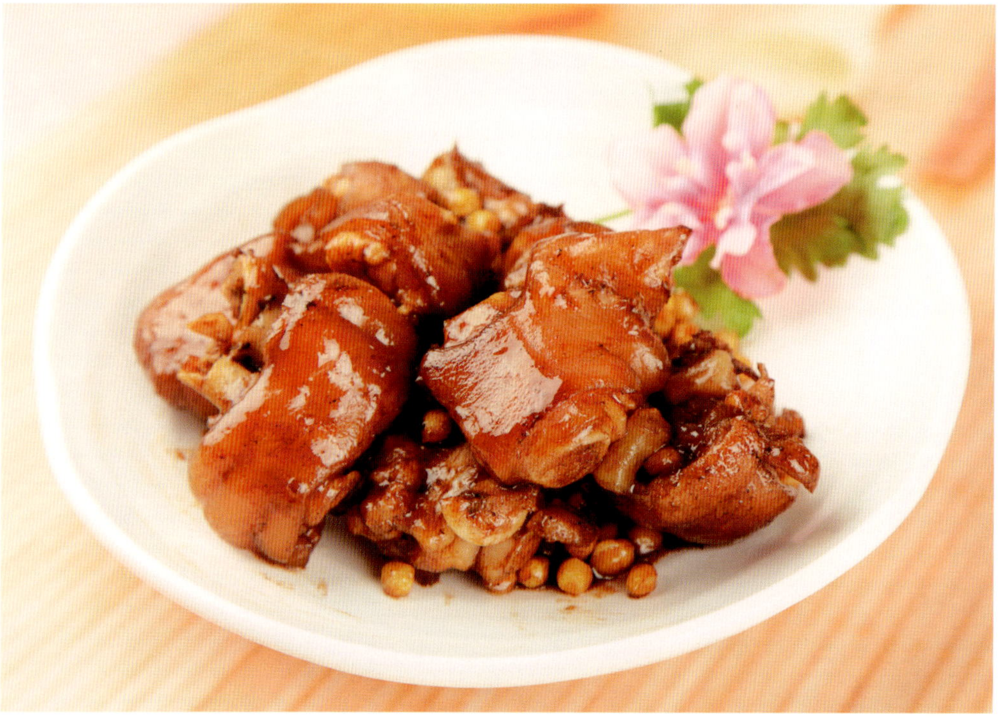

土豆烧鸡脆骨

烹饪时间10分钟；口味鲜

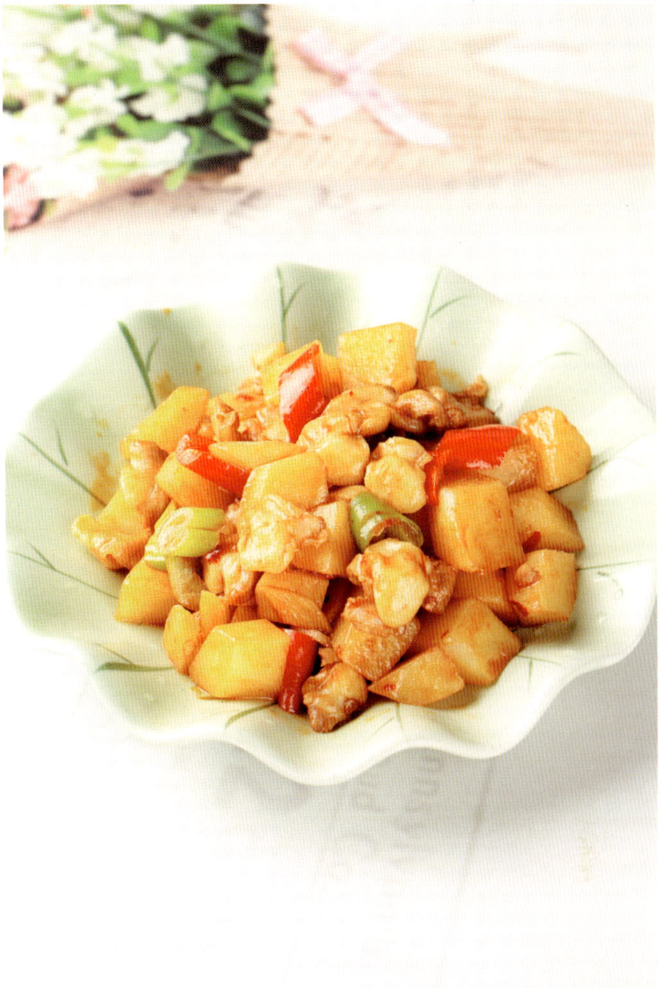

原料 ○ 2人份

鸡脆骨230克，土豆250克，红椒10克，大葱、姜片、蒜末各少许

调料

盐、鸡粉各2克，料酒、生抽、老抽各3毫升，豆瓣酱6克，水淀粉10毫升，食用油适量

做法

1. 去皮的土豆切条形，用斜刀切块；大葱用斜刀切块；红椒切小块。
2. 锅中注水烧开，加入盐，倒入土豆块，拌匀，煮约1分钟，捞出。
3. 沸水锅中淋入少许料酒，倒入鸡脆骨，煮约半分钟，汆去血水，捞出，沥干。
4. 用油起锅，倒入姜片、蒜片、汆过水的鸡脆骨，炒匀，淋入余下的料酒，炒香。
5. 加入生抽、豆瓣酱，炒匀，注入清水，倒入土豆，加入盐、鸡粉、老抽，炒匀。
6. 烧开后用小火焖约3分钟，倒入大葱、红椒，炒至变软，用水淀粉勾芡，盛出即可。

小叮咛 鸡脆骨切得小一点，更易入味。土豆中含有大量淀粉，比较容易粘锅，所以在焖煮的过程中要不时查看。

橙香柚酱鸡中翅

烹饪时间50分钟；口味酸

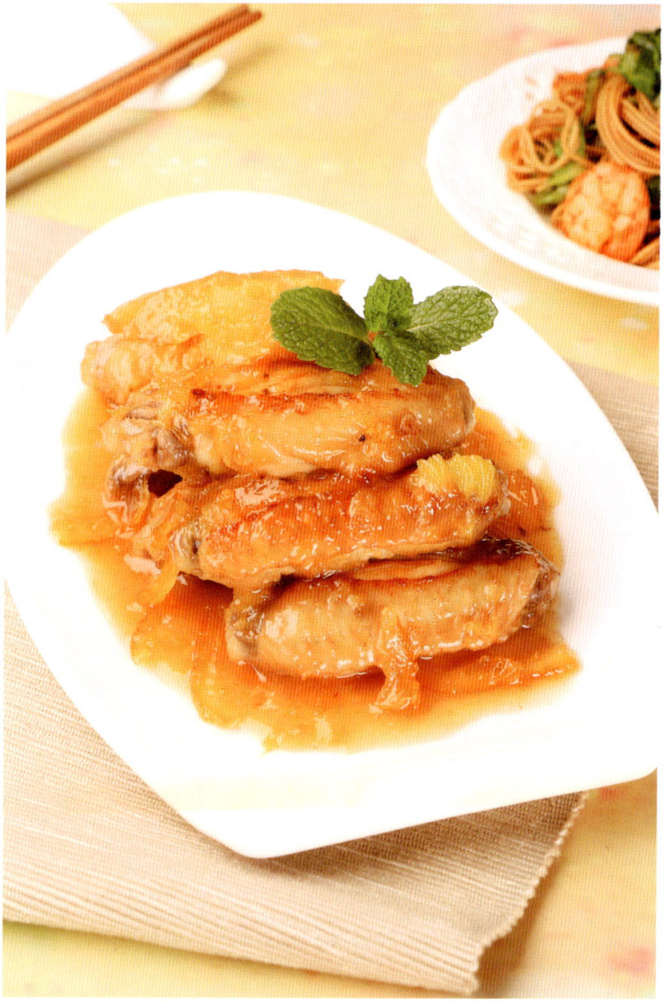

原料 ○ 2人份

橙子170克，鸡中翅230克

调料

盐2克，生抽、料酒各5毫升，柚子酱、食用油各适量

做法

❶ 橙子切瓣，去皮；洗好的鸡中翅两面各划一刀。
❷ 鸡中翅装碗，加入生抽、少许盐、料酒，搅拌均匀，腌渍30分钟至入味。
❸ 热锅注油，放入腌好的鸡中翅，煎约3分钟至两面微黄。
❹ 倒入切好的橙子肉，翻炒均匀，注入适量清水，加入盐，炒匀。
❺ 加盖，用大火焖10分钟至入味；揭盖，倒入柚子酱，炒拌均匀。
❻ 用中火续焖5分钟至食材吸收柚香，关火后盛出焖好的鸡翅，装盘即可。

小叮咛 橙子富含维生素C，可增强机体抵抗力，增加毛细血管的弹性，降低胆固醇。高血脂、高血压、动脉硬化者常食橙子对身体有益。

烹饪时间 27 分钟；口味鲜

香芋焖腊鸭

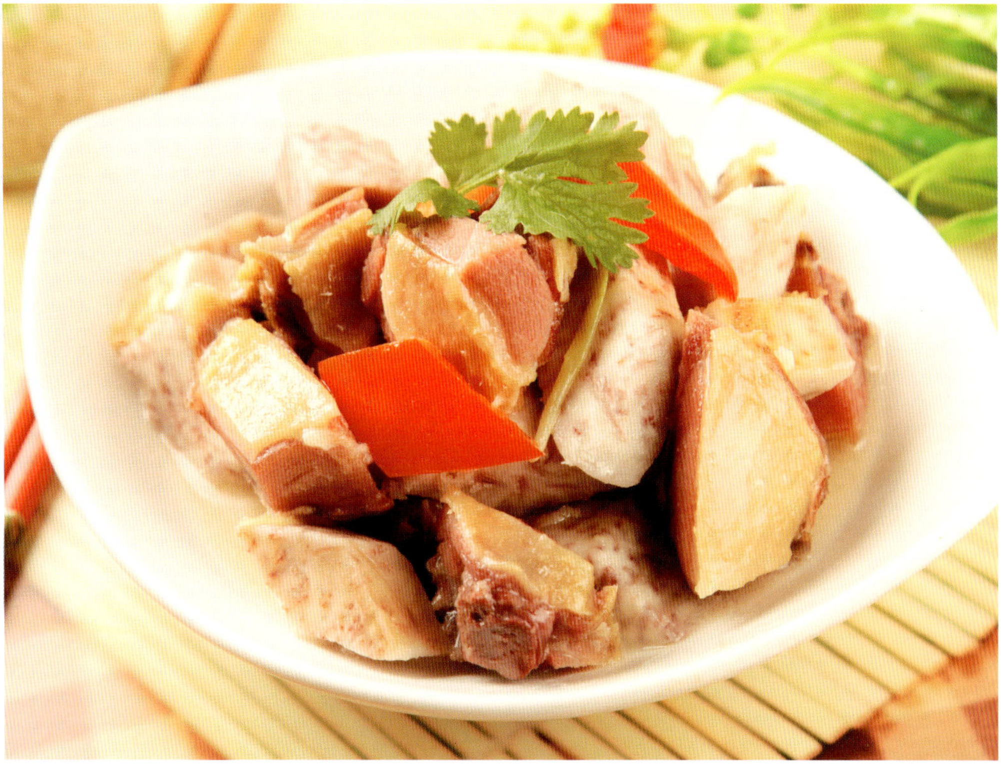

原料 ○ 3人份

去皮芋头300克，腊鸭400克，椰汁50毫升，红椒、葱段、姜片、蒜末各少许

调料

白糖3克，料酒、食用油各适量

做法

1. 锅中注油烧热，倒入切好的芋头，炸约1分钟至微黄，关火后捞出，装盘备用。
2. 锅中注水，倒入腊鸭，加入少量白糖、料酒，煮去多余的盐味，关火后捞出腊鸭，备用。
3. 用油起锅，倒入姜片、葱段、蒜末，爆香，放入腊鸭，淋入料酒，倒入适量清水、椰汁、芋头。
4. 加入余下的白糖，拌匀，转小火焖20分钟至食材熟透，放入红椒，煮约1分钟至入味。
5. 关火后盛出焖好的腊鸭，装入盘中即可。

小叮咛 鸭肉经盐腌制，含有较多的硝酸盐，不适合有高血压、高血脂、肥胖、水肿、肾病等病症的人群食用。

烹饪时间 5 分钟；口味鲜

牛肉苹果丝

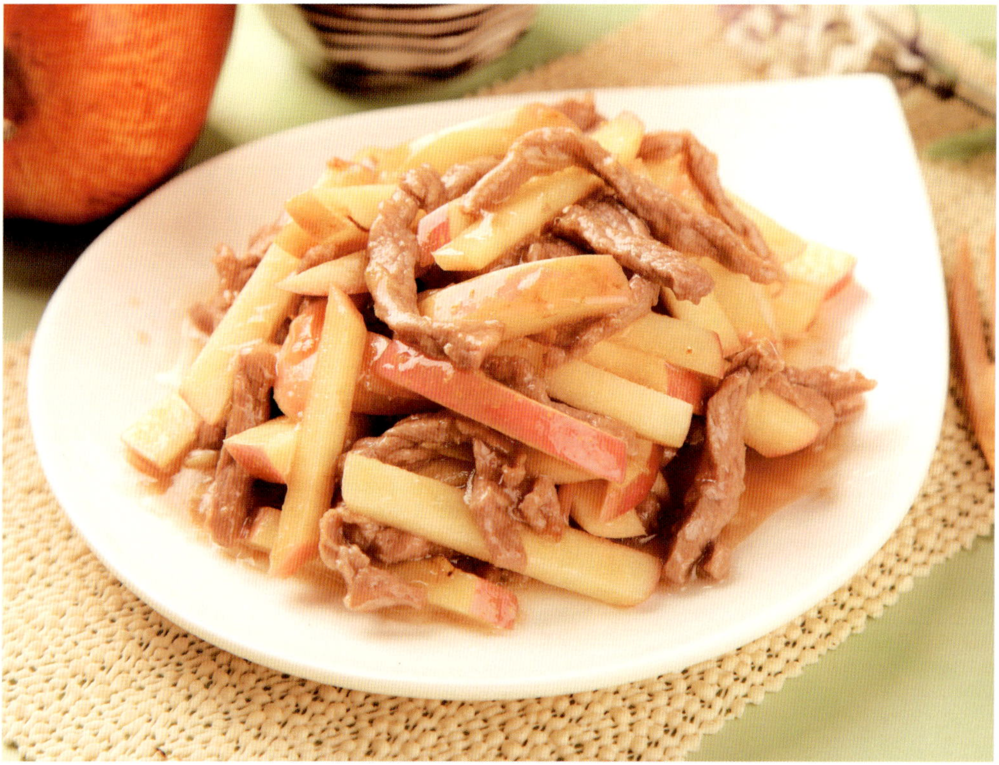

原料 ○ 2人份

牛肉丝、苹果各150克，生姜15克

调料

盐3克，鸡粉2克，料酒5毫升，生抽4毫升，水淀粉3毫升，食用油适量

做法

❶ 洗净的生姜切薄片，再切成丝；洗好的苹果切成厚片，去核，切成条。

❷ 牛肉丝装入盘中，加入少许盐、料酒、水淀粉、食用油，拌匀，腌渍半小时至其入味，备用。

❸ 热锅注油，倒入姜丝、牛肉丝，翻炒至变色。

❹ 淋入余下的料酒、生抽，放入盐、鸡粉，快速翻炒均匀，至食材入味。

❺ 倒入备好的苹果条，快速翻炒均匀，关火后将炒好的菜肴盛入盘中即可。

小叮咛 苹果切好后最好立刻炒制或放入淡盐水中浸泡，以免氧化变黑。此菜清淡可口，喜甜食者还可适量放些白糖来添味。

烹饪时间 15 分钟；口味鲜

草菇炒牛肉

原料 ○ 3 人份

草菇300克，牛肉200克，洋葱40克，红彩椒30克，姜片少许

调料

盐2克，鸡粉、胡椒粉各1克，蚝油5克，生抽、料酒、水淀粉各5毫升，食用油适量

做法

1. 洋葱切块；草菇切十字花刀，第二刀切开。
2. 牛肉切片，装碗，加入食用油、少量盐、料酒、胡椒粉、水淀粉，拌匀，腌渍10分钟至入味。
3. 沸水锅中倒入草菇，煮至断生后捞出。
4. 往锅中倒入牛肉，汆去血水及脏污，捞出。
5. 另起锅注油，倒入姜片，爆香，放入洋葱、红彩椒、牛肉、草菇，加入生抽、蚝油，炒至熟。
6. 注入少许清水，加入余下的盐、鸡粉、水淀粉，炒匀，关火后盛出即可。

小叮咛 腌渍牛肉时可加少许白糖，炒出来的牛肉会更嫩滑；腌好的牛肉可不用汆水，先翻炒一次后盛出，再加草菇翻炒第二次，更能锁住肉汁。

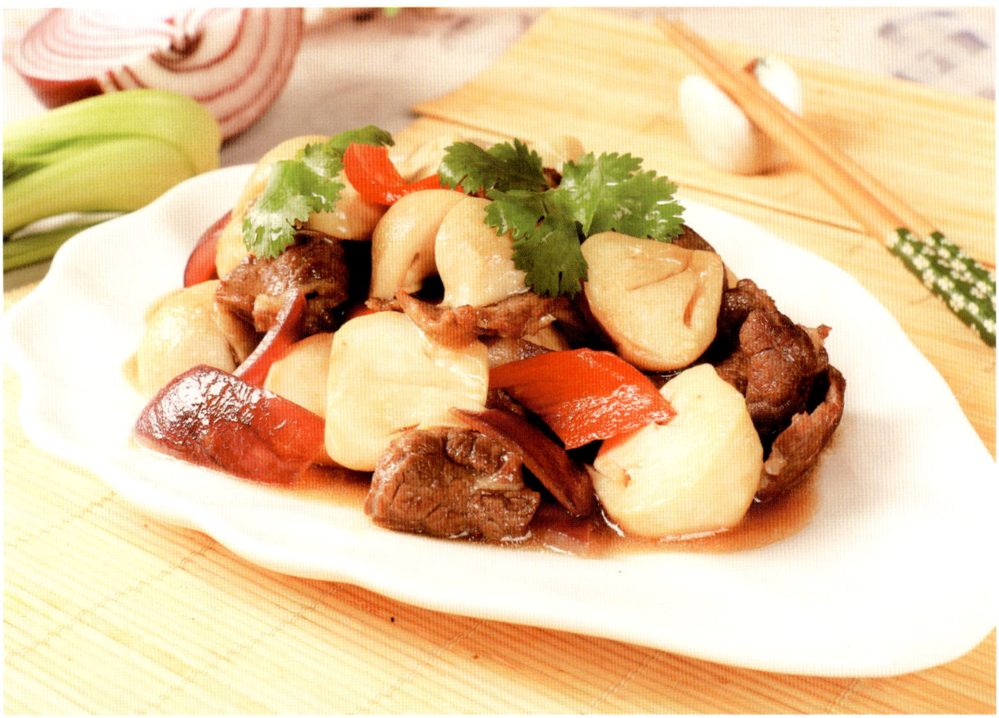

烹饪时间 3 分钟；口味鲜

鸡蛋炒百合

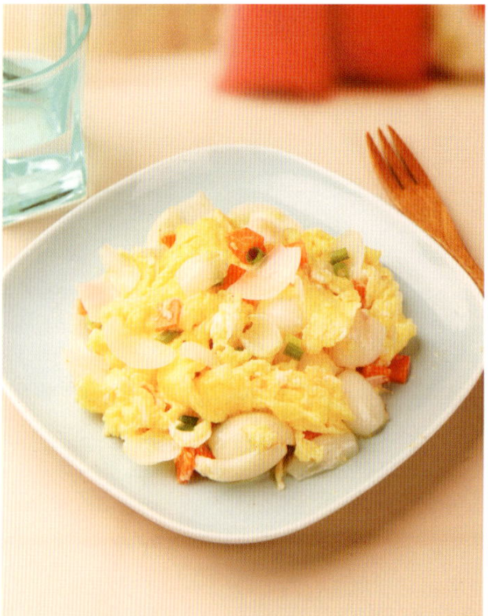

原料 ○ 2 人份

鲜百合140克，胡萝卜25克，鸡蛋2个，葱花少许

调料

盐、鸡粉各2克，白糖3克，食用油适量

做法

❶ 洗净去皮的胡萝卜切片；鸡蛋打入碗中，加盐、鸡粉，拌匀，制成蛋液。

❷ 锅中注水烧开，倒入胡萝卜，放入洗好的百合，加入白糖，煮至食材断生，捞出。

❸ 用油起锅，倒入蛋液，炒匀，放入煮过水的材料，炒匀。

❹ 撒上葱花，炒出葱香味，关火后盛出炒好的食材即可。

烹饪时间 4 分钟；口味鲜

茭白木耳炒鸭蛋

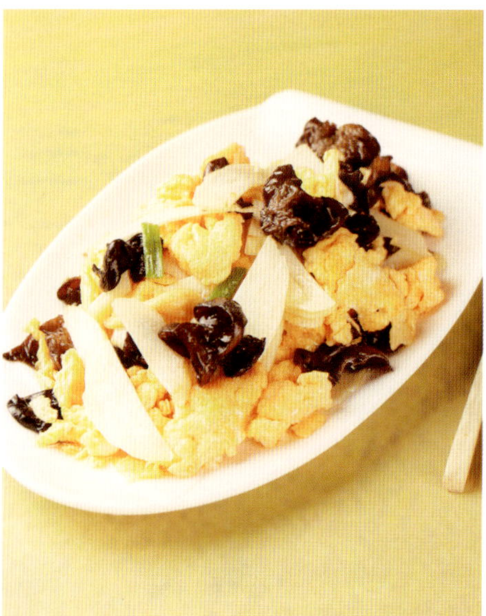

原料 ○ 2 人份

茭白300克，鸭蛋2个，水发木耳40克，葱段少许

调料

盐4克，鸡粉3克，水淀粉10毫升，食用油适量

做法

❶ 鸭蛋打入碗中，放入少许盐、鸡粉、水淀粉，打散，调匀，制成蛋液。

❷ 锅中注水烧开，放入盐、鸡粉，倒入切好的茭白、木耳，煮至七成熟，捞出。

❸ 用油起锅，倒入蛋液，炒至七成熟后盛出。

❹ 另起锅，注油烧热，放入葱段，倒入煮好的食材、炒好的鸭蛋，炒匀。

❺ 加入余下的盐、鸡粉、水淀粉，炒至食材入味，关火后盛出即可。

香煎银鳕鱼

烹饪时间12分钟；口味鲜

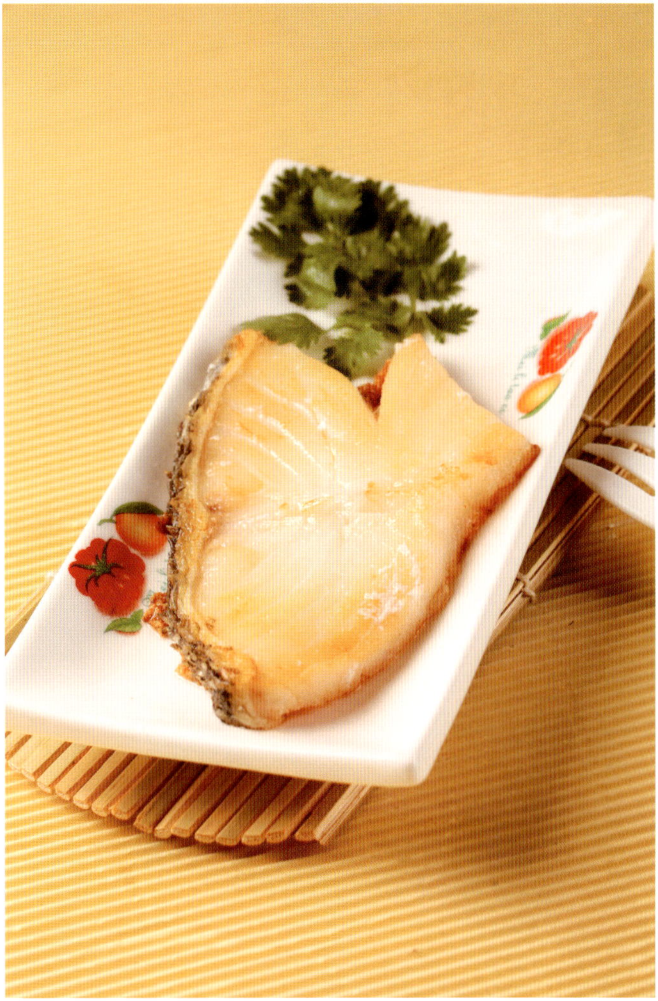

原料 ○ 2人份

鳕鱼180克，姜片少许

调料

生抽2毫升，盐1克，料酒3毫升，食用油适量

做法

❶ 取一个干净的碗，放入鳕鱼、姜片。
❷ 加入生抽、盐、料酒，抓匀，腌渍10分钟至入味。
❸ 煎锅中注入食用油烧热，放入鳕鱼，用小火煎出焦香味。
❹ 翻面，煎约1分钟至鳕鱼呈焦黄色，盛出即可。

小叮咛 现在市售的鳕鱼基本上都是冷冻切片的，仅就外观来看，真鳕鱼肉色洁白，且没有特别粗、特别明显的红线，鱼鳞非常密。

蒜香虾球

烹饪时间14分钟；口味鲜

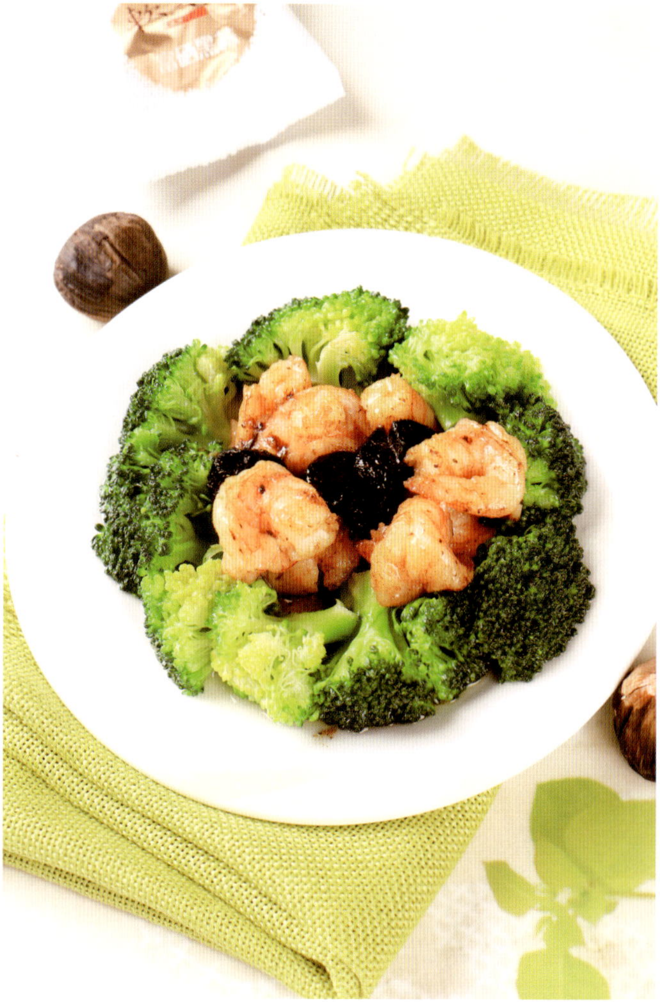

原料 ○ 2人份

基围虾仁180克，西蓝花140克，黑蒜2颗

调料

盐3克，鸡粉、白糖各2克，胡椒粉5克，料酒、水淀粉各5毫升，食用油适量

做法

1. 洗净的西蓝花、黑蒜切小块；虾仁切开，去除虾线，加盐、料酒、胡椒粉，腌渍10分钟。
2. 沸水锅中加入盐、食用油，放入西蓝花，煮至断生，捞出，沥干水分后摆在盘子四周，待用。
3. 另起锅注油，放入黑蒜、虾仁，炒至虾仁微微转色。
4. 加入少许清水，放适量盐、白糖、鸡粉，翻炒约1分钟至入味。
5. 用水淀粉勾芡，翻炒至收汁，关火后盛出虾仁，放在西蓝花中间即可。

小叮咛 基围虾营养丰富，其肉质松软，易消化，一般人群皆可食用，尤其适合身体虚弱以及病后需要调养的人。

烹饪时间 10 分钟；口味鲜

虾米干贝蒸蛋羹

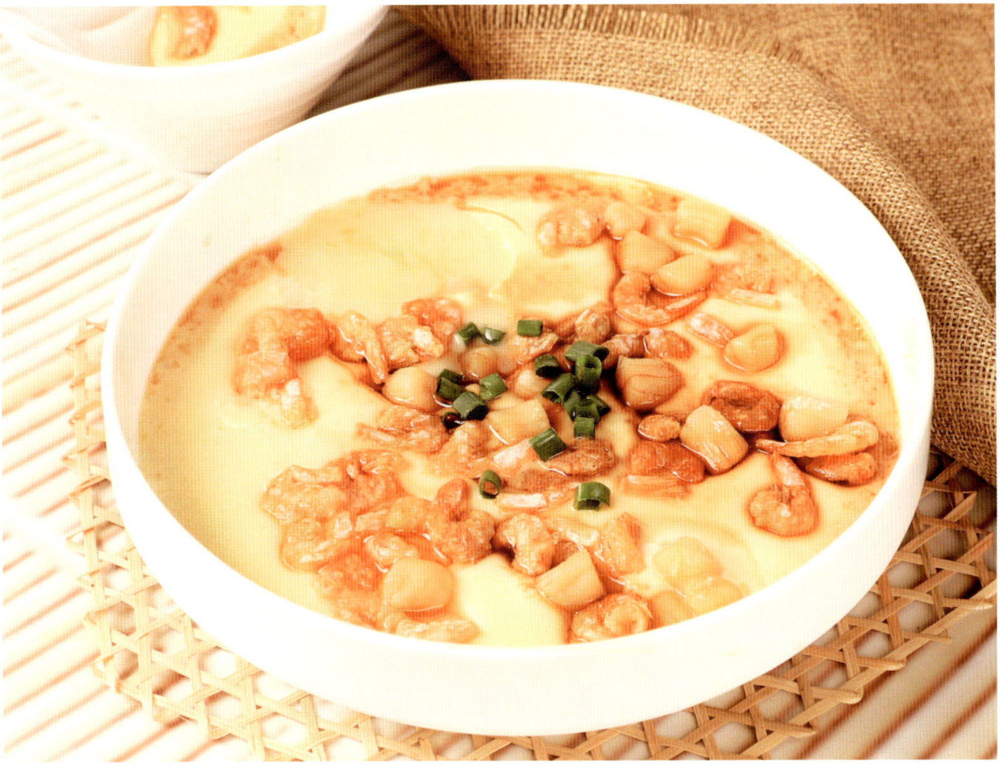

原料 ○ 2 人份

鸡蛋120克，水发干贝40克，虾米90克，葱花少许

调料

生抽5毫升，芝麻油、盐各适量

做法

1. 取一个碗，打入鸡蛋，搅散，加入盐，注入适量温水，搅匀。
2. 将搅好的蛋液倒入蒸碗中。
3. 蒸锅上火烧开，放入蒸碗，盖上锅盖，中火蒸5分钟至熟。
4. 揭开锅盖，在蛋羹上撒上虾米、干贝，续蒸3分钟至入味。
5. 取出蛋羹，淋上适量生抽、芝麻油，撒上少许葱花即可。

小叮咛 干贝不宜与香肠同食，因为干贝含有丰富的胺类物质，香肠含有亚硝酸盐，两种食物同时吃会结合成亚硝胺，对人体有害。

烹饪时间 75 分钟；口味甜

银耳莲子马蹄羹

原料 ○ 3人份

水发银耳150克，去皮马蹄80克，水发莲子100克，枸杞15克

调料

冰糖40克

做法

1. 洗净的马蹄切碎，洗净的莲子去心。
2. 砂锅中注入适量清水烧开，倒入马蹄、莲子、银耳，拌匀。
3. 加盖，大火煮开转小火煮1小时至熟。
4. 揭盖，加入冰糖、枸杞，拌匀。
5. 再次盖上盖，续煮10分钟至冰糖溶化。
6. 揭盖，稍稍搅拌至入味，关火后盛出煮好的食材，装入碗中即可。

小叮咛 马蹄，又称荸荠，既可做水果生吃，又可做蔬菜食用，是大众喜爱的时令之品，其含有抗菌成分，有降压、抗癌的作用。

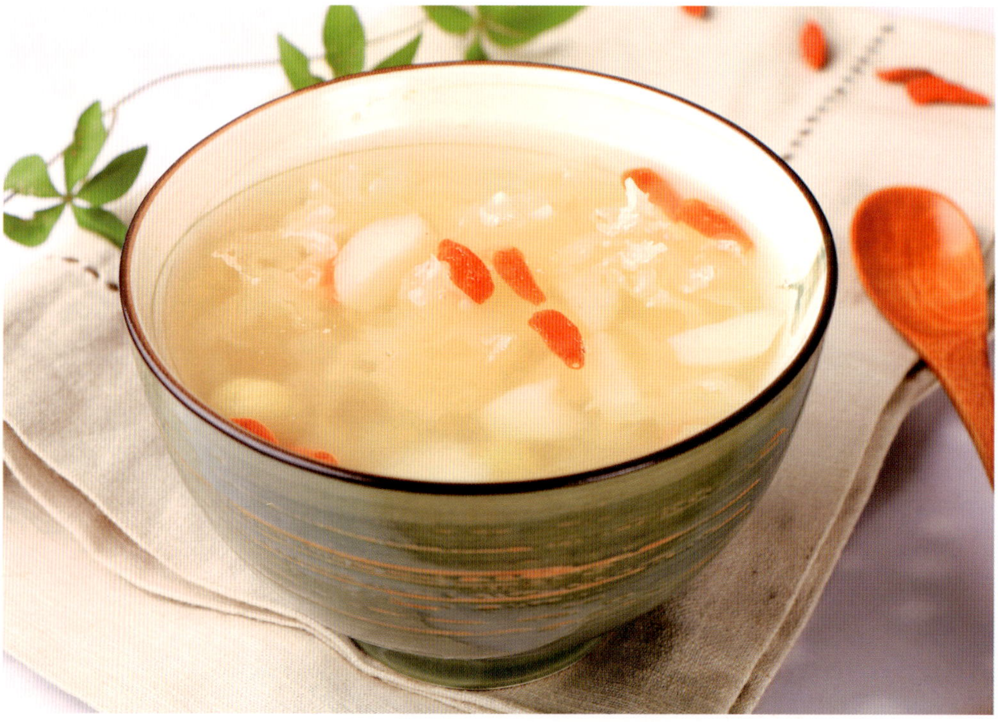

烹饪时间 56 分钟；口味鲜

苦瓜黄豆排骨汤

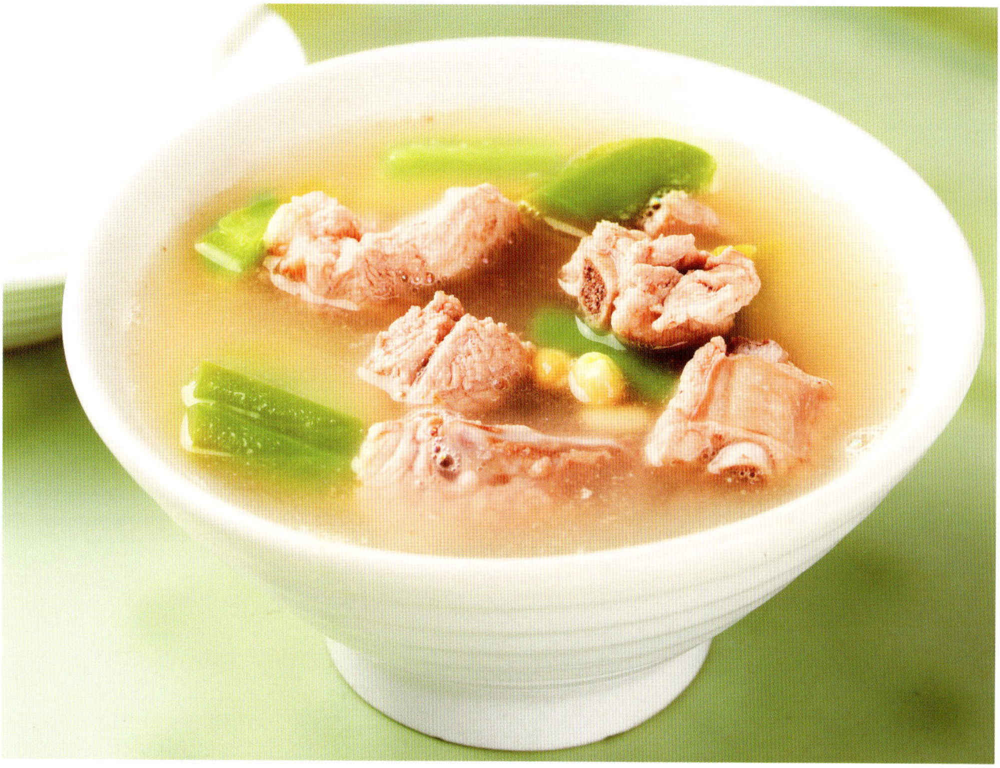

原料 ○ 2人份

苦瓜200克，排骨段300克，水发黄豆120克，姜片5克

调料

盐、鸡粉各2克，料酒20毫升

做法

❶ 洗好的苦瓜对半切开，去籽，切成段。

❷ 锅中注水烧开，倒入洗净的排骨段，淋入少许料酒，汆去血水，捞出。

❸ 砂锅中注水，放入洗净的黄豆，盖上盖，煮沸。

❹ 揭盖，倒入汆好的排骨段，放入姜片，淋入余下的料酒，搅匀提鲜。

❺ 盖上盖，用小火煮40分钟；揭盖，放入切好的苦瓜，续煮15分钟。

❻ 加盐、鸡粉，拌匀，煮至入味，盛出即可。

小叮咛 排骨中有着丰富的肌氨酸，可以增强体力，让人精力充沛，适合工作强度大、身体虚弱的人群食用。

烹饪时间 16 分钟；口味鲜

牛肉蔬菜汤

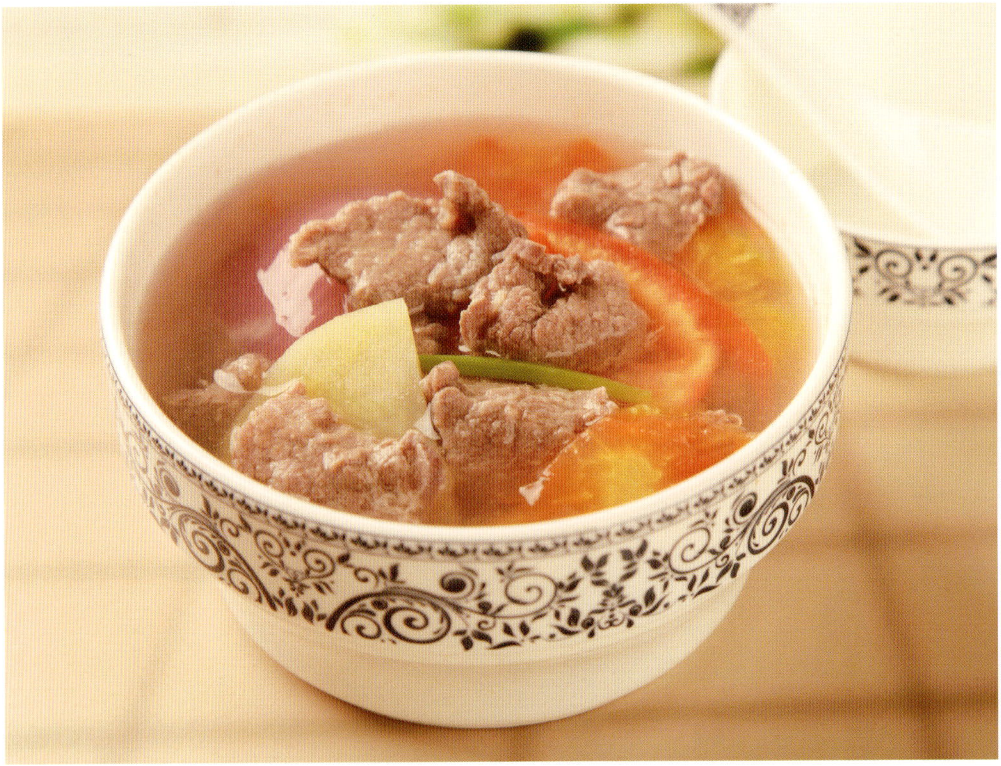

原料 ○ 3 人份

土豆、洋葱各150克，西红柿100克，牛肉200克，蒜末、葱段各少许

调料

盐、鸡粉各3克，料酒10毫升，水淀粉适量

做法

❶ 洗净的西红柿切片；土豆切片；洋葱切成块；牛肉切成片，装碗，加少量盐、鸡粉、料酒、水淀粉，拌匀，腌渍10分钟。

❷ 沸水锅中倒入土豆，煮1分钟，放入洋葱，煮约2分钟，加入葱段、蒜末。

❸ 倒入西红柿，拌匀，加入腌好的牛肉，拌匀，煮2分钟。

❹ 加入余下的盐、鸡粉，拌匀，撇去浮沫，关火后盛出煮好的汤料即可。

小叮咛 洋葱中含有植物杀菌素，如大蒜素，具有很强的杀菌能力，能有效帮助人体抵御流感病毒，预防感冒。

鱼鳔豆腐汤

烹饪时间20分钟；口味鲜

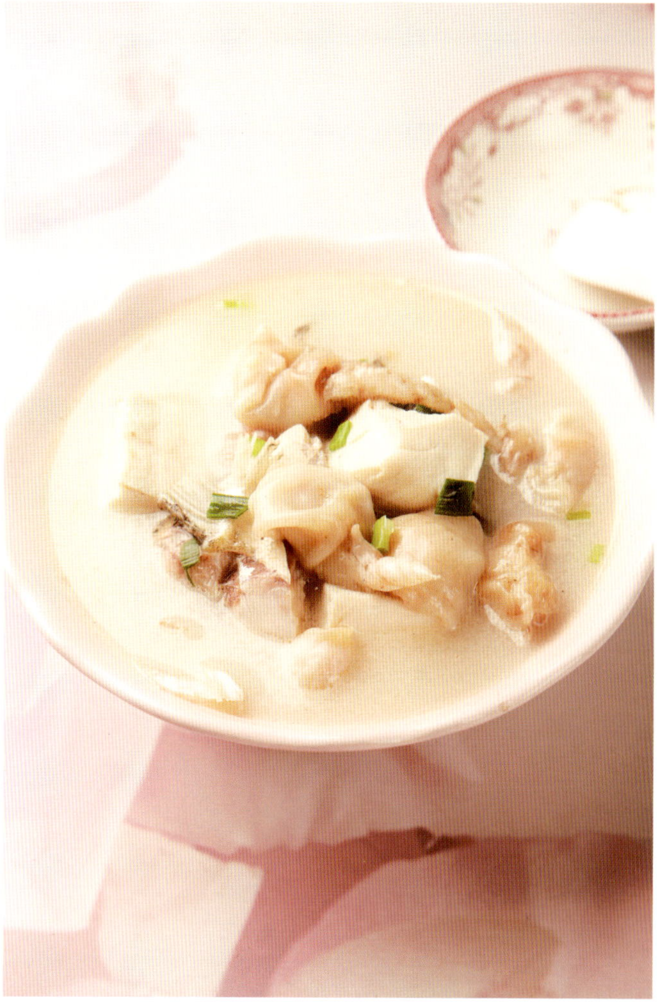

原料 ○ 3人份

鲢鱼头200克，鱼鳔100克，豆腐220克，姜片、葱段各少许

调料

盐、鸡粉、胡椒粉各2克，料酒少许，食用油适量

做法

❶ 洗好的豆腐切条，再切成小方块；将洗净的鱼鳔刺穿，待用；把处理好的鲢鱼头剁成大块。

❷ 用油起锅，倒入鱼头，用小火略煎，翻转鱼头，煎至两面断生。

❸ 放入姜片、葱段，淋入料酒，炒香，注入适量开水，倒入鱼鳔、豆腐块，拌匀。

❹ 盖上盖，烧开后改用小火煮约15分钟，至食材熟透。

❺ 揭盖，加入适量盐、鸡粉、胡椒粉，搅拌匀，煮至入味。

❻ 关火后盛出煮好的汤料即可。

小叮咛 新鲜优质的鱼鳔（俗称为“鱼泡”）以富有黏性的物质而著称，亦称为鱼胶、花胶，有补肾虚、健腰膝、养阴益精及滋润养颜之功效。

烹饪时间 18 分钟；口味鲜

黄鱼蛤蜊汤

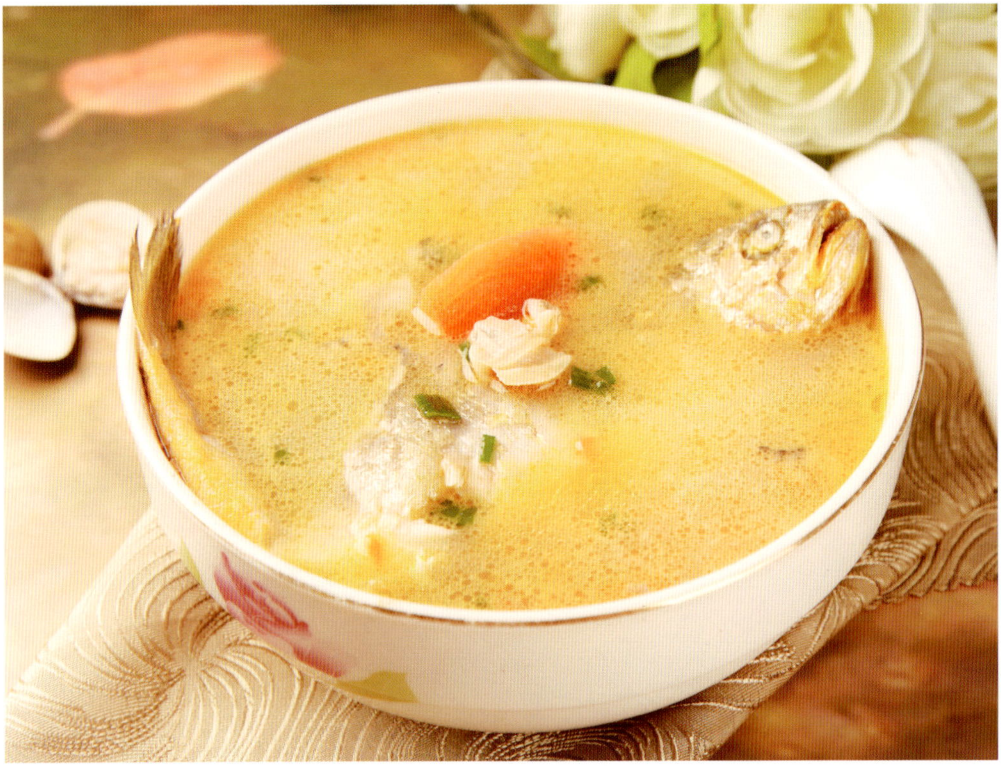

原料 ○ 3 人份

黄鱼400克，熟蛤蜊300克，西红柿100克，姜片少许

调料

盐、鸡粉各2克，食用油适量

做法

1. 洗净的西红柿切成小瓣，去除果皮；黄鱼切上花刀；取出熟蛤蜊肉块。
2. 用油起锅，放入黄鱼，煎出香味。
3. 放入姜片，注入适量温开水，略煮一会儿，倒入备好的蛤蜊肉、西红柿。
4. 盖上盖，烧开后用小火煮约15分钟。
5. 揭开盖，加入盐、鸡粉，续煮片刻至汤汁入味，关火后盛出即可。

小叮咛 黄鱼含有丰富的微量元素硒，能清除人体代谢产生的自由基，延缓衰老，并对各种癌症有防治功效。

烹饪时间 2 分钟；口味清淡

桃子胡萝卜汁

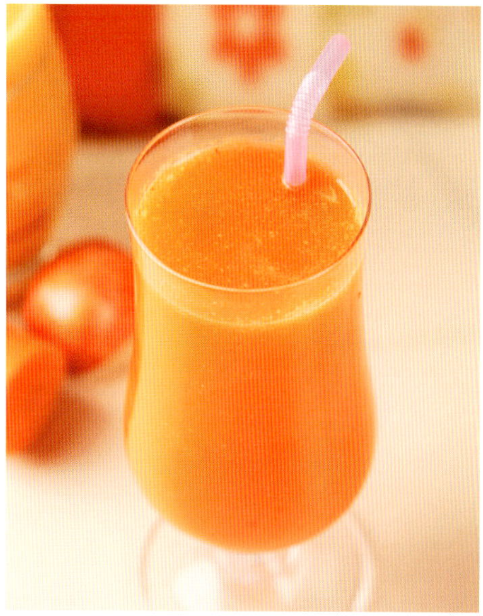

原料 ○ 1人份

桃子120克，胡萝卜85克

做法

1. 洗净去皮的桃子切成小块，胡萝卜切成丁，备用。
2. 取榨汁机，选择搅拌刀座组合，倒入切好的桃子、胡萝卜。
3. 加入适量矿泉水。
4. 盖上盖，选择“榨汁”功能，榨取蔬果汁。
5. 断电后揭开盖，倒出果汁，撇去浮沫即可。

烹饪时间 3 分钟；口味甜

胡萝卜黄瓜苹果汁

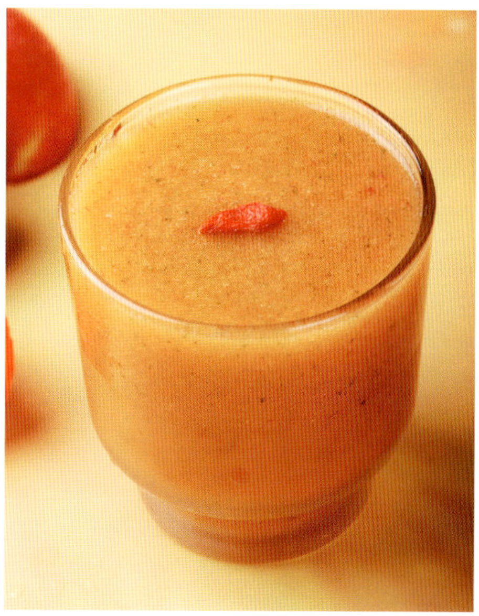

原料 ○ 2人份

胡萝卜80克，苹果100克，黄瓜120克

调料

蜂蜜15毫升

做法

1. 洗好的黄瓜切条，改切成丁。
2. 洗净去皮的胡萝卜切条，再切成丁。
3. 洗好的苹果切瓣，去核，切成小块，备用。
4. 取榨汁机，选择搅拌刀座组合，倒入切好的胡萝卜、苹果、黄瓜。
5. 加入适量矿泉水，选择“榨汁”功能，榨取蔬果汁。
6. 加入适量蜂蜜，选择“榨汁”功能，搅拌一会儿，断电后将榨好的蔬果汁倒入杯中即可。

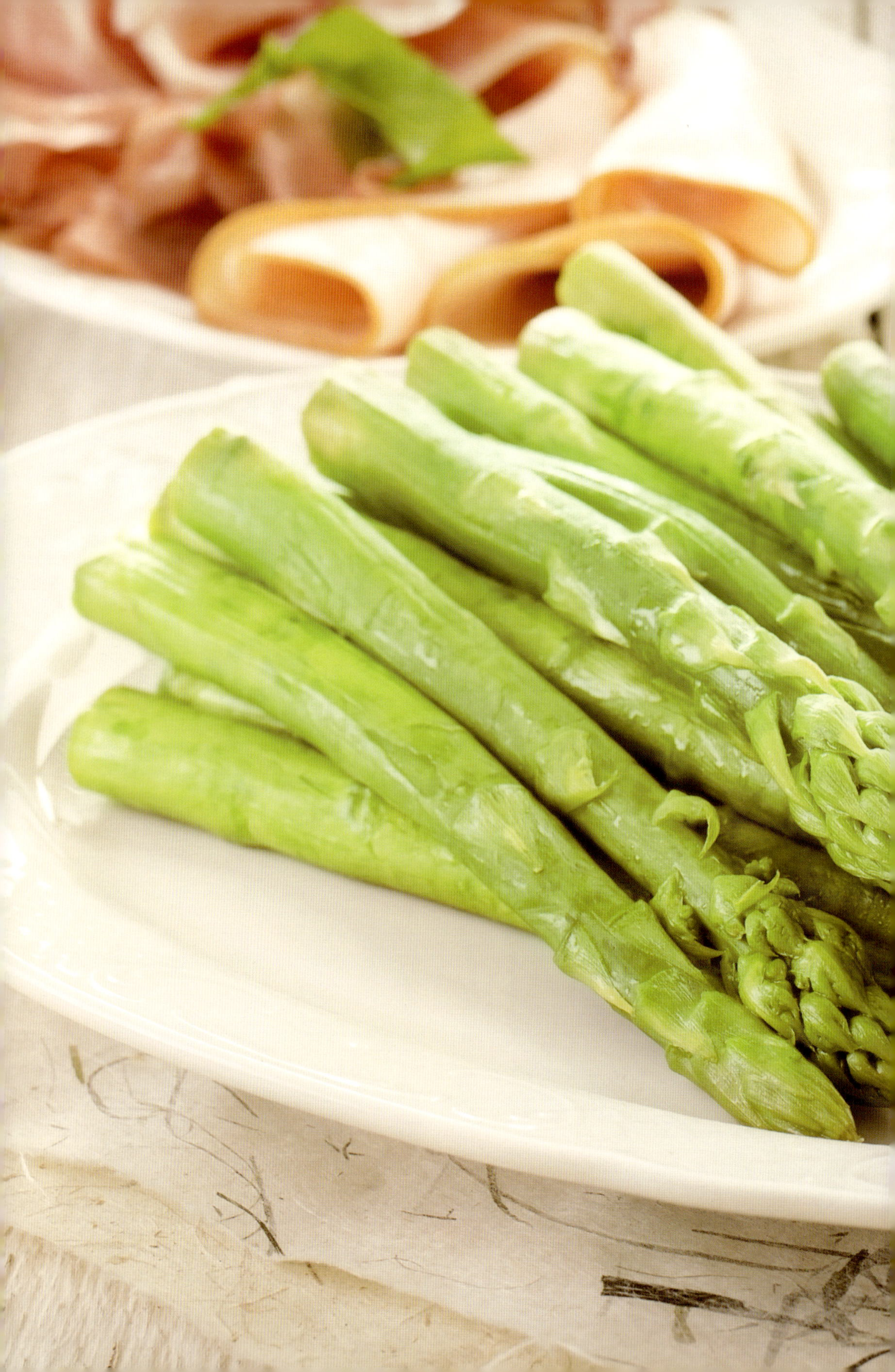

Part 4

吃对食物，安然度过孕产期

孕产期是女性生命中十分关键的时期。从准备孕育宝宝的那一刻起，女性便需要告别那些不好的生活习惯，饮食也需小心翼翼。的确，孕期营养状况的优劣，直接关系着母体的健康与否，且对胎儿的生长发育直至成年后的健康都将产生至关重要的影响。

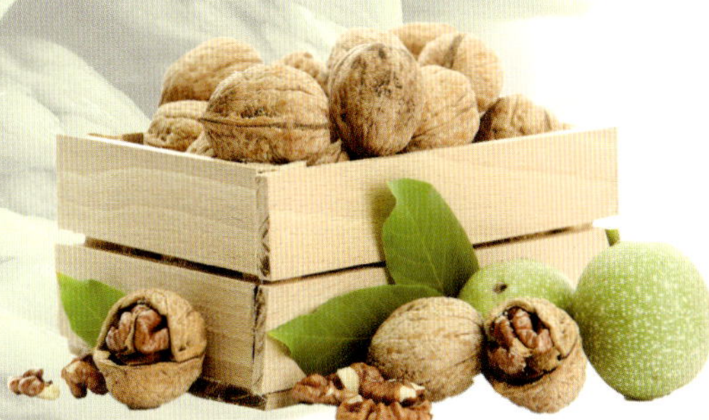

孕产妇饮食指导

孕育小生命、感受生命的成长是一件幸福而难忘的事情，而为了让即将出生的宝宝健康聪明，为了让经历孕产后的新妈妈身材依旧苗条，就需要准爸爸准妈妈在备孕期、孕期、产褥期多注意饮食营养，尤其是准妈妈，以陪同宝宝安然度过孕产期。

备孕期

为提高生育质量，从计划怀孕起，不管是备孕期女性，还是备孕期男性都应做好孕期的营养准备。从怀孕前3个月开始，备孕期女性就需要重点补充叶酸、钙、铁、锌、碘，备孕期男性则需要重点补充维生素C、维生素A、维生素E、硒、锌、镁。在计划怀孕的前3～6个月，夫妻双方都应停止喝酒、抽烟，忌食含咖啡因的饮料、辛辣刺激性食物，且要改变挑食、偏食、喜食甜食、节食等不良饮食习惯。

孕期

❶ 孕1～3个月：本阶段胎儿发育速度相对缓慢，但孕妈妈可能会出现恶心、呕吐等早孕反应，饮食上应合理摄入热量、糖类、蛋白质、脂肪，重点补充叶酸、维生素B_2、维生素B_6、优质蛋白质、钙、锌、铁、碘。饮食宜清淡、适口，坚持少量多餐。

❷ 孕4～7个月：本阶段胎儿发育较为迅速，且孕妈妈的胃口也逐渐好转，在前一阶段的基础上，还应重点补充蛋白质、脂肪、钙、铁、“脑黄金”、维生素A、B族维生素。每日的膳食可分4～5次，每次少吃一点，避免一顿饥一顿饱，且要合理摄入高脂肪、高热量的食物，避免营养过剩。忌食高糖、高盐、难以消化或易胀气的食物。

❸ 孕8～10个月：胎儿发育快，孕妈妈需均衡摄取多种营养素，重点补充糖类、膳食纤维、维生素B_1、维生素B_{12}、α亚麻酸、不饱和脂肪酸。孕妈妈的饮食可少量多餐。

鸡蛋

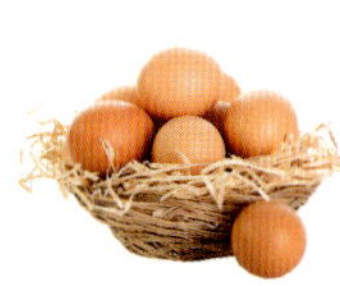

产褥期

产褥期既要补充妊娠、分娩消耗的营养，促进身体的恢复，还要分泌乳汁，哺育婴儿。因此膳食应注意：①食物多样化；②适当增饮奶类，多喝汤水；③增加鱼、禽、蛋、瘦肉及海产品的摄入；④科学进补，避免产后肥胖。

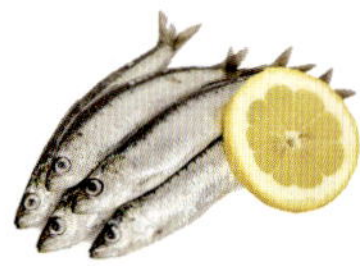

鱼

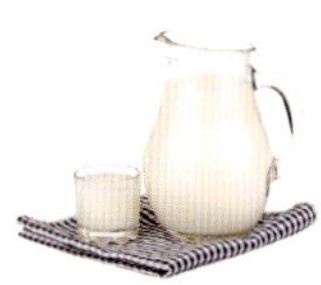

牛奶

奶香水果燕麦粥

烹饪时间35分钟；口味甜

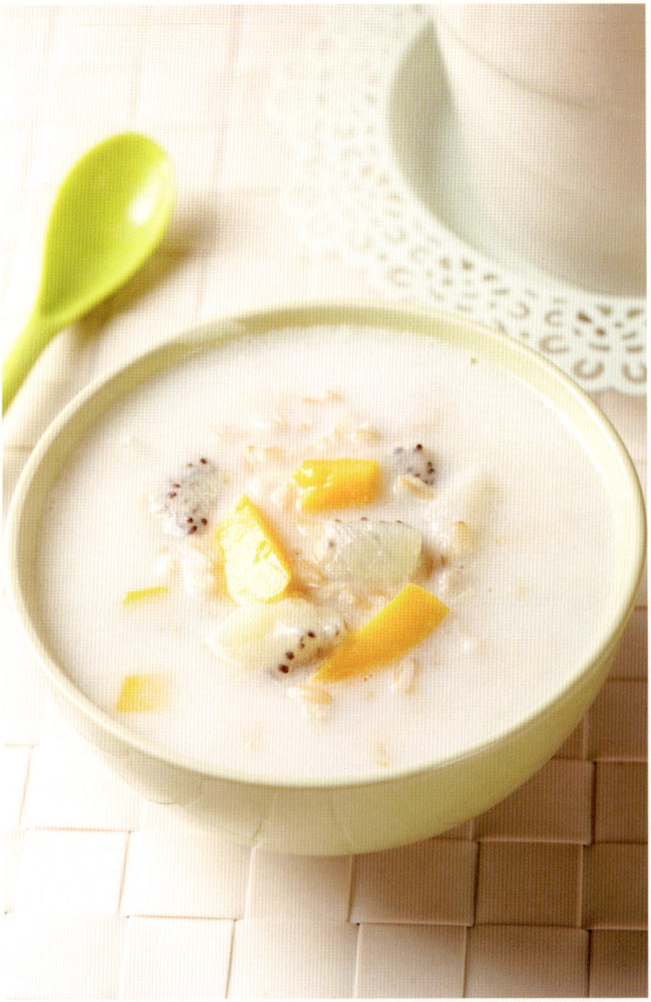

原料 ○ 2人份

燕麦片75克，牛奶100毫升，雪梨30克，猕猴桃65克，芒果50克

做法

❶ 洗净的雪梨去皮，去核，切成小块；洗好的猕猴桃切开，去皮，切小块；洗净的芒果切开，去皮，切小块，备用。

❷ 砂锅中注入适量清水烧开，倒入燕麦片，搅拌匀。

❸ 盖上盖，用小火煮约30分钟至熟。

❹ 揭盖，倒入牛奶，用中火略煮片刻，倒入切好的水果，搅拌匀。

❺ 关火后盛出煮好的燕麦粥即可。

小叮咛　本品含有丰富的B族维生素、维生素E、钙、铁、磷、锌、锰等营养成分，备孕期食用可强健筋骨、润肠通便，为孕育宝宝做好准备。

小炒上海青

烹饪时间6分钟；口味鲜

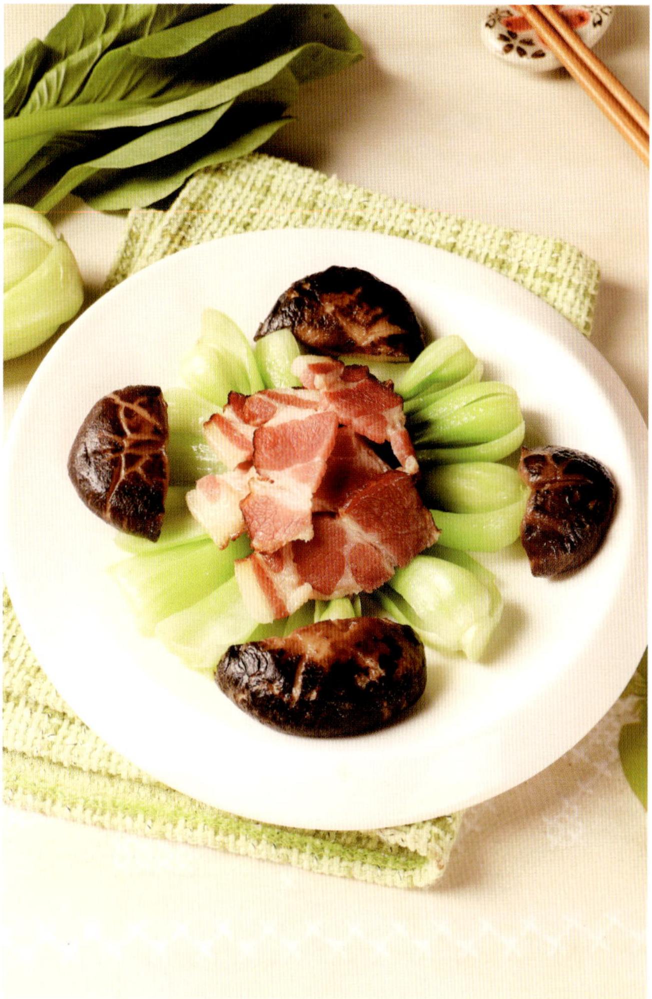

原料 ○ 3人份

上海青350克，水发花菇3个，腊肉150克，蒜片少许

调料

盐、鸡粉各1克，食用油适量

做法

❶ 泡好的花菇去柄，对半切开；腊肉切片；洗净的上海青切两段。

❷ 沸水锅中倒入切好的腊肉，氽一会儿，去除多余盐分，捞出，沥干水分，装盘待用。

❸ 往锅中倒入切好的花菇，煮一会儿至断生，捞出，沥干水分，装盘待用。

❹ 另起锅注油，倒入蒜片，爆香，放入氽好的腊肉，炒约1分钟至散出香味。

❺ 倒入煮好的花菇，炒匀，放入切好的上海青，炒约1分钟至断生，加入盐、鸡粉，翻炒1分钟至入味。

❻ 关火后盛出菜肴，装盘即可。

小叮咛 上海青含有膳食纤维、胡萝卜素、B族维生素、维生素C、钙、磷、铁等营养物质，具有润肠通便、增强免疫力等作用，备孕期可常食。

烹饪时间 43 分钟；口味鲜

粉蒸藕盒

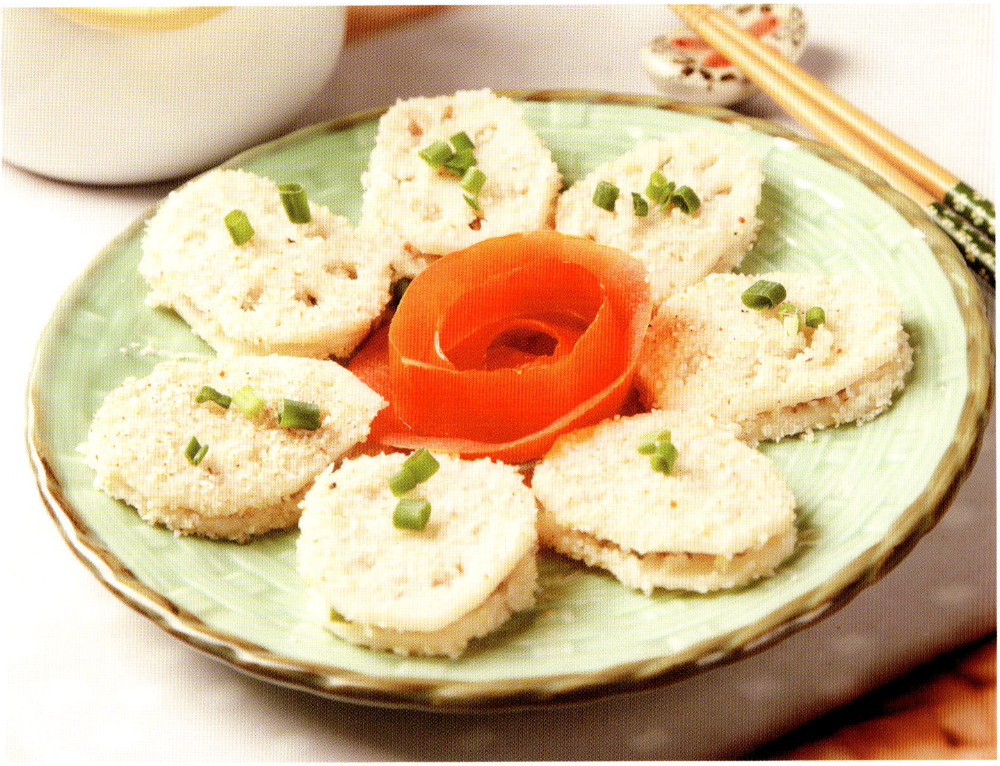

原料 ○ 3 人份

莲藕 250 克，肉馅 300 克，蒸肉米粉 15 克，葱花、姜末、蒜末各少许

调料

盐、鸡粉各 2 克，料酒 5 毫升，生粉 10 克，食用油、胡椒粉各适量

做法

❶ 去皮的莲藕切成片；肉馅加盐、鸡粉、料酒、生粉、蒜末、姜末、部分葱花、清水、胡椒粉，拌至起浆。

❷ 取一片藕片，放入适量肉馅铺平，再放上一片藕片，上下两片藕片将肉馅夹紧，制成藕盒。

❸ 将食材依次制成藕盒，平放入盘中，均匀地撒上蒸肉米粉，待用。

❹ 蒸锅注水烧开，放入藕盒盘，盖上锅盖，大火蒸 30 分至熟；掀开锅盖，取出藕盒，将蒸好的藕盒摆入装饰好的盘中，撒上余下的葱花即可。

小叮咛 莲藕不仅营养丰富，还具有强壮筋骨、滋阴养血等功效，常吃莲藕，还可以调中开胃、益血补髓、安神健脑、清热润肺，是备孕期调养身体的上好食材。

烹饪时间 14 分钟；口味鲜

韭菜黄豆炒牛肉

原料 ○ 3 人份

韭菜 150 克，水发黄豆 100 克，牛肉 300 克，干辣椒少许

调料

盐 3 克，鸡粉 2 克，水淀粉 4 毫升，料酒 8 毫升，生抽 5 毫升，食用油适量

做法

1. 锅中注入适量清水烧开，倒入洗好的黄豆，略煮一会儿，至其断生，捞出，沥干水分，待用。
2. 洗好的韭菜切成均匀的段，洗净的牛肉切成丝。
3. 将牛肉装入盘中，放入少许盐、水淀粉、料酒，搅匀，腌渍10分钟至其入味。
4. 热锅注油，倒入牛肉丝、干辣椒，翻炒至变色，淋入料酒，放入黄豆、韭菜，加入余下的盐、鸡粉，淋入生抽，快速翻炒均匀，至食材入味。
5. 关火后将炒好的菜肴盛入盘中即可。

小叮咛 韭菜含有丰富的膳食纤维，能预防便秘、促进排毒，而牛肉、黄豆均富含优质蛋白质和钙质、铁质，备孕期常食可增强体质，为孕期储备足够的钙、铁等营养素。

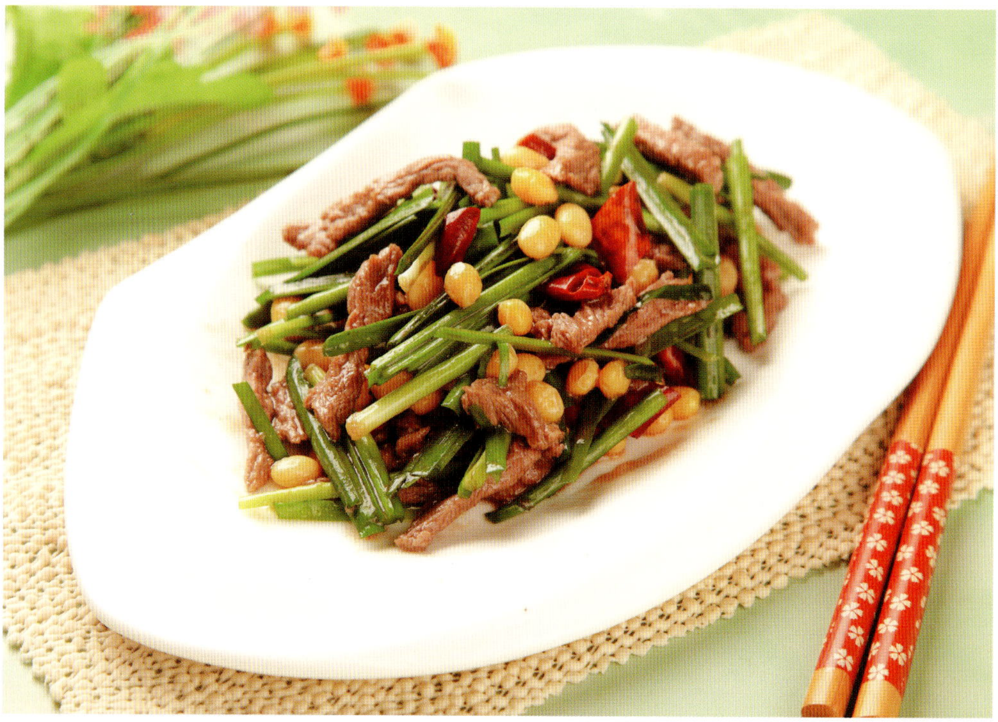

烹饪时间 5 分钟；口味鲜

鸡蓉拌豆腐

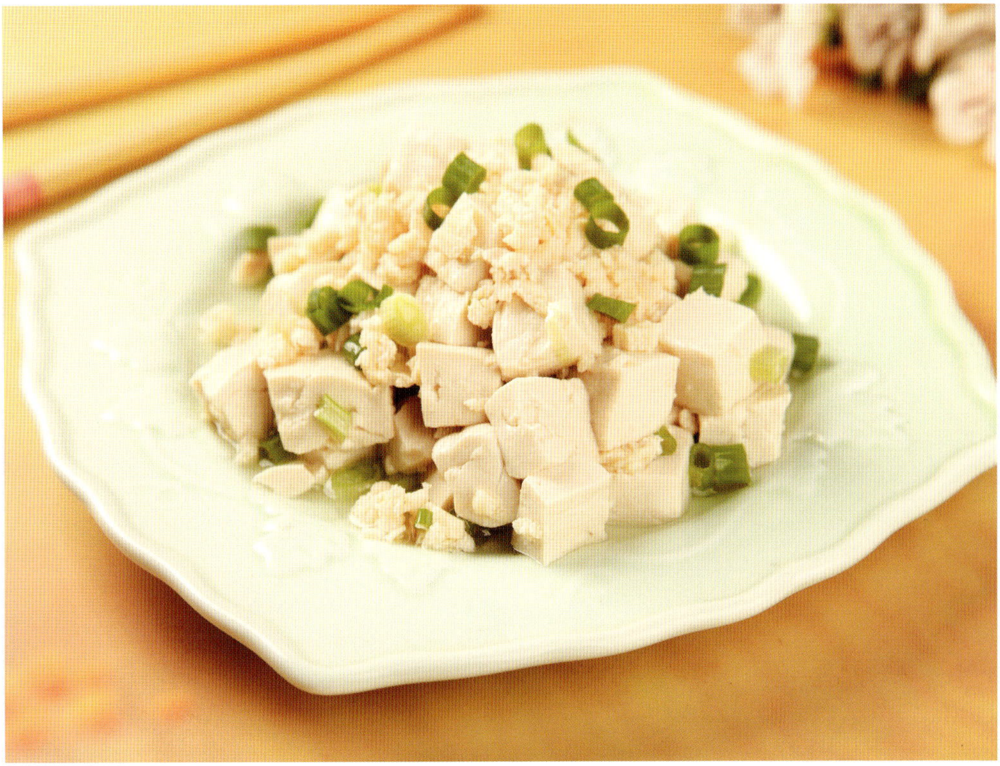

原料 ○ 2 人份

豆腐 200 克，熟鸡胸肉 25 克，香葱少许

调料

白糖 2 克，芝麻油 5 毫升

做法

1. 洗净的香葱切小段。
2. 洗好的豆腐切开，再切粗条，改切成小丁。
3. 将熟鸡胸肉切片，再切条，改切成碎末，备用。
4. 沸水锅中倒入切好的豆腐，略煮一会儿，去除豆腥味。
5. 捞出焯好的豆腐，沥干水，装盘备用。
6. 取一个碗，倒入备好的豆腐、鸡蓉、葱花，加入白糖、芝麻油，稍微搅拌匀。
7. 将拌好的菜肴装入盘中即可。

小叮咛 豆腐放久后容易变黏，影响口感，想要将豆腐保存更久，可把豆腐放在盐水中煮开，放凉后连水一起放进冰箱，可以存放一个星期。

烹饪时间 27 分钟；口味鲜

山药蒸鲫鱼

原料 ○ 3 人份

鲫鱼 400 克，山药 80 克，葱条 30 克，姜片 20 克，葱花、枸杞各少许

调料

盐、鸡粉各 2 克，料酒 8 毫升

做法

❶ 洗净去皮的山药切条，改切成粒；处理干净的鲫鱼两面切上一字花刀。

❷ 将鲫鱼装入碗中，放入少许姜片、葱条，加入料酒、盐、鸡粉，拌匀，腌渍 15 分钟，至其入味。

❸ 将鲫鱼装入盘中，撒上山药粒，放上余下的姜片。

❹ 把蒸盘放入烧开的蒸锅中。

❺ 盖上盖，用大火蒸 10 分钟，至食材熟透。

❻ 揭开盖，取出蒸好的山药鲫鱼，夹去姜片，撒上葱花、枸杞即可。

小叮咛 山药皮中所含的皂角素和黏液里含的植物碱，人接触后会引起过敏而发痒，处理山药时应避免皮肤与山药直接接触。

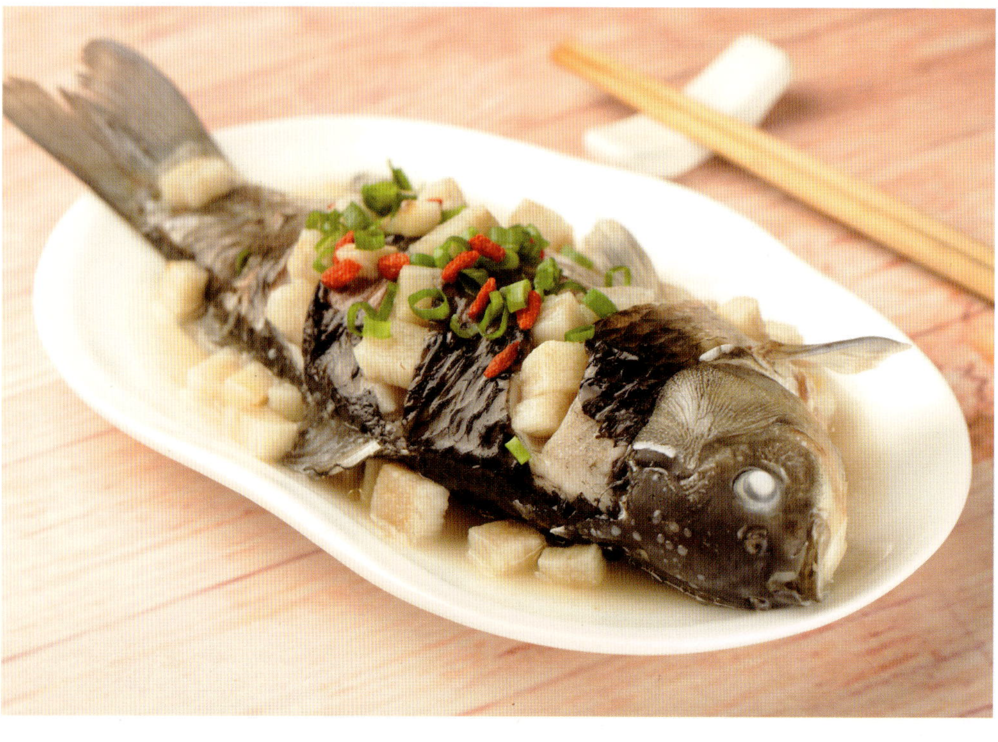

烹饪时间 14 分钟；口味鲜

虾仁鸡蛋卷

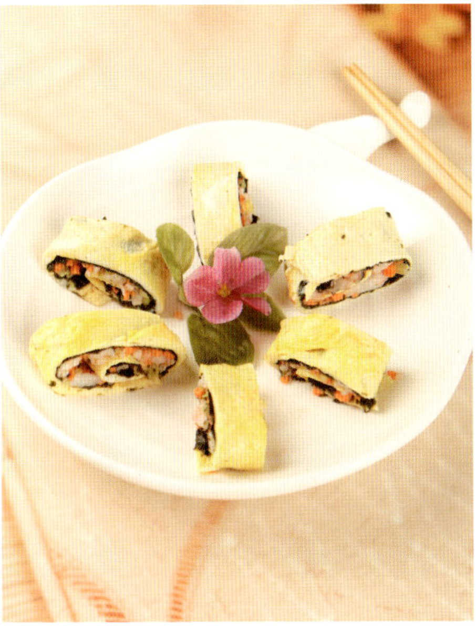

原料 ○ 2 人份

鸡蛋 4 个，紫菜 25 克，虾仁 65 克，胡萝卜 55 克，芹菜 35 克

调料

盐、鸡粉各 2 克，白糖 3 克，料酒 4 毫升，生粉、水淀粉、食用油各适量

做法

1. 虾仁切碎，芹菜切细末，胡萝卜切丁。
2. 取 3 个鸡蛋，制成蛋液；另 1 个取蛋清，加生粉，制成蛋白液。
3. 取一碗，倒入切好的食材、料酒、盐、白糖、鸡粉、水淀粉，制成馅料。
4. 油锅中将蛋液煎成蛋皮，放入紫菜、馅料，卷成蛋卷，用蛋白液封紧口，制成生坯，放在蒸盘中，用中火蒸至食材熟透后取出，切成小段即可。

烹饪时间 20 分钟；口味鲜

红枣板栗烧黄鳝

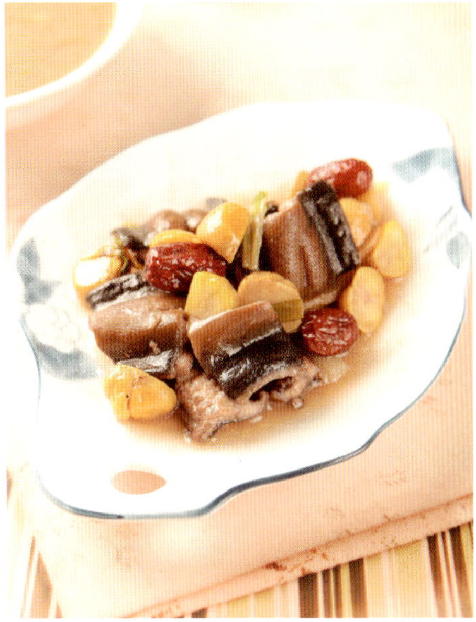

原料 ○ 1 人份

鳝鱼 80 克，板栗肉 30 克，红枣 10 克，葱段、姜片各少许

调料

盐、鸡粉各 1 克，胡椒粉 2 克，料酒 5 毫升，水淀粉少许，食用油适量

做法

1. 洗净的板栗肉和鳝鱼对半切开。
2. 锅中注水烧开，倒入切好的鳝鱼肉，拌匀，略煮一会儿，汆去血水，捞出。
3. 用油起锅，放入葱段、姜片，爆香，倒入鳝鱼、板栗，炒匀，加入料酒，倒入适量清水，放入洗好的红枣。
4. 加入盐，拌匀，煮约 15 分钟至食材入味，加入鸡粉、胡椒粉，拌匀，用水淀粉勾芡，关火后盛出即可。

核桃仁豆腐汤

烹饪时间5分钟；口味清淡

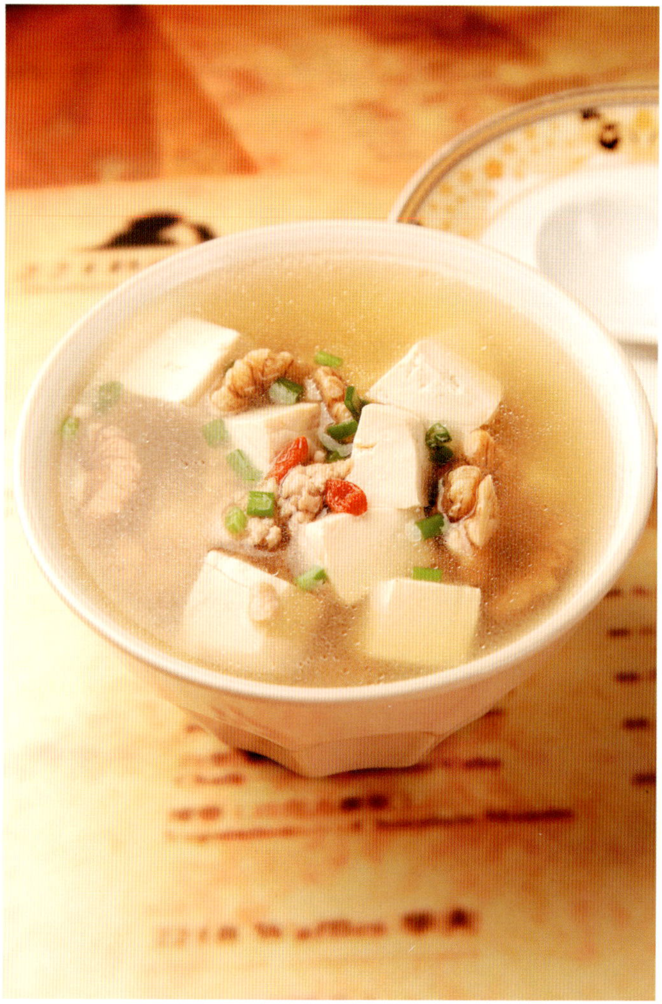

原料 ○ 2人份

豆腐200克，核桃仁30克，肉末45克，葱花、蒜末各少许

调料

盐、鸡粉各2克，食用油适量

做法

❶ 将洗净的豆腐切开，再切小块；洗好的核桃仁切小块。

❷ 用油起锅，倒入备好的肉末，炒至变色，注入适量清水，用大火略煮一会儿，撇去浮油。

❸ 待汤汁沸腾，撒上蒜末，倒入切好的核桃仁、豆腐，拌匀，用大火煮约2分钟，至食材熟透。

❹ 加入少许盐、鸡粉，拌匀，煮至食材入味。

❺ 关火后盛出煮好的汤料，装入碗中，点缀上葱花即可。

小叮咛 核桃含有蛋白质、不饱和脂肪酸、维生素C、维生素E及多种矿物质，具有补肾助阳、益智健脑等功效，备孕期和孕期都宜常食。

烹饪时间 155 分钟；口味清淡

栗子花生瘦肉汤

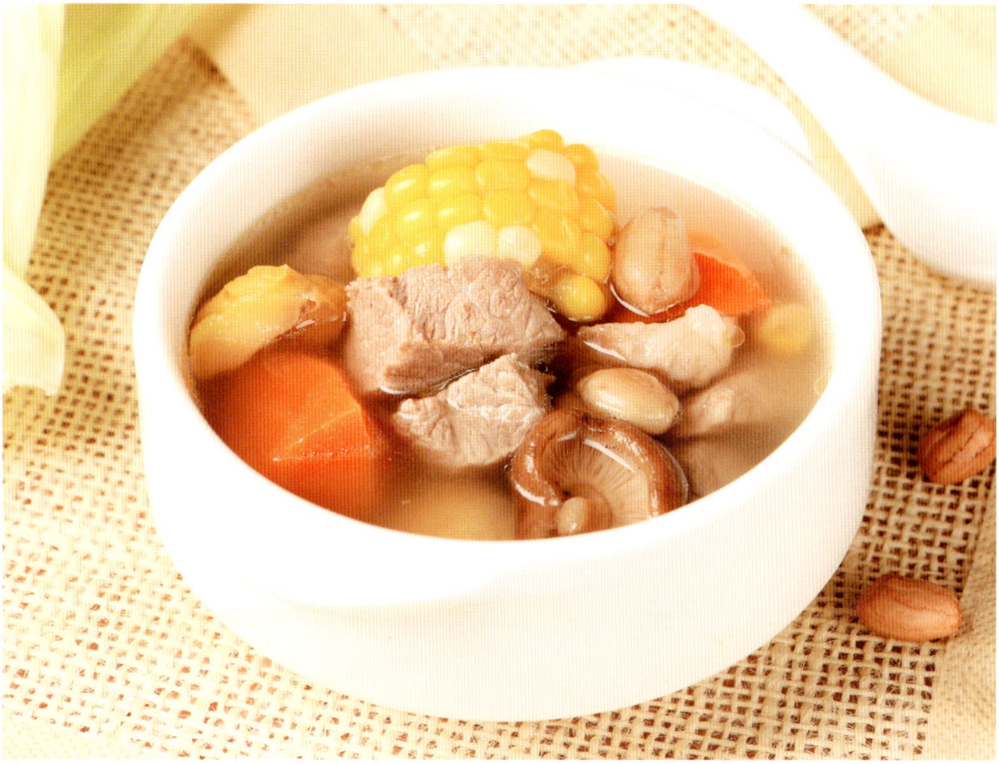

原料 ○ 4人份

瘦肉 200 克，板栗肉 65 克，花生米 120 克，胡萝卜 80 克，玉米 160 克，香菇 30 克，姜片、葱段各少许

调料

盐少许

做法

❶ 将去皮洗净的胡萝卜切滚刀块，洗好的玉米斩成小块，洗净的瘦肉切成块。

❷ 开水锅中倒入瘦肉块，汆去血渍后捞出，沥干。

❸ 砂锅中注入适量清水烧热，倒入汆好的肉块，放入胡萝卜块、花生米、板栗肉，倒入切好的玉米。

❹ 撒上洗净的香菇，倒入姜片、葱段，拌匀、搅散，盖上盖，烧开后转小火煮约 150 分钟，至食材熟透。

❺ 揭盖，加入盐，拌匀，至汤汁入味，关火后盛出煮好的瘦肉汤，装在碗中即可。

小叮咛 本品将各种食材巧妙搭配，富含维生素和铁、钙、锌、硼等多种矿物质，且成品美观，备孕期食用既能增进食欲，又可补充丰富的营养。

烹饪时间 27 分钟；口味鲜

芋头海带鱼丸汤

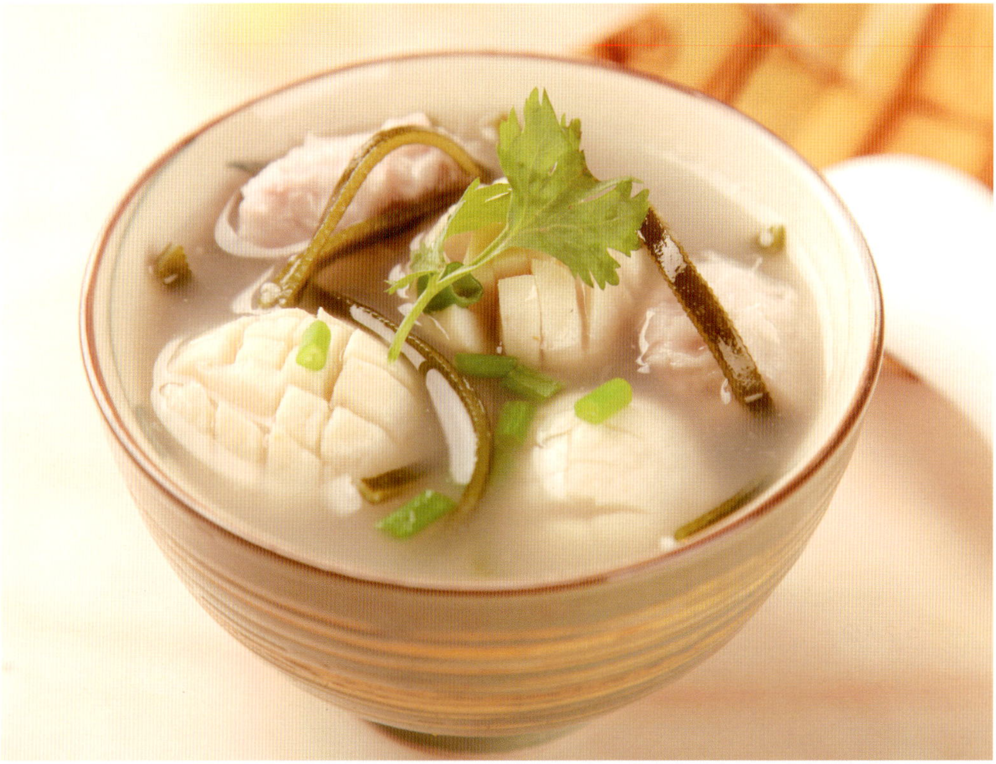

原料 ○ 2 人份

芋头120克，鱼丸160克，水发海带丝110克，姜片、葱花各少许

调料

盐、鸡粉各少许，料酒 4 毫升

做法

1. 将去皮洗净的芋头切厚片，再切条形，改切成丁；洗好的鱼丸切上十字花刀，备用。
2. 砂锅中注入适量清水烧开，倒入切好的芋头，拌匀。
3. 盖上盖，烧开后用小火煮约 15 分钟，至食材断生。
4. 揭开盖，倒入切好的鱼丸，放入洗净的海带丝，淋入适量料酒，撒上备好的姜片，搅拌均匀。
5. 再盖上盖，用中小火续煮约 10 分钟至食材熟透；揭盖，加入盐、鸡粉，拌匀调味。
6. 关火后盛出鱼丸汤，装入碗中，点缀上葱花即成。

小叮咛 芋头不耐低温，故鲜芋头不能放入冰箱，在气温低于 7℃时，应存放于室内较温暖处，防止因冻伤而造成腐烂。

香蕉蜂蜜牛奶

烹饪时间 3 分钟；口味甜

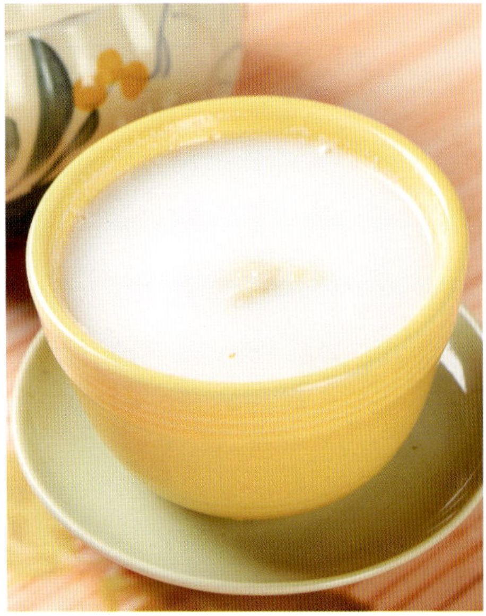

原料 ○ 1 人份

香蕉 1 根，牛奶 60 毫升

调料

蜂蜜 20 克

做法

1. 洗净的香蕉去除果皮，把果肉切成小块，装入盘中，待用。
2. 砂锅中注入适量清水烧开。
3. 倒入切好的香蕉，拌匀，煮至沸，注入适量牛奶。
4. 加入少许蜂蜜，搅拌匀，略煮片刻至其完全溶化。
5. 关火后盛出煮好的牛奶甜汤即可。

核桃燕麦豆浆

烹饪时间 17 分钟；口味甜

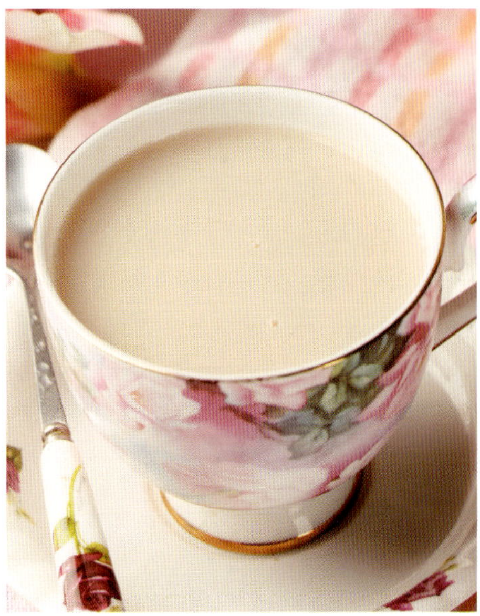

原料 ○ 2 人份

水发黄豆 80 克，燕麦 60 克，核桃仁 20 克

调料

冰糖 25 克

做法

1. 将备好的燕麦、已浸泡 8 小时的黄豆倒入碗中，加入适量清水，用手搓洗干净，倒入滤网中，沥干水分，备用。
2. 把黄豆、燕麦、核桃仁、冰糖放入豆浆机中，注入适量清水，至水位线即可。
3. 盖上豆浆机机头，选择“五谷”程序，再选择“开始”键，开始打浆，待豆浆机运转约 15 分钟，即成豆浆。
4. 将豆浆机断电，取下机头，把煮好的豆浆倒入滤网中，滤取豆浆。
5. 将豆浆倒入碗中，稍放凉后即可饮用。

烹饪时间 53 分钟；口味甜

山药葡萄干粥

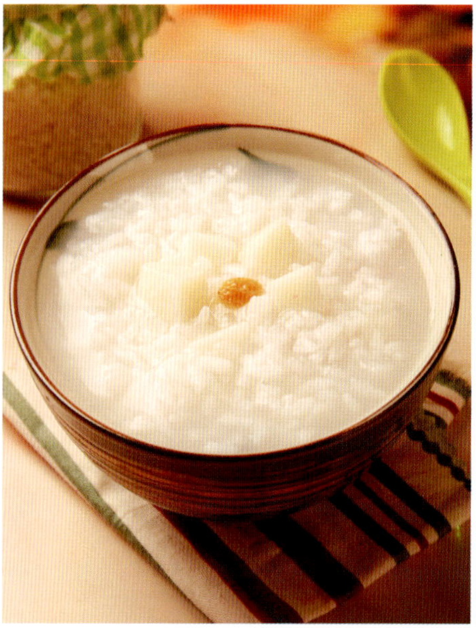

原料 ○ 3 人份

山药 150 克，水发大米 200 克，莲子 8 克，葡萄干 10 克

调料

白糖少许

做法

1. 洗净去皮的山药切成丁，备用。
2. 砂锅中注入适量清水烧开，倒入洗净的大米。
3. 盖上盖，用大火煮开后转小火煮 20 分钟。
4. 揭盖，放入备好的山药、莲子、葡萄干，拌匀。
5. 盖上盖，续煮 30 分钟至食材熟透。
6. 揭盖，加入白糖，拌匀，关火后盛出煮好的粥，装入碗中即可。

烹饪时间 58 分钟；口味鲜

鳕鱼鸡蛋粥

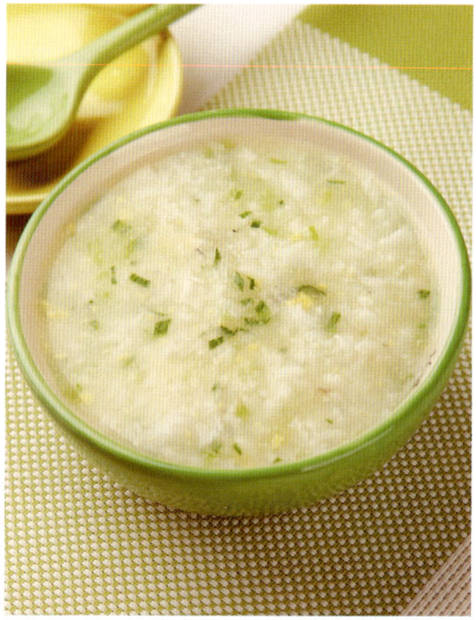

原料 ○ 3 人份

鳕鱼肉 160 克，土豆 80 克，上海青 35 克，水发大米 100 克，熟蛋黄 20 克

做法

1. 蒸锅注水烧开，放入鳕鱼肉、土豆，用中火蒸约 15 分钟至其熟软，取出。
2. 上海青切去根部，切成粒；熟蛋黄压碎；放凉的鳕鱼肉压碎，去除鱼皮、鱼刺；放凉的土豆压成泥，备用。
3. 砂锅中注入适量清水烧热，倒入洗净的大米，烧开后用小火煮约 20 分钟至大米熟软，倒入鳕鱼肉、土豆、蛋黄、上海青，搅拌均匀。
4. 用小火续煮约 20 分钟至所有食材熟透，搅拌几下，至粥浓稠，关火后盛出煮好的粥即可。

烹饪时间 5 分钟；口味清淡

蒜香豉油菜心

原料 ○ 1 人份

菜心 120 克，蒜末、红椒圈各少许

调料

盐 2 克，蒸鱼豉油 25 毫升，食用油适量

做法

1. 锅中注入适量清水烧开，加入少许食用油，拌匀，放入盐。
2. 倒入洗净的菜心，用大火煮至变软，捞出菜心，沥干水分，待用。
3. 用油起锅，倒入蒜末、红椒圈，爆香。
4. 倒入煮好的菜心，炒匀。
5. 放入蒸鱼豉油，炒匀。
6. 关火后盛出炒好的菜肴即可。

小叮咛 菜心含丰富的膳食纤维、维生素 C 和胡萝卜素，孕妇适量食用，不但能够刺激肠胃蠕动，预防妊娠期便秘，还有助于孕妈妈护肤和养颜。

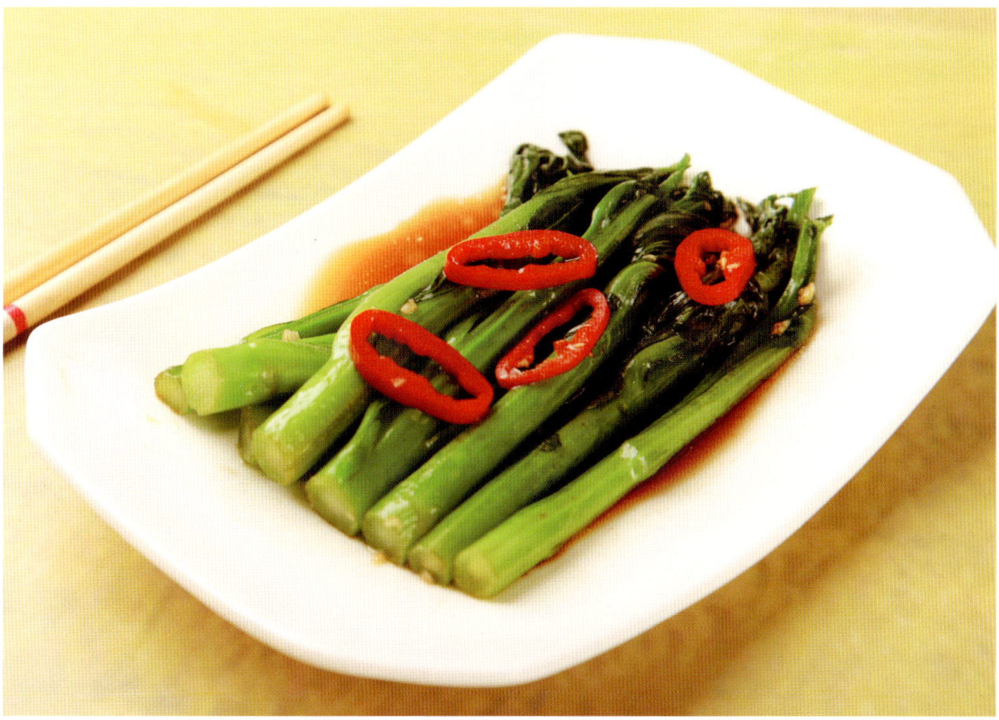

糖醋芝麻藕片

烹饪时间5分钟；口味酸甜

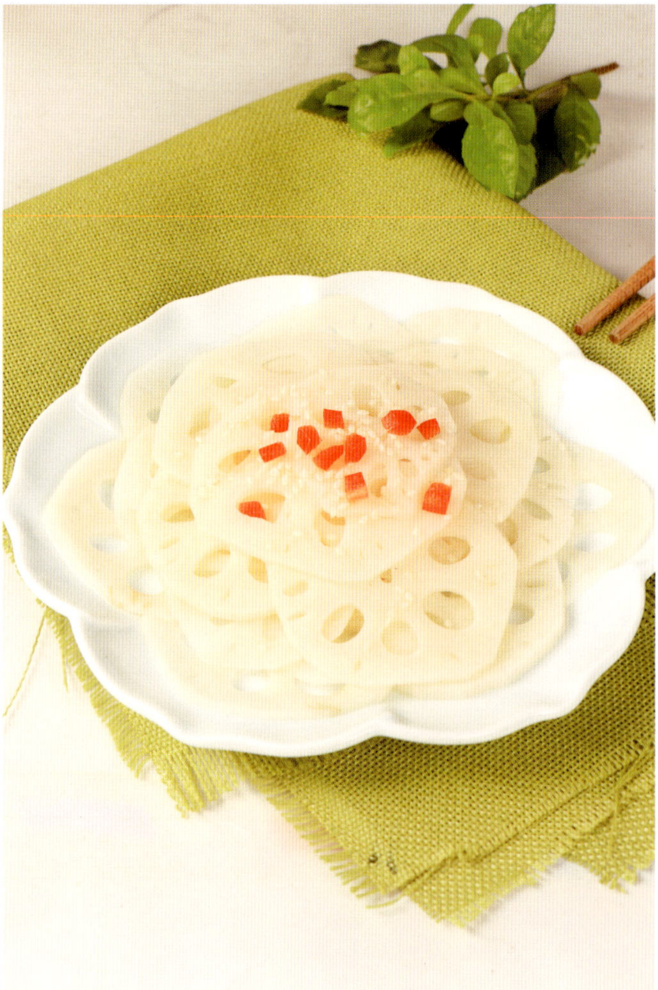

原料 ○ 2人份

去皮莲藕300克，熟芝麻20克

调料

盐、白糖各2克，白醋5毫升

做法

❶ 洗净的莲藕切薄片。
❷ 取一碗，放入切好的莲藕，加入少量盐，注入适量清水，拌匀，浸泡片刻。
❸ 锅中注入适量清水烧开，倒入莲藕片，加入少量白醋，煮2分钟至熟。
❹ 关火后捞出煮好的莲藕片，沥干水分，装入碗中待用。
❺ 碗中加入白糖、余下的盐和白醋，用筷子搅拌均匀，使其入味。
❻ 将莲藕片整齐地摆放在备好的盘子中，撒上芝麻即可。

小叮咛 芝麻含有大量的不饱和脂肪酸和蛋白质，且芝麻的蛋白质是完全蛋白，易被人体吸收利用，孕妇常食有助于胎儿脑部的发育。

烹饪时间 8 分钟；口味鲜

白菜粉丝炒五花肉

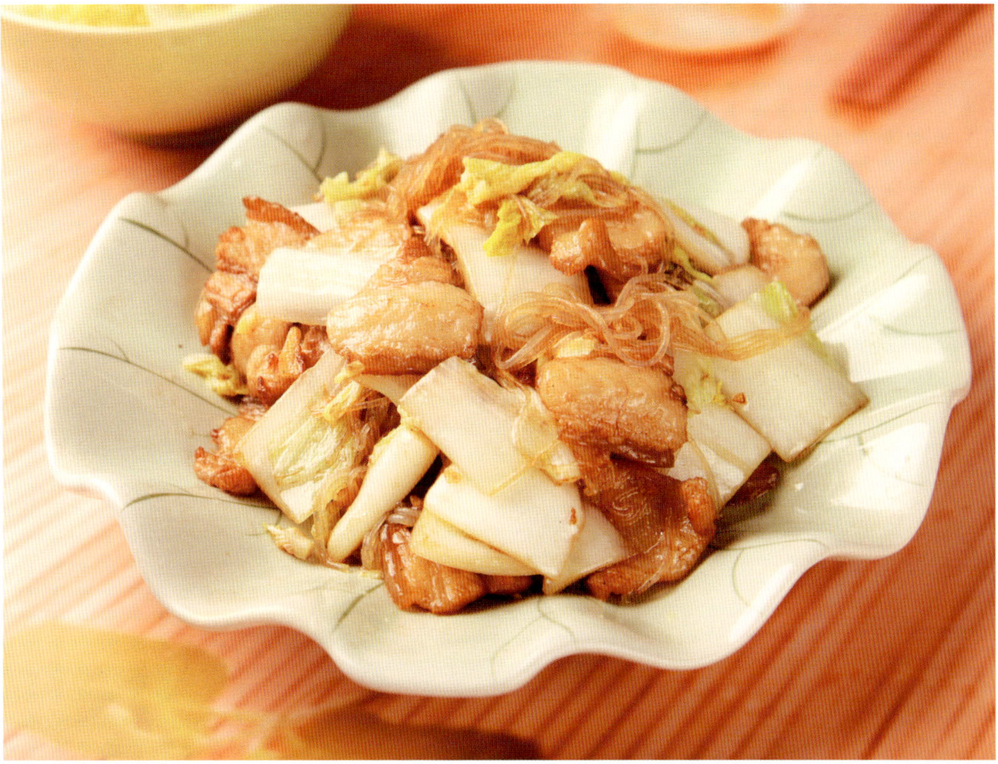

原料 ○ 3 人份

白菜 160 克，五花肉 150 克，水发粉丝 240 克，蒜末、葱段各少许

调料

盐、鸡粉各 2 克，生抽 5 毫升，老抽 2 毫升，料酒 3 毫升，胡椒粉、食用油各适量

做法

1. 将洗好的粉丝切成段；洗净的白菜去除根部，改切成段；洗好的五花肉切片。
2. 用油起锅，倒入五花肉，炒至变色，加入老抽，炒匀上色。
3. 放入蒜末、葱段，炒香，倒入白菜，炒至变软。
4. 放入粉丝，炒匀，加入盐、鸡粉、生抽、料酒。
5. 撒上胡椒粉，炒匀调味。
6. 关火后盛出炒好的菜肴即可。

小叮咛 猪肉含有优质蛋白质、人体必需的脂肪酸、血红素和促进铁吸收的半胱氨酸，孕妇食用有改善缺铁性贫血、滋阴润燥、补虚强身等功效。

烹饪时间 38 分钟；口味鲜

黄豆焖鸡翅

原料 ○ 2 人份

水发黄豆 200 克，鸡翅 220 克，姜片、蒜末、葱段各少许

调料

盐 2 克，鸡粉 3 克，生抽 2 毫升，料酒 6 毫升，水淀粉、老抽、食用油各适量

做法

1. 将洗净的鸡翅斩成块，加少量盐、鸡粉、生抽、料酒，抓匀，倒入适量水淀粉，抓匀，腌渍 15 分钟。
2. 用油起锅，放入姜片、蒜末、葱段，爆香，倒入鸡翅，炒匀，淋入料酒，炒香。
3. 加入余下的盐、鸡粉，炒匀调味，倒入适量清水，放入黄豆，拌炒匀，放入老抽，炒匀上色。
4. 盖上盖，用小火焖 20 分钟至食材熟透。
5. 揭盖，用大火收汁，倒入水淀粉勾芡。
6. 将锅中的材料盛出，装入碗中即可。

小叮咛 黄豆含有钙、锌、铁、磷、卵磷脂等，孕期常食可促进胎宝宝的脑部发育。但黄豆应煮熟、煮透，若食用半生不熟的黄豆，常会引起恶心、呕吐等症状。

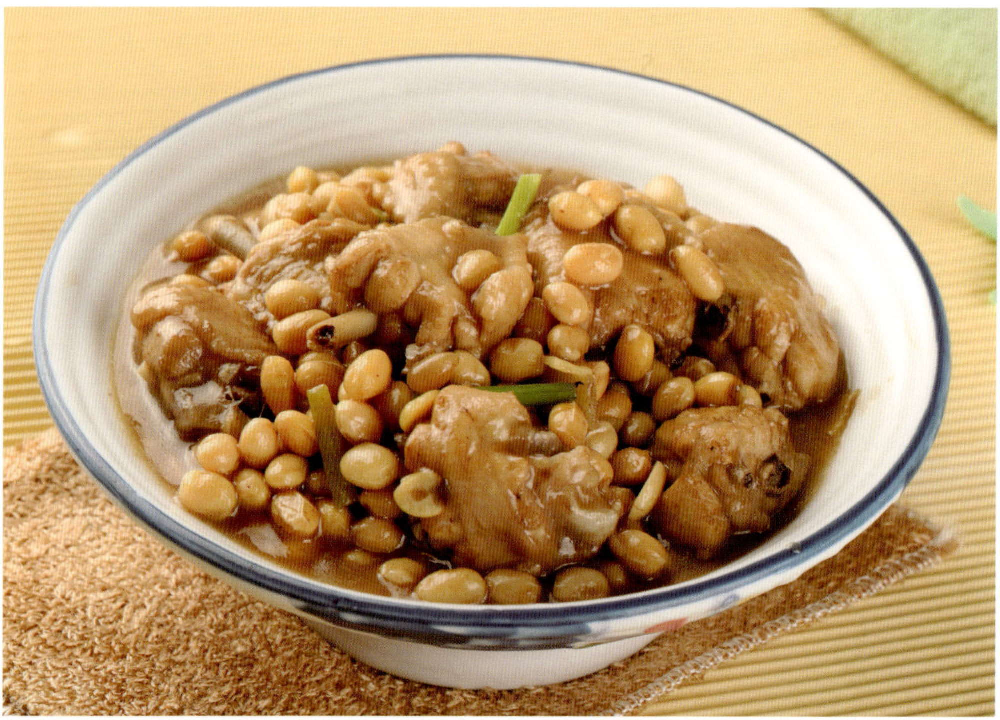

嫩牛肉胡萝卜卷

烹饪时间16分钟；口味咸

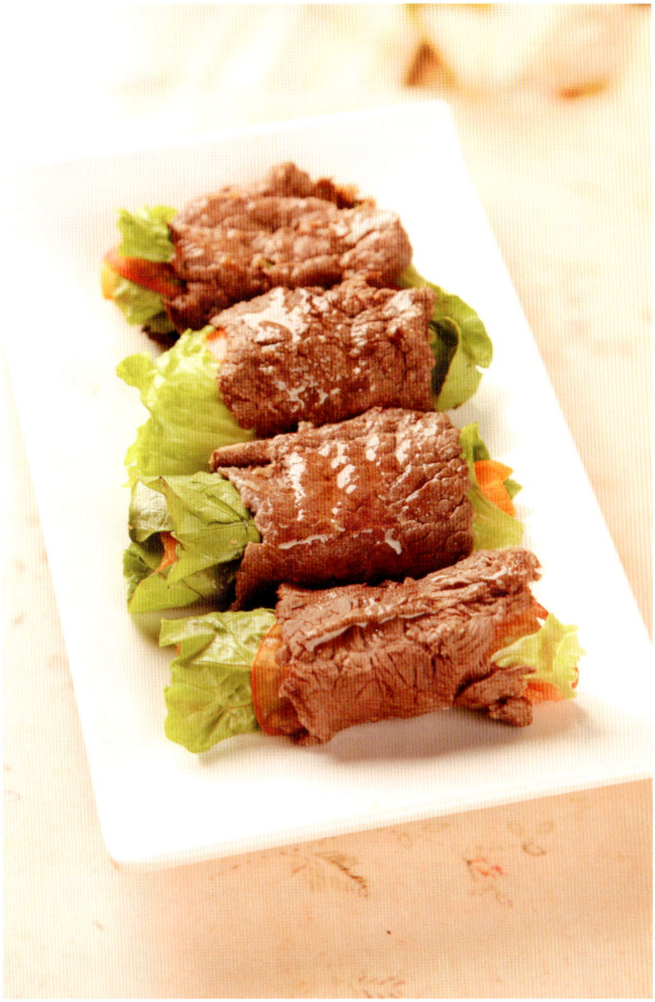

原料 ○ 0人份

牛肉270克，胡萝卜60克，生菜45克，西红柿65克，鸡蛋1个，面粉适量

调料

盐3克，胡椒粉少许，料酒4毫升，橄榄油适量

做法

❶ 去皮的胡萝卜切薄片，生菜切除根部，西红柿切薄片；牛肉切片，加蛋清、盐、料酒、面粉、橄榄油，腌渍约10分钟；胡萝卜片加盐、胡椒粉，腌渍约10分钟，至其变软。

❷ 煎锅中注入橄榄油烧热，放入肉片，煎出香味，撒上胡椒粉，翻转肉片，用中小火再煎约3分钟，至其七八成熟，关火后盛出，装入盘中。

❸ 取煎好的肉片，铺开，放上西红柿、生菜，铺上腌好的胡萝卜，卷成卷儿。

❹ 依次做完余下的食材，放在盘中即成。

小叮咛 牛肉营养丰富，且有补脾胃、益气血、强筋骨等功效，是孕妇补益气血的佳品。制作肉卷时，可用牙签封口，这样肉卷不易散开。

豆腐烧鲈鱼

烹饪时间8分钟；口味鲜

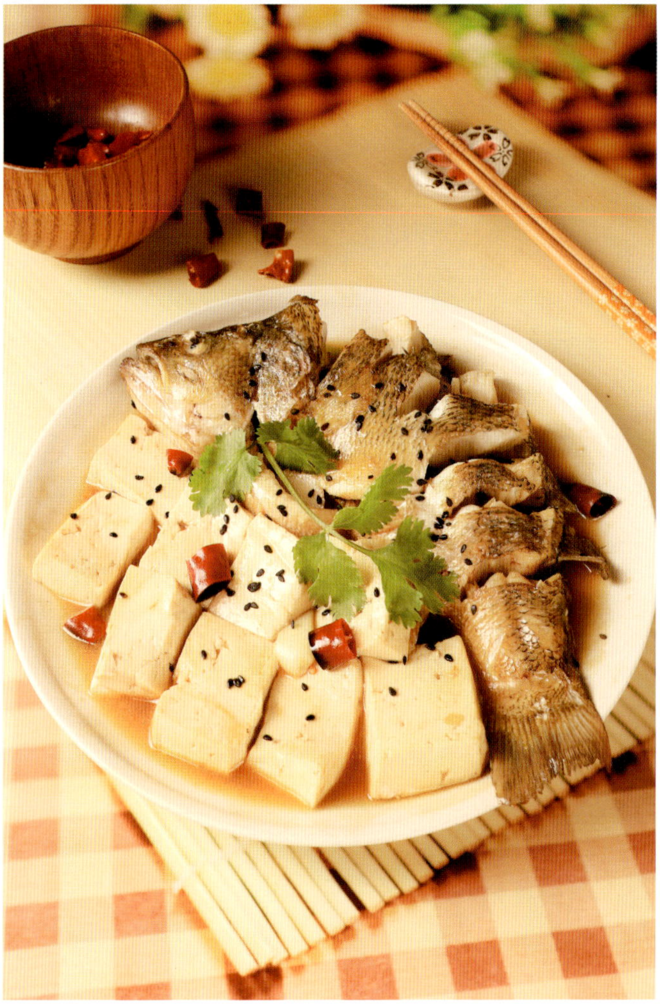

原料 ○ 5人份

豆腐200克，鲈鱼700克，干辣椒、黑芝麻各10克，香菜、蒜片、姜片、葱段各少许

调料

盐3克，鸡粉2克，水淀粉、生抽各4毫升，料酒6毫升，食用油适量

做法

❶ 洗净的豆腐切厚片，再切成块；处理好的鲈鱼切段，但不断开。

❷ 热锅注油烧热，倒入鲈鱼，煎片刻，倒入干辣椒、姜片、葱段、蒜片，爆香。

❸ 倒入适量料酒、生抽，注入适量清水，加入豆腐、少许盐，搅匀煮沸。

❹ 盖上锅盖，小火焖5分钟至食材熟透。

❺ 掀开锅盖，加入余下的盐、鸡粉，搅匀调味，倒入水淀粉，搅匀勾芡。

❻ 将煮好的鱼盛出，装入盘中，撒上黑芝麻即可。

小叮咛 鲈鱼具有健脾益肾、补气安胎、健身补血等功效，且对习惯性流产、胎动不安、妊娠期水肿等病症有食疗作用，适合孕妇食用。

烹饪时间 47 分钟；口味鲜

瓦罐莲藕汤

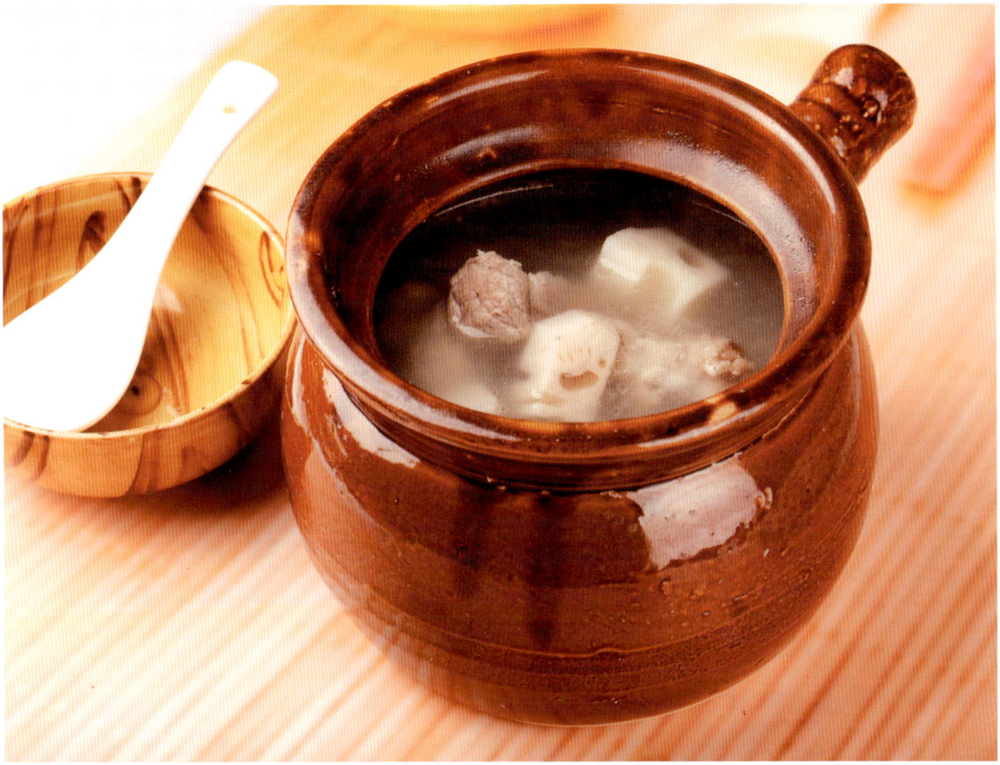

原料 ○ 3 人份

排骨 350 克，莲藕 200 克，姜片 20 克

调料

料酒 8 毫升，盐、鸡粉各 2 克，胡椒粉适量

做法

❶ 洗净去皮的莲藕切厚块，再切条，改切成丁。

❷ 砂锅中注入适量清水烧开，倒入洗净的排骨，加入料酒，煮沸，氽去血水，捞出，沥干水分，待用。

❸ 瓦罐中注入适量清水烧开，放入氽过水的排骨，煮至沸腾，倒入姜片，烧开后用小火煮 20 分钟，至排骨五成熟，倒入莲藕，搅拌匀。

❹ 盖上盖，用小火续煮 20 分钟，至排骨熟透。

❺ 揭盖，放入鸡粉、盐、胡椒粉调味，撇去汤中浮沫。

❻ 关火后盖上盖焖一会儿，将瓦罐从灶上取下即可。

小叮咛 莲藕含有多种维生素、糖类、钙、磷、铁等营养成分，有益胃健脾、益气补血、增强机体免疫力等功效，孕妇食用还可有效预防缺铁性贫血。

烹饪时间 5 分钟；口味甜

杞枣煲鸡蛋

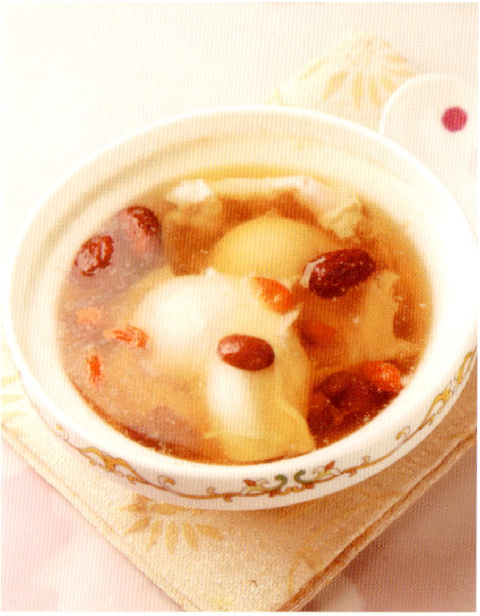

原料 ○ 1 人份

鸡蛋 2 个，红枣 15 克，枸杞少许

调料

红糖 20 克

做法

1. 洗好的红枣切开，去核，将果肉切小块，备用。
2. 锅中注入适量清水烧热，倒入备好的枸杞、红枣，用大火煮一会儿。
3. 打入鸡蛋，用小火煮至成形。
4. 放入适量红糖，拌匀，煮至完全溶化。
5. 关火后盛出煮好的鸡蛋即可。

烹饪时间 90 分钟；口味清淡

红枣山药乌鸡汤

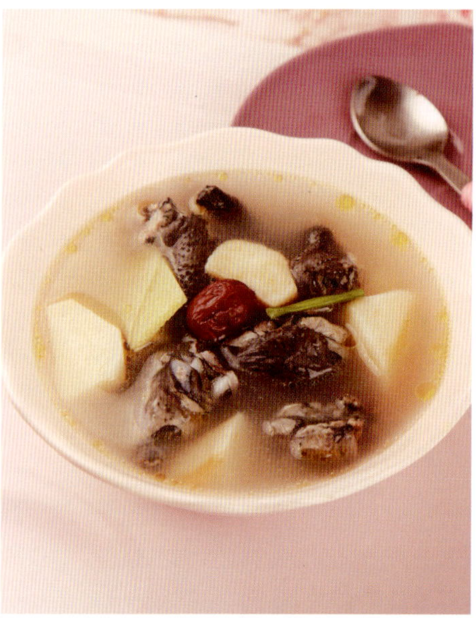

原料 ○ 3 人份

乌鸡块 350 克，山药 160 克，红枣 15 克，姜片、葱段各少许

调料

盐、鸡粉各 2 克，胡椒粉 1 克，料酒少许

做法

1. 洗净去皮的山药切滚刀块。
2. 锅中注入适量清水烧开，倒入洗净的乌鸡块，拌匀，汆去血水，捞出，沥干水分。
3. 砂锅中注入适量清水烧热，放入红枣、姜片、葱段，用大火煮至沸，倒入乌鸡块，淋入料酒，拌匀。
4. 盖上盖，烧开后用小火煮约 1 小时；揭开盖，倒入山药块，用小火续煮约 20 分钟，加盐、鸡粉、胡椒粉调味。
5. 用中火续煮至入味，盛出即可。

香芋煮鲫鱼

烹饪时间25分钟；口味鲜

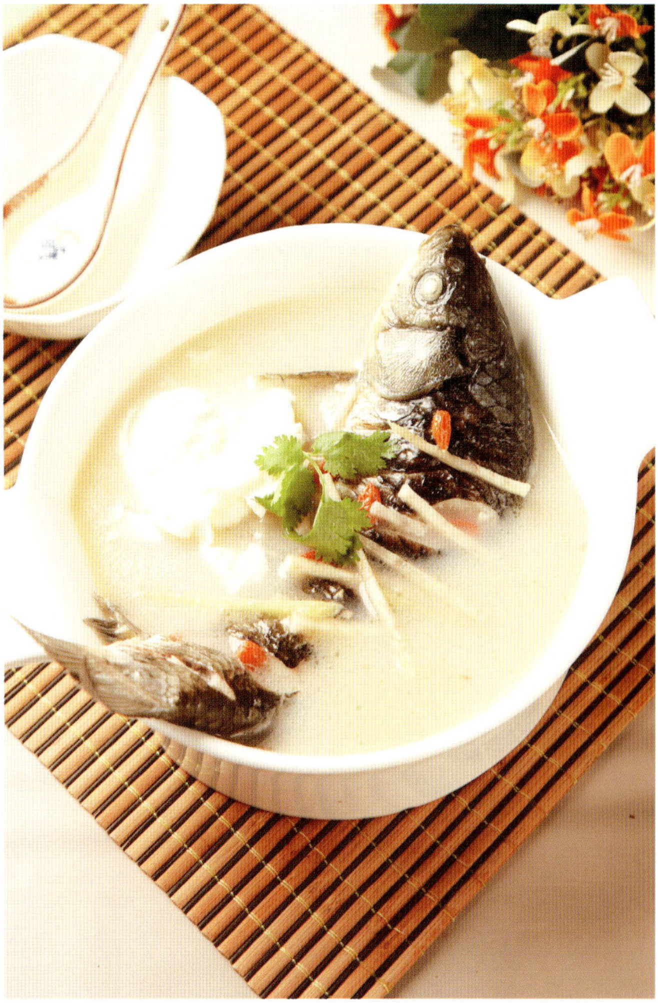

原料 ○ 3人份

鲫鱼400克，芋头80克，鸡蛋液45克，枸杞12克，姜丝、蒜末各少许

调料

盐2克，白糖少许，食用油适量

做法

❶ 去皮的芋头切细丝；鲫鱼切一字花刀，撒上少许盐，抹匀，再腌渍约15分钟，待用。

❷ 热锅注油，烧至五成热，倒入芋头丝，拌匀，用中小火炸出香味，再捞出，沥干油，待用。

❸ 用油起锅，放入腌渍好的鱼，炸一小会儿，至两面断生后捞出，沥干油，待用。

❹ 锅底留油烧热，爆香姜丝，注入适量清水，放入鲫鱼，盖上盖，用中火煮约6分钟，至食材七八成熟；揭盖，倒入芋头丝，撒上蒜末，倒入枸杞，轻轻搅匀。

❺ 放入鸡蛋液，加入盐、白糖，转大火煮至食材熟透，关火后盛出煮好的菜肴即可。

小叮咛 鲫鱼肉中蛋白质含量极高，且易于被人体吸收，可补阴血、清热解毒、益气健脾，同时还能利水消肿，孕妇食用可预防妊娠期水肿。

烹饪时间 27 分钟；口味甜

红糖小米粥

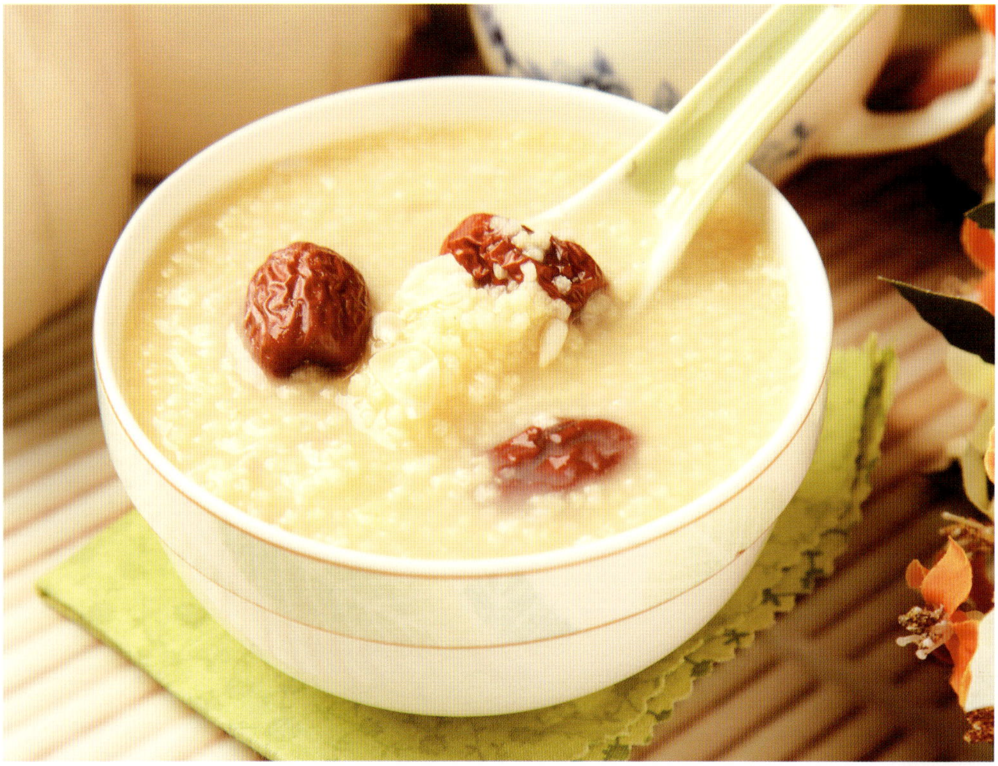

原料 ○ 4人份

小米 400 克，红枣 8 克，花生 10 克，瓜子仁 15 克

调料

红糖 15 克

做法

❶ 砂锅中注入适量清水用大火烧开，倒入备好的小米、花生、瓜子仁，拌匀。

❷ 盖上锅盖，大火煮开后转小火煮 20 分钟。

❸ 掀开锅盖，倒入红枣，搅匀。

❹ 盖上锅盖，续煮 5 分钟。

❺ 掀开锅盖，加入红糖，持续搅拌片刻。

❻ 将煮好的粥盛出，装入碗中即可。

小叮咛 红糖富含矿物质及蔗糖，可健脾暖胃、活血化瘀，搭配小米煮粥不仅容易消化，还能益气补血、祛寒散瘀，尤其适合恶露不绝的产妇食用。

烹饪时间 63 分钟；口味甜

紫米核桃红枣粥

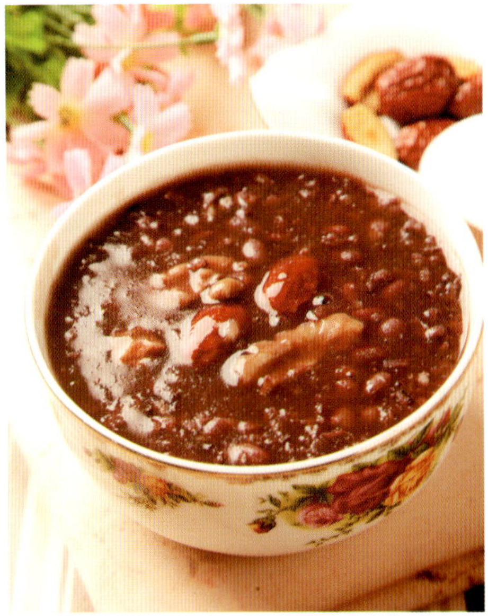

原料 ○ 3 人份

水发紫米 250 克，水发红豆 150 克，核桃仁 8 克，红枣 3 枚

调料

红糖 15 克

做法

1. 砂锅中注入适量清水，倒入备好的红豆、紫米。
2. 加入红枣、核桃仁，拌匀。
3. 加盖，大火煮开后转小火煮 1 小时至食材熟软。
4. 揭盖，倒入红糖，拌匀。
5. 关火，将煮好的粥盛出，装入碗中即可。

烹饪时间 50 分钟；口味鲜

山药乌鸡粥

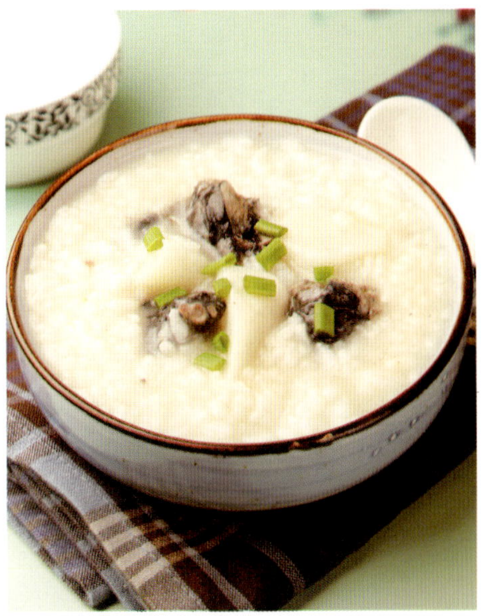

原料 ○ 2 人份

水发大米 145 克，乌鸡块 200 克，山药 65 克，姜片、葱花各少许

调料

盐、鸡粉各 2 克，料酒 4 毫升

做法

1. 将去皮洗净的山药切滚刀块。
2. 锅中注水烧开，倒入洗净的乌鸡块，淋入料酒，拌匀，煮约 1 分钟，氽去血水，捞出，沥干水分，待用。
3. 砂锅中注水烧热，倒入乌鸡块、大米、姜片，搅匀，烧开后用小火煮约 25 分钟，至米粒熟软，倒入切好的山药，搅拌匀。
4. 用小火续煮约 20 分钟，至食材熟透，加入盐、鸡粉，拌匀调味，关火后盛出煮好的粥，撒上葱花即可。

芝麻菠菜

烹饪时间3分钟；口味清淡

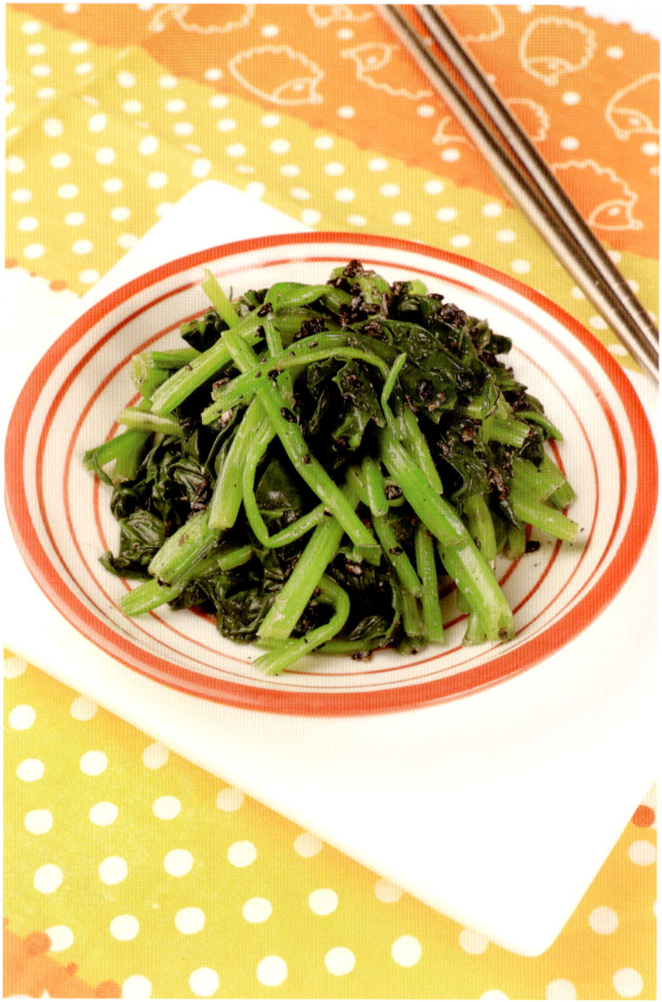

原料 ∘ 1人份

菠菜100克，芝麻适量

调料

盐、芝麻油各适量

做法

❶ 洗好的菠菜切成段。
❷ 锅中注入适量清水，用大火烧开。
❸ 倒入菠菜段，搅匀，煮至断生，捞出，沥干水分，待用。
❹ 将菠菜段装入碗中，撒上芝麻、盐、芝麻油，搅拌片刻，使食材入味。
❺ 将拌好的菠菜装入盘中即可。

小叮咛 菠菜的蛋白质含量高，且含有较多的叶绿素，尤其是维生素K，有益于产妇补血养血。但是，菠菜还富含草酸，会阻碍人体对钙的吸收，食用前宜先焯水。

烹饪时间 8 分钟；口味清淡

上海青扒鲜蘑

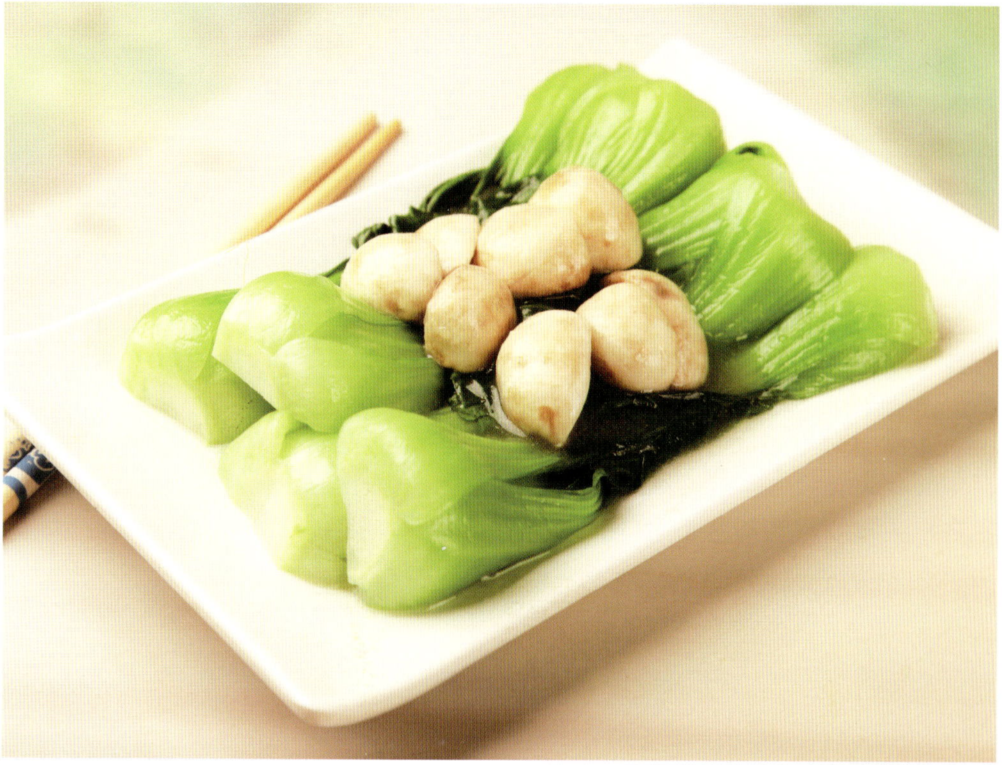

原料 ○ 2 人份

上海青 200 克，口蘑 60 克

调料

盐、鸡粉各 2 克，料酒 8 毫升，水淀粉、食用油各适量

做法

❶ 口蘑对半切开；上海青去除老叶，再对半切开。

❷ 热锅注水烧开，放入上海青，加入少许盐、食用油，拌匀，略煮一会儿，至食材断生后捞出，沥干水分。

❸ 沸水锅中再倒入切好的口蘑，淋上少许料酒，用中火煮至食材断生，捞出，沥干水分，待用。

❹ 用油起锅，倒入口蘑，淋入余下的料酒，注入清水，加盐、鸡粉调味，倒入水淀粉，炒至食材入味。

❺ 取一个盘，摆上煮熟的上海青，盛入锅中的材料即成。

小叮咛 口蘑含有大量的植物纤维，能有效防治便秘、促进排毒，且其含有钙、镁、锌、硒、锗等矿物质，营养价值高，有益于产妇强身补虚。

烹饪时间 25 分钟；口味鲜

冬菜蒸白切鸡

原料 ○ 5 人份

白切鸡 800 克，冬菜 80 克，枸杞 15 克，姜末、葱花各少许

调料

盐、鸡粉各 2 克，胡椒粉、食用油各适量

做法

1. 处理好的白切鸡斩成块，装入碗中。
2. 在碗中加入冬菜、盐、鸡粉、胡椒粉，搅匀。
3. 蒸锅注水烧开，放入装有白切鸡的碗。
4. 盖上锅盖，中火蒸 20 分钟至鸡块酥软；揿开锅盖，取出白切鸡。
5. 取一个盘，将白切鸡倒扣在盘里，依次将姜末、枸杞、葱花放在鸡肉上，待用。
6. 热锅注入少许食用油，烧至八成热，将热油浇在鸡肉上即可。

小叮咛 鸡肉含有优质蛋白质、脂肪、B 族维生素、维生素 A 等成分，具有增强免疫力、益气补血、增进食欲等功效，尤其适合体质虚弱和乳汁缺乏的产妇食用。

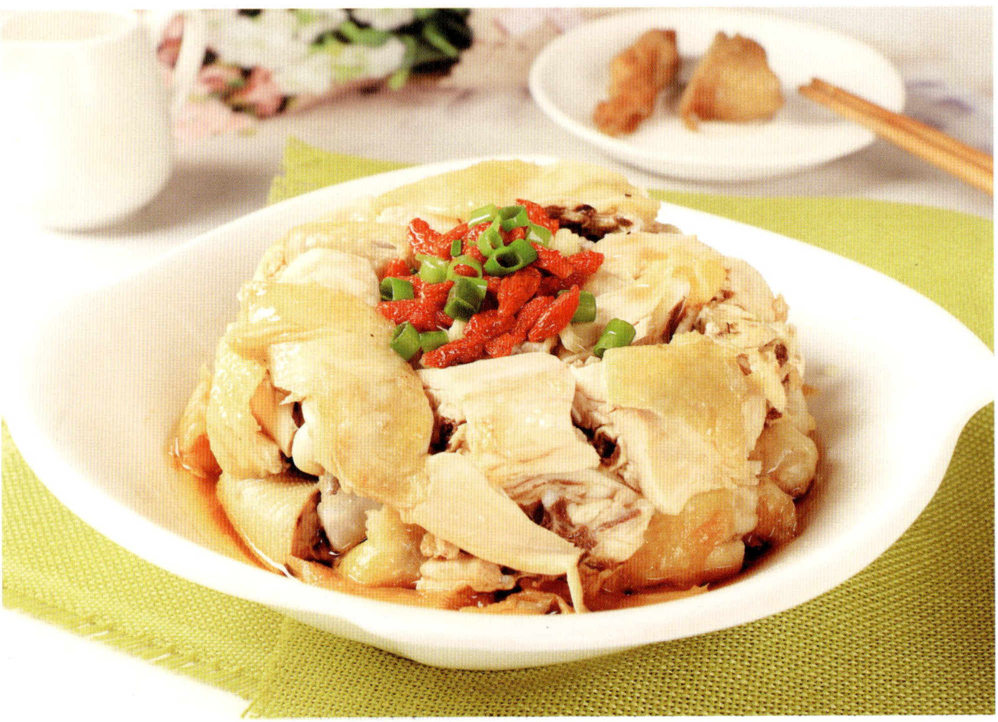

烹饪时间 11 分钟；口味鲜

豉汁蒸鲈鱼

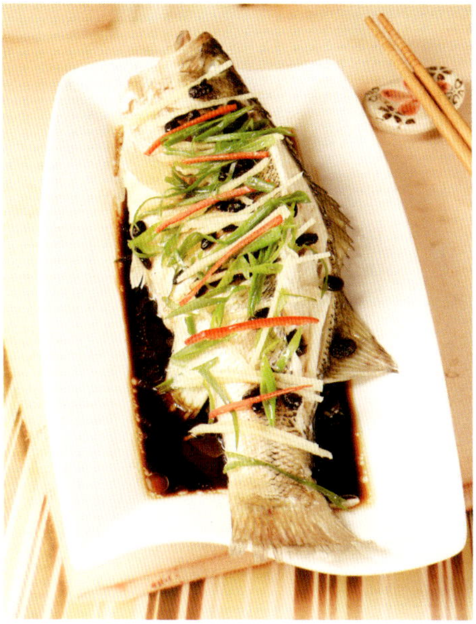

原料 ○ 3 人份

鲈鱼 500 克，豆豉 25 克，红椒丝 10 克，葱丝、姜丝各少许

调料

料酒 10 毫升，盐 3 克，生抽、食用油各适量

做法

1. 处理好的鲈鱼背上划上一字花刀。
2. 在鲈鱼身上放上料酒、盐，涂抹均匀。
3. 蒸锅注水烧开，放上鲈鱼，盖上锅盖，中火蒸 2 分钟；掀开锅盖，撒上豆豉。
4. 盖上锅盖，用中火续蒸 6 分钟至熟；掀开锅盖，取出鲈鱼。
5. 在鲈鱼上放上姜丝、葱丝、红椒丝。
6. 热锅注油烧热，将热油浇在鱼身上，再淋上生抽即可。

烹饪时间 20 分钟；口味鲜

三文鱼金针菇卷

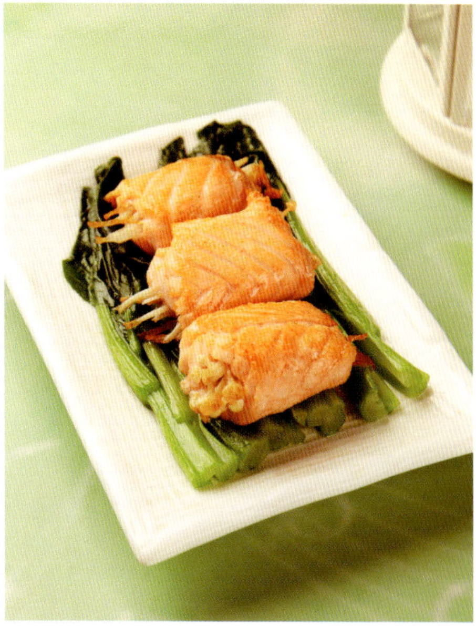

原料 ○ 2 人份

三文鱼 160 克，金针菇 65 克，芥菜 50 克，蛋清 30 克

调料

盐 3 克，胡椒粉 2 克，生粉、食用油各适量

做法

1. 芥菜切去根部；三文鱼切成薄片，装碗，加盐、胡椒粉，腌渍 15 分钟。
2. 开水锅中加食用油、盐，焯熟芥菜。
3. 取蛋清，加入生粉，搅匀，制成蛋液。
4. 铺平鱼肉片，抹上蛋液，放入金针菇，卷成卷，用蛋液涂抹封口，制成鱼卷生坯。
5. 煎锅注油烧热，放入鱼卷，用小火煎熟，盛出，摆放在芥菜上即可。

山药胡萝卜炖鸡块

烹饪时间48分钟；口味鲜

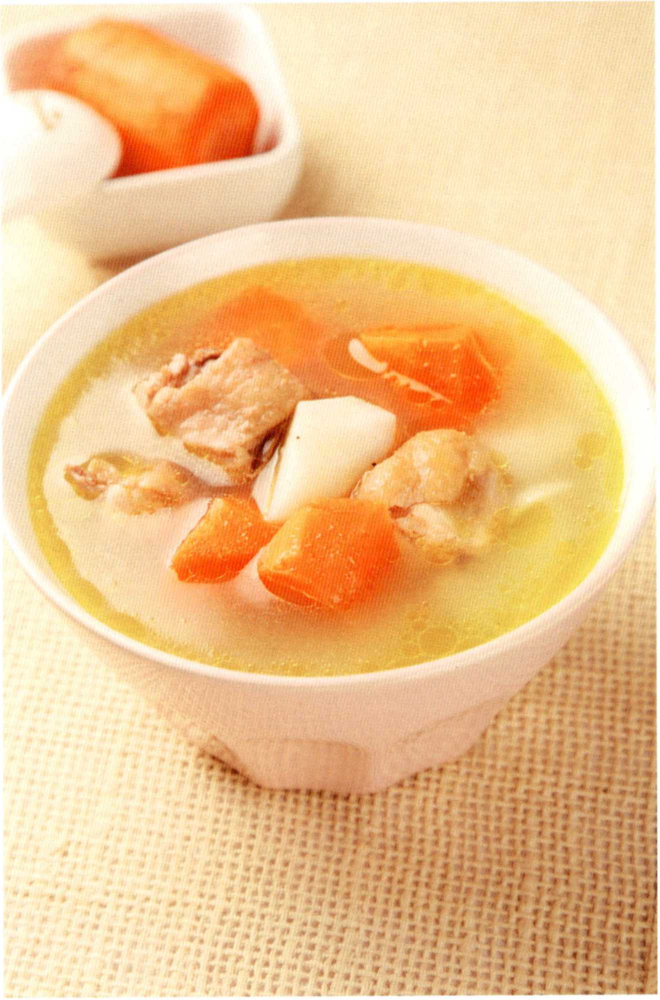

原料 ○ 3人份

鸡肉块350克，胡萝卜120克，山药100克，姜片少许

调料

盐、鸡粉各2克，胡椒粉、料酒各少许

做法

❶ 洗净去皮的胡萝卜切成滚刀块，洗好去皮的山药切成滚刀块。

❷ 锅中注入适量清水烧开，倒入鸡肉块，淋入少许料酒，汆去血水，撇去浮沫，捞出，沥干水分，备用。

❸ 砂锅中注入清水烧开，倒入鸡块、姜片、胡萝卜、山药，淋入余下的料酒，拌匀。

❹ 盖上盖，烧开后用小火煮45分钟至食材熟透。

❺ 揭盖，加入盐、鸡粉、胡椒粉，拌匀调味，关火后盛出锅中的菜肴即可。

小叮咛 山药、胡萝卜均有健脾补虚、补中益气、益心安神、增强免疫力等功效，与鸡肉炖制成汤品，是滋补的佳品，产妇食用有助于身体早日恢复。

烹饪时间 105 分钟；口味鲜

黑枣枸杞炖鸡

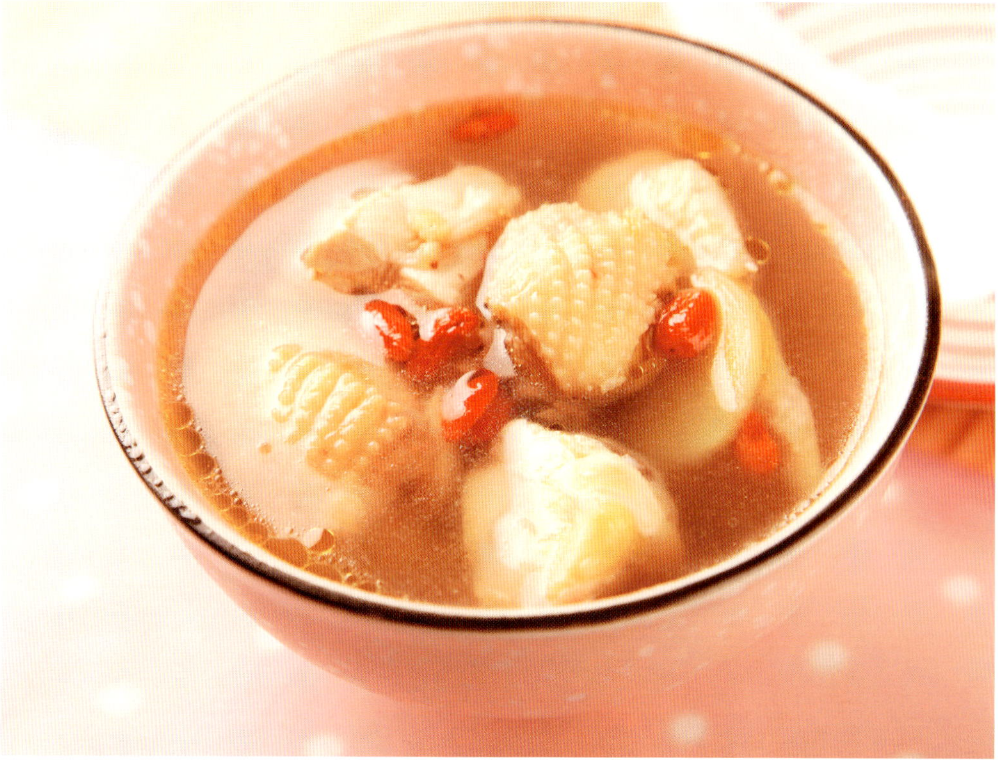

原料 ○ 2 人份

鸡肉块400克，枸杞8克，黑枣5克，葱段、姜片各少许

调料

料酒8毫升，盐、鸡粉各2克，胡椒粉适量

做法

❶ 锅中注入适量清水，用大火烧开，倒入鸡肉块，淋入少许料酒，拌匀，略煮一会儿，汆去血水，捞出，沥干水分，待用。

❷ 砂锅中注水烧热，倒入备好的姜片、葱段、黑枣，放入汆过水的鸡肉，淋入料酒，搅拌均匀。

❸ 盖上锅盖，烧开后转小火煮 90 分钟至食材熟透。

❹ 揭开锅盖，倒入枸杞，续煮 10 分钟，加入盐、鸡粉、胡椒粉，搅拌均匀，至食材入味。

❺ 关火后将炖煮好的菜肴盛出，装入碗中即可。

小叮咛 枸杞含有甜菜碱、阿托品、天仙子胺等成分，具有增强免疫力、养肝明目、滋阴润肺等功效，与鸡肉、黑枣同食，有极好的滋补身体的功效。

烹饪时间 6 分钟；口味清淡

鹌鹑蛋鸡肝汤

原料 ○ 2 人份

鸡肝 120 克，姜丝少许，熟鹌鹑蛋 100 克，枸杞叶 30 克

调料

盐、鸡粉各 2 克

做法

❶ 洗好的鸡肝切片，洗净的枸杞叶取嫩叶。

❷ 锅中注入适量清水烧开，倒入鸡肝，拌匀，汆去血水，捞出，沥干水分，待用。

❸ 锅中注入适量清水烧开，放入姜丝、鹌鹑蛋，倒入鸡肝、枸杞叶，拌匀，用中火煮约 3 分钟至熟。

❹ 加入盐、鸡粉，拌匀，至食材入味。

❺ 关火后盛出煮好的汤料即可。

小叮咛 鹌鹑蛋与鸡肝均含有蛋白质、维生素 A、铁、磷、钙等营养成分，两者搭配可益血补气、强筋壮骨，能有效预防产妇产后贫血。

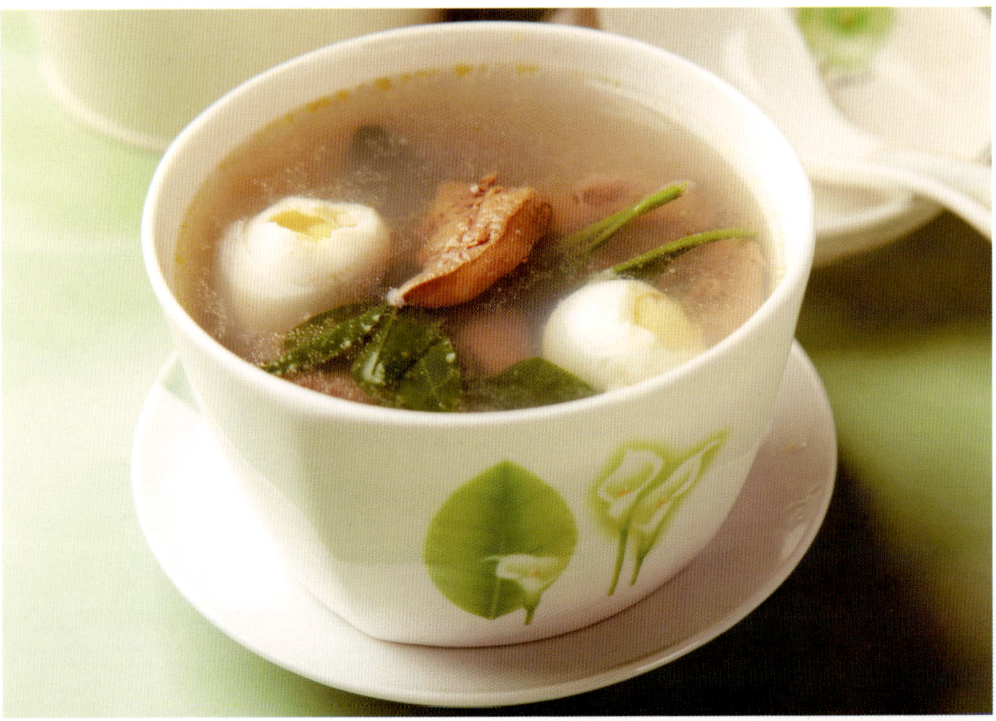

烹饪时间 28 分钟；口味鲜

花生鲫鱼汤

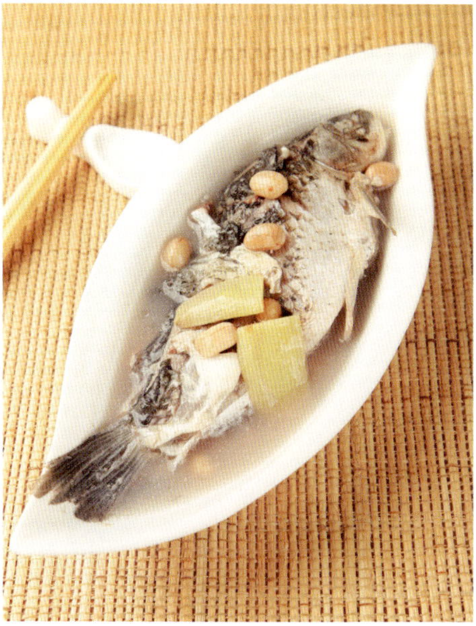

原料 ○ 2 人份

鲫鱼 250 克，花生米 120 克，姜片、葱段各少许

调料

盐 2 克，食用油适量

做法

❶ 用油起锅，放入处理好的鲫鱼，用小火煎至两面断生。

❷ 注入适量清水，放入姜片、葱段、花生米。

❸ 盖上盖，烧开后用小火煮约 25 分钟至熟。

❹ 揭开盖，加入盐，拌匀，煮至食材入味。

❺ 关火后盛出煮好的汤料即可。

烹饪时间 6 分钟；口味鲜

黄花菜鲫鱼汤

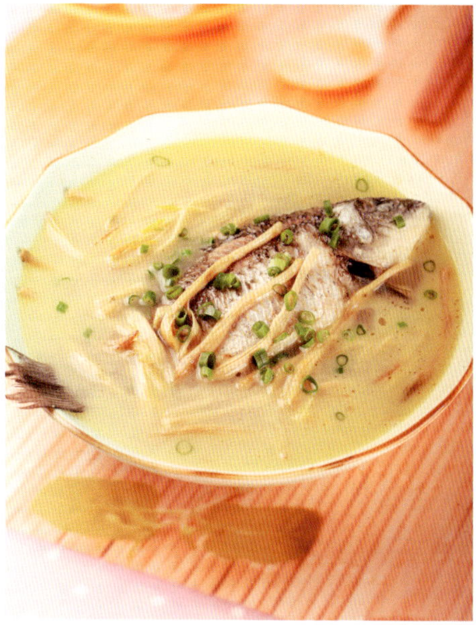

原料 ○ 2 人份

鲫鱼 350 克，水发黄花菜 170 克，姜片、葱花各少许

调料

盐 3 克，鸡粉 2 克，料酒 10 毫升，胡椒粉少许，食用油适量

做法

❶ 锅中注油烧热，加入姜片，爆香，放入处理干净的鲫鱼，煎出焦香味，盛出，待用。

❷ 锅中倒入适量开水，放入鲫鱼，淋入料酒，加入盐、鸡粉、胡椒粉，倒入洗好的黄花菜，搅拌匀。

❸ 盖上盖，用中火煮 3 分钟；揭开盖，把煮好的鱼汤盛出，装入汤碗中，撒上葱花即可。

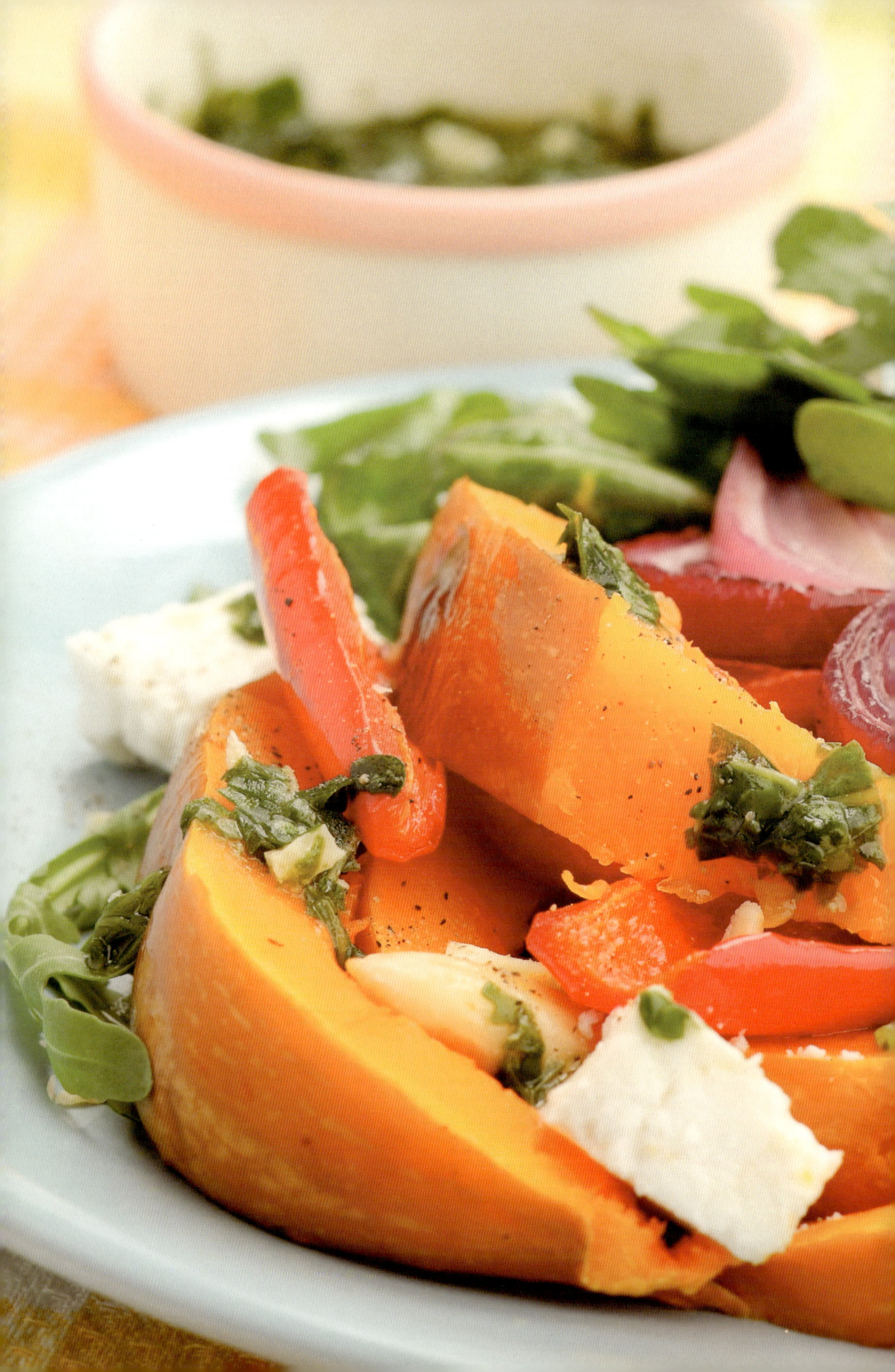

Part 5

吃对食物，拥抱人生第二春

更年期是人体性功能从成熟期过渡到老年期的一个阶段。进入更年期后，激素分泌水平下降、卵巢或睾丸功能衰退，都会引起身体和心理一系列的改变，女性往往比男性的更年期表现更为突出。如果合理饮食，不但可缓解更年期不适反应，还能留住年轻和健康。

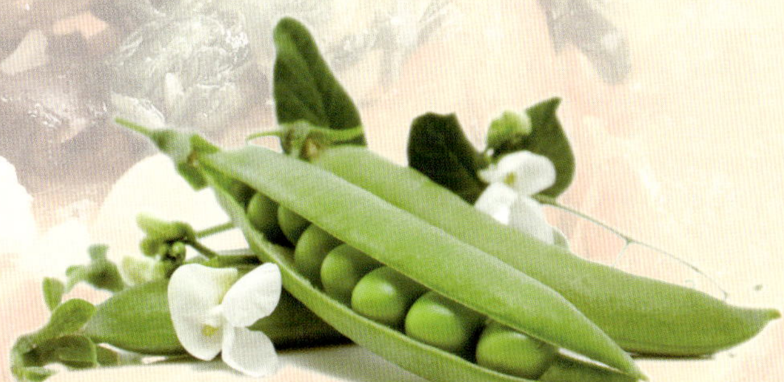

更年期人群吃对食物之关键

平衡饮食

更年期饮食应做到食物多样化，以谷类为主；多食水果、蔬菜和薯类；常吃奶类、豆类及其制品；常吃适量的鱼、禽、蛋、瘦肉；少吃肥肉和荤油。食量与体力活动要平衡，保持合理体重。

多补充铁、钙、镁

进入更年期，人体内的钙质流失加快，因此要适量补钙，有助于预防静脉曲张、骨质疏松症等病症。补充铁、镁等元素，则可缓解更年期紧张、焦虑、易怒等情绪。

饮食宜清淡，少盐、少糖

更年期人群每人每日食盐的摄入量最好控制在 5 克之内，并且要少吃含糖量高的食品，如一些甜品、加工饮料等。

推荐食谱

烹饪时间 2 分钟；口味甜

葡萄菠萝奶

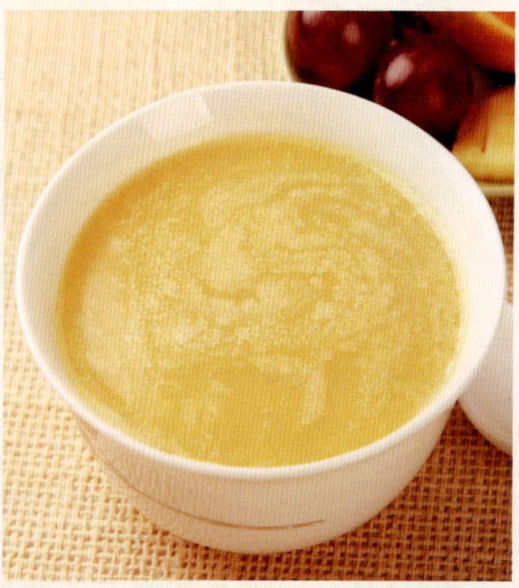

原料 2 人份

葡萄145克，橙子45克，菠萝肉65克，牛奶200毫升

调料

白糖适量

做法

❶ 洗净的葡萄切开去籽；处理好的菠萝肉切小块。
❷ 洗净的橙子切成小瓣，去除果皮，再切成小块，待用。
❸ 取榨汁机，倒入葡萄、菠萝、橙子，注入牛奶，盖上盖。
❹ 选择“榨汁”功能，榨取果汁。
❺ 断电后将果汁滤入杯中，加入白糖，搅拌至白糖溶化即可。

桂圆桑葚奶

烹饪时间3分钟；口味甜

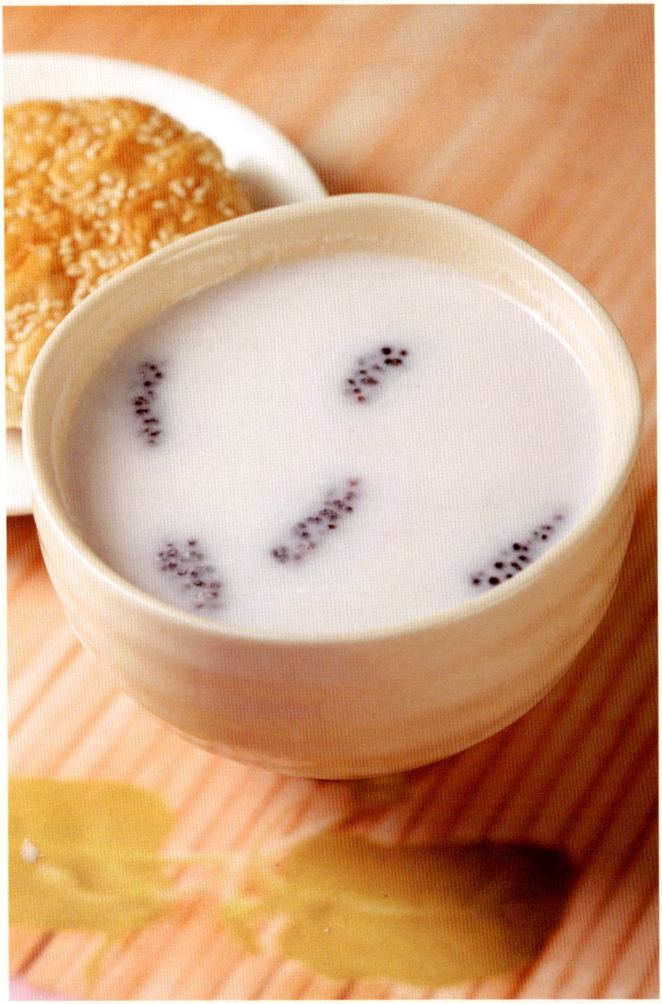

原料 ○ 1人份

桂圆肉80克，桑葚30克，牛奶120毫升

做法

1. 砂锅中注入适量清水，用大火烧开。
2. 倒入桂圆肉、桑葚，加入牛奶，拌匀。
3. 用中火煮至沸。
4. 关火后盛出煮好的汤料，装入碗中即可。

小叮咛 桂圆有安神补血、改善血液循环、舒缓精神压力和安定情绪的作用，有助于调理更年期综合征，更年期人士可常食。

烹饪时间 17 分钟；口味清淡

花生牛奶豆浆

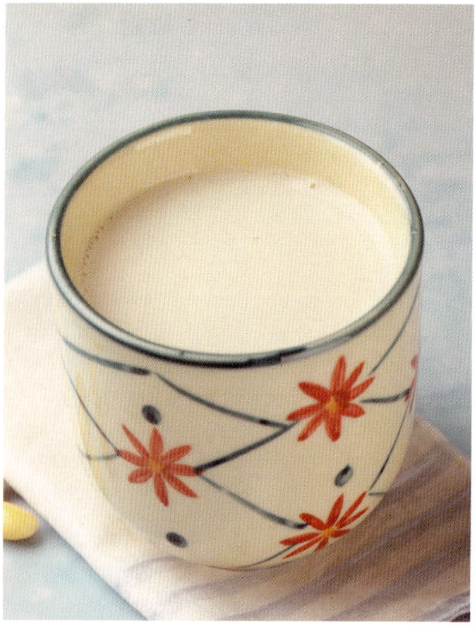

原料 ○ 1人份

花生米30克，水发黄豆50克，牛奶100毫升

做法

1. 取一碗，倒入花生、泡发好的黄豆，加水搓洗干净。
2. 将洗好的材料倒入滤网中，沥干水分，待用。
3. 取豆浆机，倒入洗好的食材，加入牛奶，注入适量清水。
4. 启动豆浆机，待豆浆机运转约15分钟，即成豆浆。
5. 把煮好的豆浆倒入备好的滤网中，滤取豆浆。
6. 将滤好的豆浆倒入杯中，用汤匙捞去浮沫即可。

烹饪时间 17 分钟；口味清淡

黄豆红枣糯米豆浆

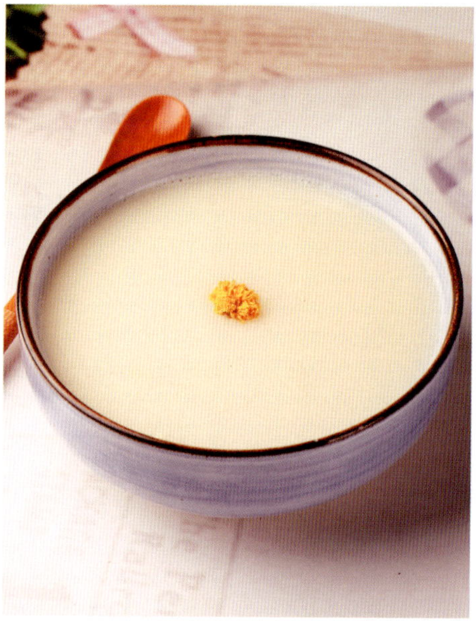

原料 ○ 1人份

黄豆50克，糯米、红枣各20克

做法

1. 取一碗，倒入泡发好的黄豆，放入糯米，加水搓洗干净。
2. 把洗好的黄豆、糯米倒入滤网中，滤去水分。
3. 取豆浆机，倒入黄豆、糯米，加入洗净的红枣，注入适量清水。
4. 启动豆浆机，待豆浆机运转约15分钟，即成豆浆。
5. 把煮好的豆浆倒入备好的滤网中，滤取豆浆。
6. 将滤好的豆浆倒入碗中，用汤匙捞去浮沫即可。

烹饪时间 62 分钟；口味清淡

枣仁莲子粥

原料 ○ 2 人份

大米200克，酸枣仁粉6克，枸杞10克，莲子20克

做法

❶ 砂锅中注入适量清水，用大火烧热。

❷ 倒入洗净的大米，搅匀。

❸ 盖上盖，烧开后转小火煮20分钟。

❹ 揭开盖，倒入备好的莲子、枸杞、酸枣仁粉，续煮40分钟至食材熟透。

❺ 将食材搅拌均匀。

❻ 关火后将煮好的粥盛出，装入碗中，待稍微放凉后即可食用。

小叮咛 莲子有养心安神的功效，更年期人士经常食用可以健脑，增强记忆力，提高工作和生活效率，并能预防老年痴呆症，减轻咽干、烦热、失眠等更年期症状。

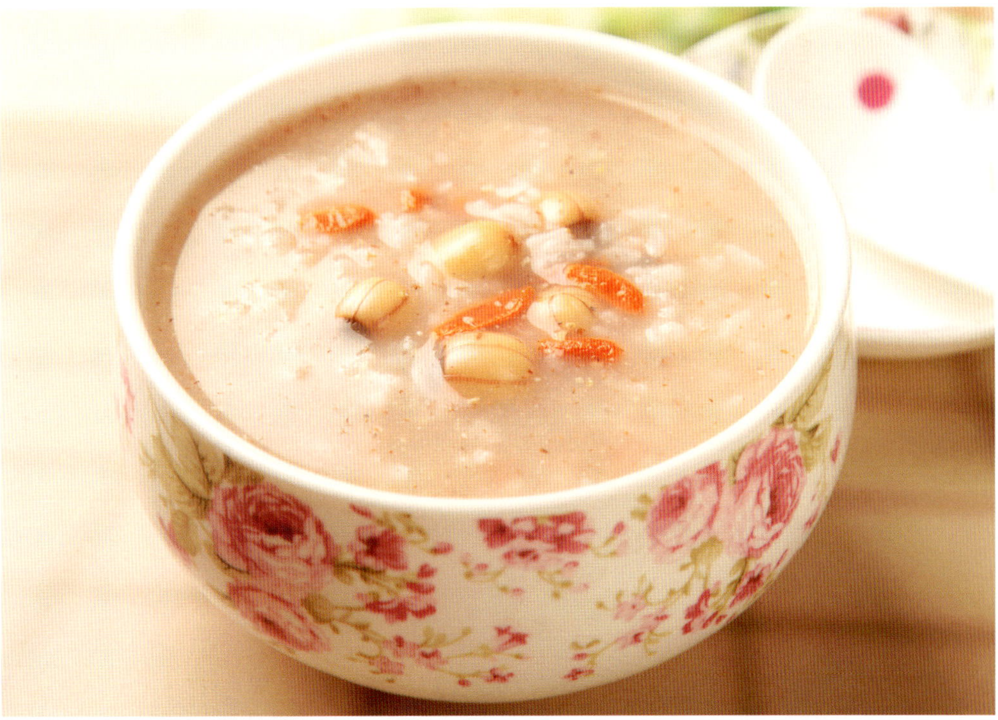

烹饪时间 65 分钟；口味甜

阿胶枸杞小米粥

原料 ○ 5人份

小米500克，枸杞8克，阿胶15克

调料

红糖20克

做法

1. 砂锅中注入适量清水烧热。
2. 倒入洗净的小米，拌匀。
3. 盖上盖，用大火煮开后转小火续煮1小时，至小米熟软。
4. 揭盖，放入枸杞、阿胶，拌匀，续煮片刻。
5. 放入红糖，搅拌匀，煮至红糖溶化。
6. 关火后盛出煮好的粥，装入碗中，待稍微放凉后即可食用。

小叮咛 小米具有滋阴养血、健胃消食、安神的功效，有助于缓解心烦失眠、潮热盗汗等肝肾阴虚的症状，很适合更年期人士食用。

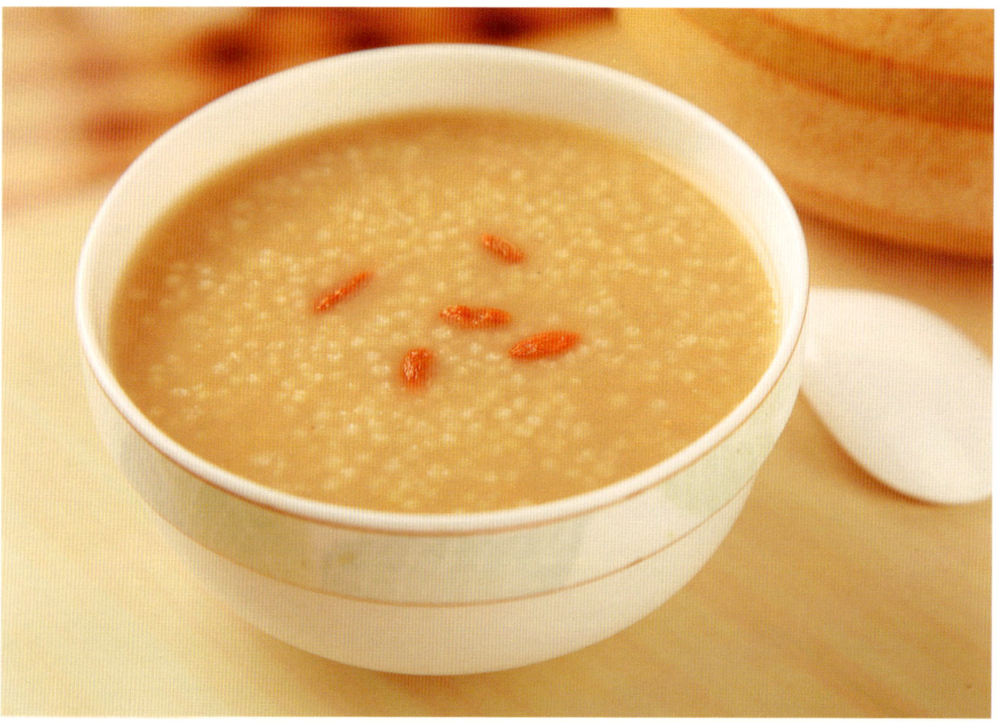

冰糖蒸香蕉

烹饪时间8分钟；口味甜

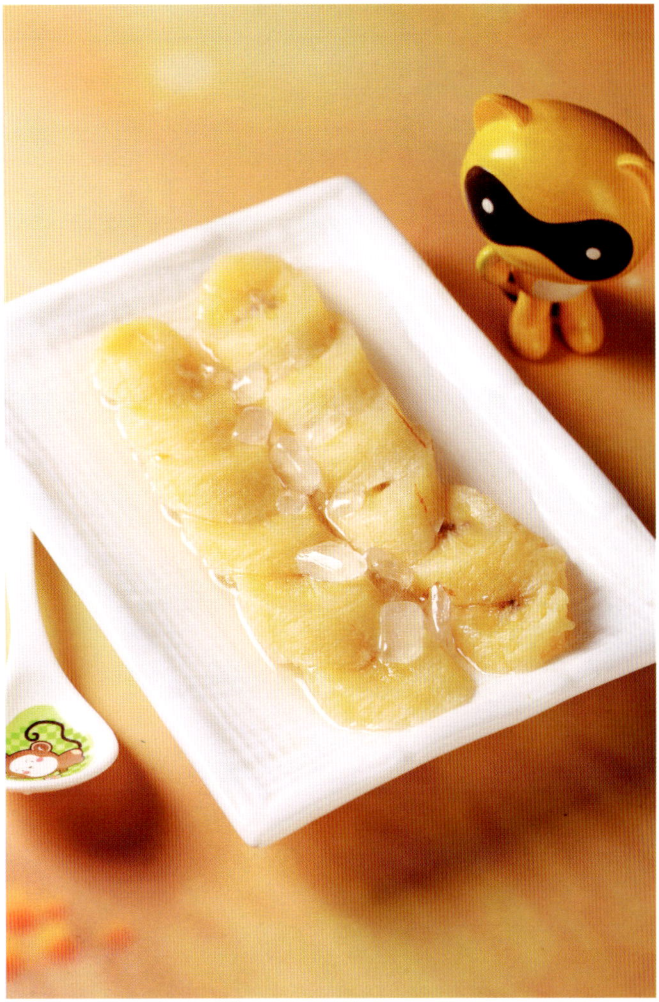

原料 ○ 1人份

香蕉120克

调料

冰糖30克

做法

❶ 将洗净的香蕉剥去果皮，用斜刀切片，备用。

❷ 将香蕉片放入蒸盘中，摆好，撒上适量冰糖。

❸ 蒸锅中注入适量清水烧开。

❹ 放入装有香蕉片的蒸盘。

❺ 盖上锅盖，用中火蒸7分钟。

❻ 揭开锅盖，取出蒸好的食材即可。

小叮咛 香蕉性寒味甘，有润肠通便的作用，还能抑制血压升高，对防治更年期高血压、习惯性便秘有一定的食疗作用。

蜂蜜蒸木耳

烹饪时间21分钟；口味甜

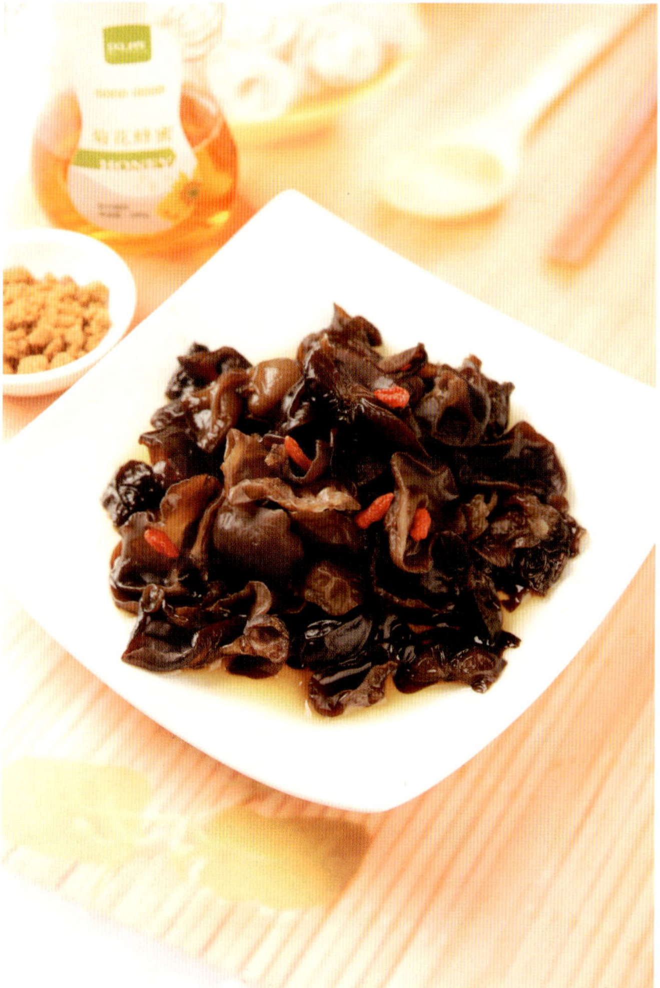

原料 ○ 1人份

水发木耳15克，枸杞少许

调料

红糖、蜂蜜各适量

做法

❶ 取一个碗，倒入洗好的木耳，加入蜂蜜、红糖，拌匀。

❷ 将拌好的食材转入蒸盘中，备用。

❸ 蒸锅中注水烧开，放入蒸盘。

❹ 盖上锅盖，用大火蒸20分钟至其熟透。

❺ 关火后揭开锅盖，将蒸好的木耳取出，撒上枸杞点缀即可。

小叮咛 蜂蜜有滋阴润燥、润肺补虚、润肠通便、美容养颜的功效，对缓解更年期不适症状，消除疲劳，增强机体抵抗力有较好的食疗作用。

烹饪时间 26 分钟；口味甜

百合蒸南瓜

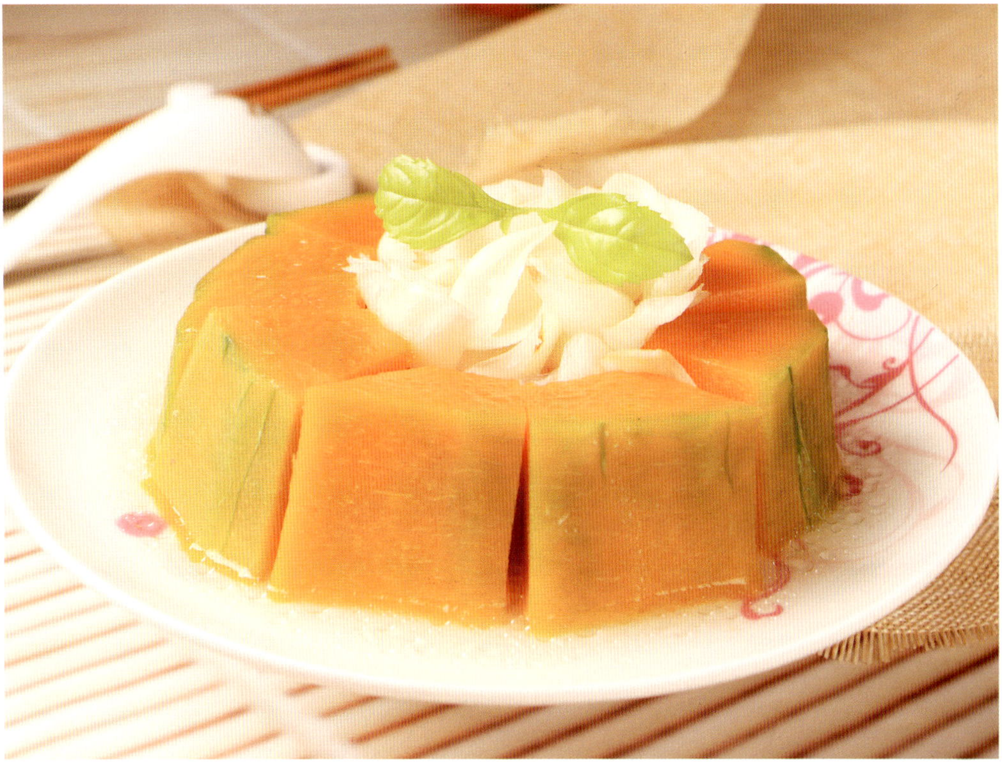

原料 ○ 2 人份

南瓜200克，鲜百合70克

调料

冰糖30克，水淀粉4毫升，食用油适量

做法

1. 洗净去皮的南瓜切成块，整齐地摆入盘中。
2. 在南瓜上摆上冰糖、百合，待用。
3. 蒸锅中注入适量清水烧开，放入食材。
4. 盖上盖，用大火蒸25分钟至食材熟软；揭盖，取出蒸好的食材。
5. 另起锅，倒入食材中的糖水、水淀粉、食用油，拌匀，调成芡汁。
6. 将调好的糖汁浇在南瓜上即可。

小叮咛 南瓜因品种不同，有些南瓜的瓤会更香甜糯软，可以去子留瓤；而有些瓤则会发苦，就要先去掉瓤和子，再制作菜肴。

烹饪时间 4 分钟；口味甜

糖醋花菜

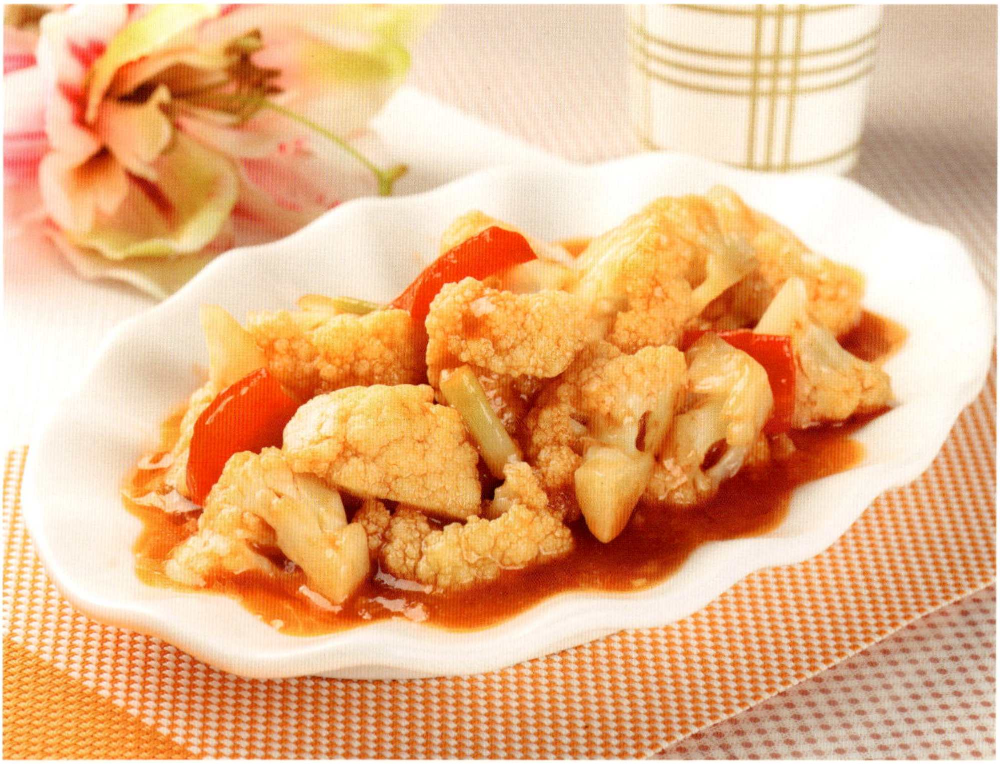

原料 ○ 2 人份

花菜350克，红椒35克，蒜末、葱段各少许

调料

番茄汁25毫升，盐3克，白糖4克，料酒4毫升，水淀粉、食用油各适量

做法

❶ 将洗净的花菜切成小块；洗好的红椒切开去籽，切小块。

❷ 锅中注入适量清水烧开，加入少许盐，放入切好的花菜，拌匀，煮约2分钟。

❸ 倒入红椒块，续煮片刻，捞出待用。

❹ 用油起锅，放蒜末、葱段，爆香，倒入焯好的食材，炒匀。

❺ 加入料酒、清水、番茄汁、白糖，炒匀、炒透。

❻ 加盐调味，倒入水淀粉勾芡，关火后盛出即可。

小叮咛 选购花菜时，应选择呈白色或淡乳色，干净、坚实、紧密，而且叶子部分紧包花蕾的；花菜最好即买即吃，即使温度适宜，最好也不要存放三天以上。

烹饪时间 4 分钟；口味鲜

西芹百合炒白果

原料 ○ 2 人份

西芹150克，鲜百合、白果各100克，彩椒10克

调料

鸡粉、盐各2克，水淀粉3毫升，食用油适量

做法

1. 将洗净的彩椒切成大块，洗好的西芹切成小块，备用。
2. 锅中注入适量清水烧开，倒入备好的白果、彩椒、西芹、百合，略煮一会儿。
3. 将煮好的食材捞出，沥干水分，备用。
4. 用油起锅，倒入煮好的食材，加入盐、鸡粉，翻炒均匀。
5. 淋入水淀粉，翻炒片刻，关火后将炒好的食材盛出，装入盘中即可。

小叮咛 西芹富含多种维生素和矿物质，可有效促进新陈代谢，降低血压和血脂，搭配百合食用，对心烦失眠、肺虚咳嗽、烦热口渴、高血压、水肿等症有益。

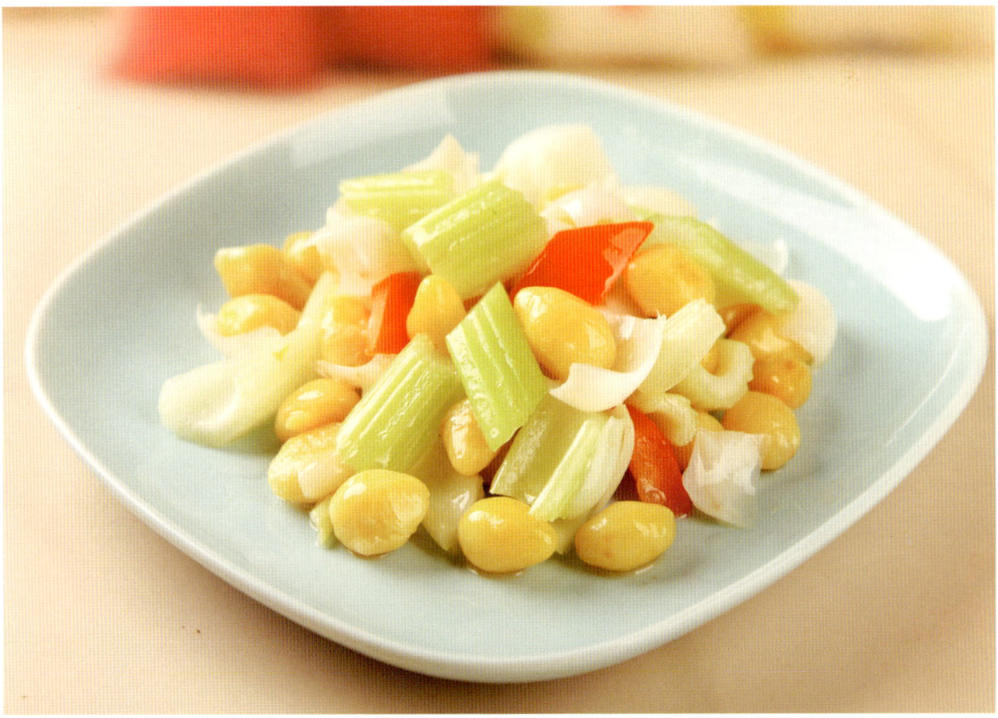

西红柿炒丝瓜

烹饪时间3分钟；口味清淡

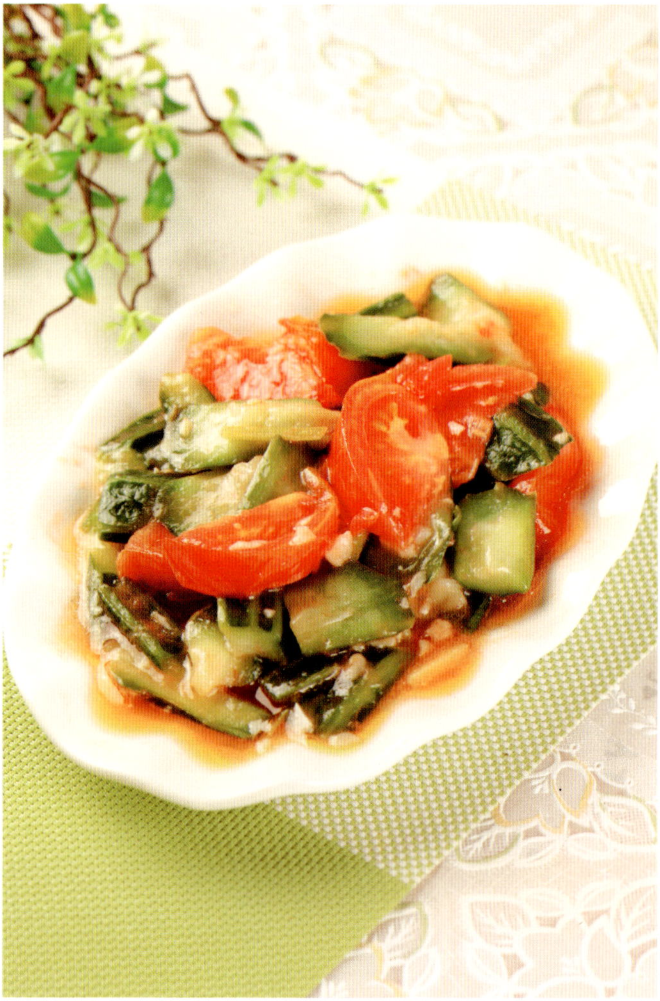

原料 ○ 2人份

西红柿170克，丝瓜120克，姜片、蒜末、葱段各少许

调料

盐、鸡粉各2克，水淀粉3毫升，食用油适量

做法

❶ 洗净去皮的丝瓜对半切开，切成长条，再切成小块。

❷ 洗好的西红柿对半切开，去蒂，切成小块。

❸ 用油起锅，放入姜片、蒜末、葱段，爆香。

❹ 倒入切好的丝瓜，翻炒均匀，注入少许清水，放入切好的西红柿，炒匀。

❺ 加入盐、鸡粉，炒匀调味，倒入水淀粉，快速翻炒匀。

❻ 关火后盛出炒好的食材，装入盘中即可。

小叮咛 西红柿中富含胡萝卜素、B族维生素、维生素C和番茄红素，对心血管有保护作用，还有较强的抗氧化能力，可防癌抗癌，更年期人士可常食。

烹饪时间 12 分钟；口味清淡

蔬菜浇汁豆腐

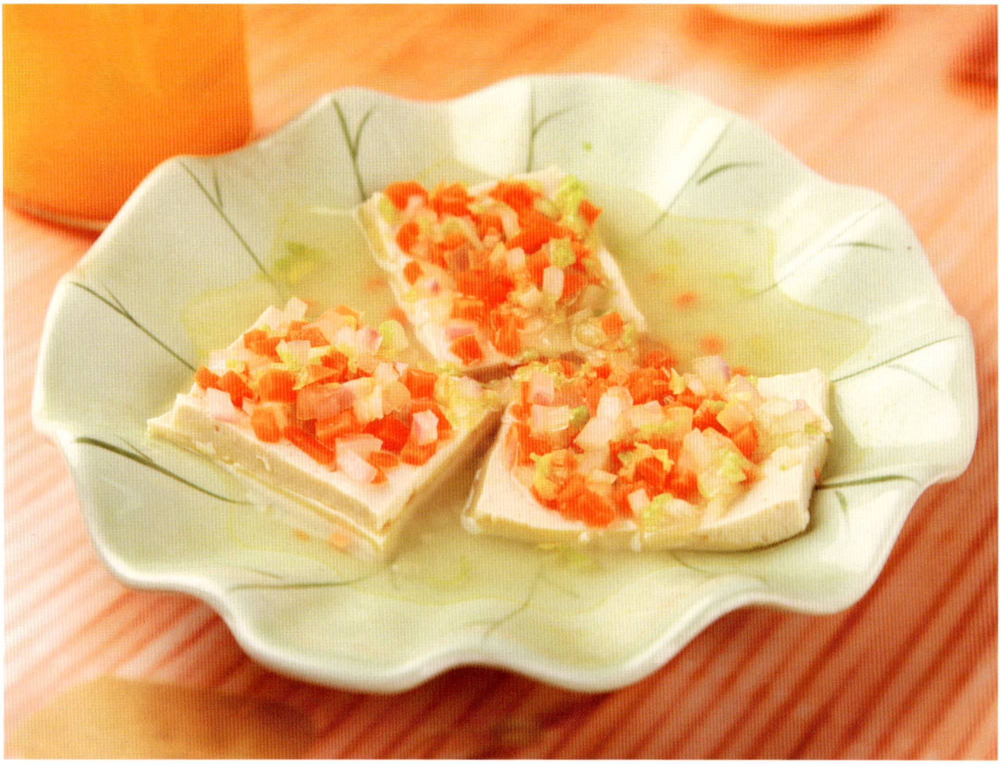

原料 ○ 2人份

豆腐170克，白菜35克，胡萝卜20克，洋葱15克，鸡汤300毫升

调料

食用油适量

做法

❶ 洗净的豆腐切薄片，洋葱、胡萝卜切成粒，白菜切丁。

❷ 取一蒸盘，放入豆腐，修齐边缘，待用。

❸ 蒸锅中注水烧开，放入蒸盘，蒸约10分钟，取出豆腐。

❹ 煎锅中注入食用油，倒入洋葱、胡萝卜、白菜，炒匀。

❺ 注入鸡汤，拌匀，用大火略煮，制成味汁。

❻ 关火后盛出味汁，浇在豆腐上即可。

小叮咛 豆腐中富含蛋白质，且胆固醇含量低，搭配多种蔬菜食用，具有滋阴润燥、生津止渴、养颜润肤、消除疲劳等功效。

烹饪时间 3 分钟；口味清淡

菠菜牛蒡沙拉

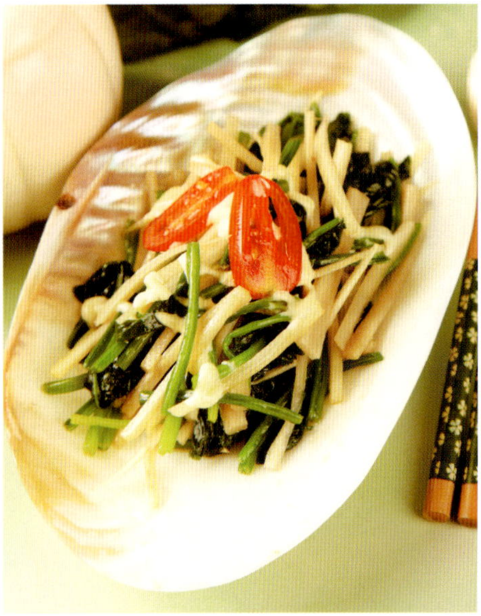

原料 ○ 1人份

菠菜75克，牛蒡85克

调料

盐少许，生抽5毫升，沙拉酱、橄榄油各适量

做法

❶ 将去皮洗净的牛蒡切细丝，洗好的菠菜切长段。

❷ 锅中注水烧开，倒入牛蒡丝，搅匀，煮至断生，捞出，再倒入菠菜段，略焯片刻，捞出。

❸ 取一大碗，倒入牛蒡丝、菠菜段，拌匀，加入盐、生抽、橄榄油，快速搅拌片刻，至食材入味。

❹ 另取一盘，盛入拌好的材料，再挤上少许沙拉酱即可。

烹饪时间 2 分钟；口味酸

胡萝卜苦瓜沙拉

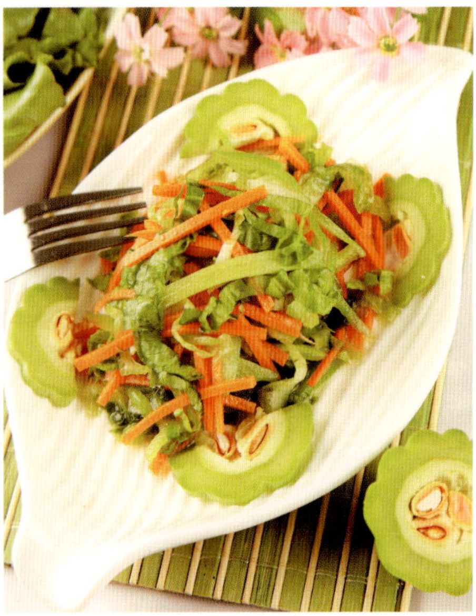

原料 ○ 2人份

生菜、苦瓜各70克，胡萝卜80克，柠檬汁10毫升

调料

橄榄油10毫升，蜂蜜5克，盐少许

做法

❶ 洗净的苦瓜切开去籽，再切丝。

❷ 洗净去皮的胡萝卜切成丝，生菜切成丝，备用。

❸ 锅中注水烧开，加入盐、苦瓜、胡萝卜，煮至断生。

❹ 将食材捞出，放入凉水中过凉，捞出待用。

❺ 取一碗，放入放凉的食材、生菜。

❻ 放入少许盐、柠檬汁、蜂蜜、橄榄油，搅拌匀即可。

洋葱猪皮烧海带

烹饪时间17分钟；口味鲜

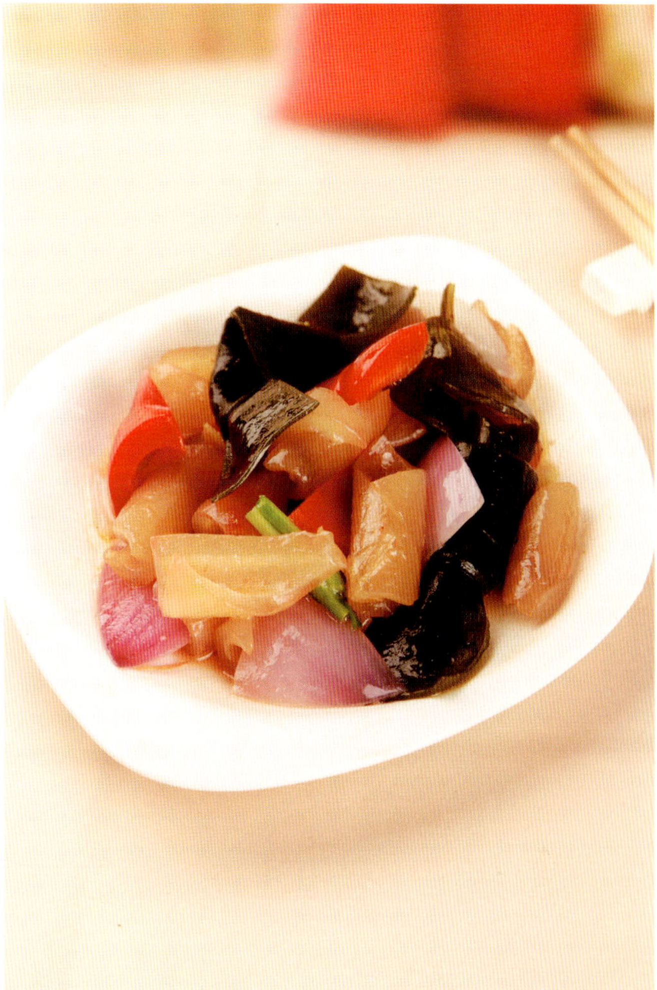

原料 ○ 3人份

猪皮270克，海带结130克，彩椒35克，洋葱55克，姜片、葱叶、葱白各少许

调料

盐、鸡粉各2克，白糖3克，生抽、料酒、水淀粉各4毫升，食用油、胡椒粉各适量

做法

1. 洗净的彩椒切块，洗好去皮的洋葱切片。
2. 锅中注水烧开，放入猪皮、料酒，煮约10分钟，捞出，放凉待用。
3. 将放凉的猪皮切去油脂，再切成小块。
4. 用油起锅，倒入姜片、葱白、猪皮，炒香，加少许清水。
5. 倒入海带结、生抽、盐、鸡粉、白糖，炒匀，焖约5分钟。
6. 倒入洋葱、彩椒，炒至变软，加胡椒粉、水淀粉、葱叶，炒匀即可。

小叮咛 猪皮中含有丰富的胶原蛋白，更年期女性食用可美容养颜，但猪皮上的油脂一定要刮干净，否则会影响菜肴的口感，而且对更年期健康不利。

圣女果芦笋鸡柳

烹饪时间14分钟；口味鲜

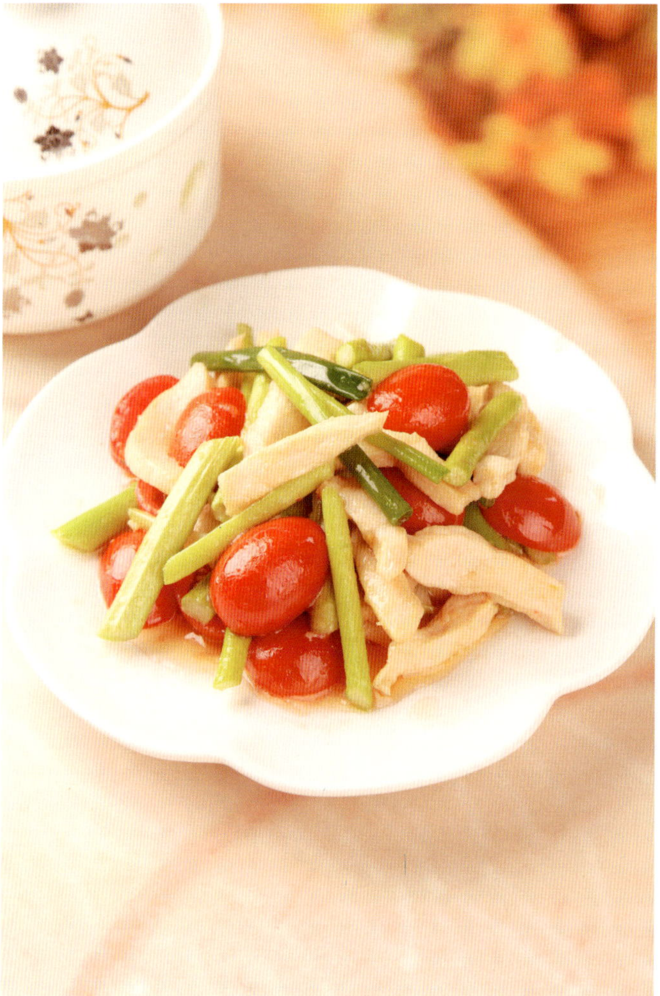

原料 ○ 2人份

鸡胸肉220克，芦笋100克，圣女果40克，葱段少许

调料

盐3克，鸡粉少许，料酒6毫升，水淀粉、食用油各适量

做法

❶ 将洗净的芦笋切长段，圣女果对半切开。
❷ 鸡胸肉切条装碗，加少量盐、水淀粉、料酒，拌匀，腌渍10分钟。
❸ 热锅注油烧热，放入鸡肉条，搅匀，倒入芦笋段，略炸片刻，捞出。
❹ 用油起锅，放入葱段，爆香，倒入炸好的食材、圣女果，炒匀。
❺ 加入余下的盐、鸡粉、料酒，炒匀调味，再用水淀粉勾芡即可。

小叮咛 芦笋具有清热解暑、降压降脂、抗癌、增强机体免疫力等作用，经常食用对预防和缓解冠心病、高血压、疲劳、神经衰弱、水肿、肥胖等症有益。

烹饪时间 32 分钟；口味鲜

粉蒸鸭肉

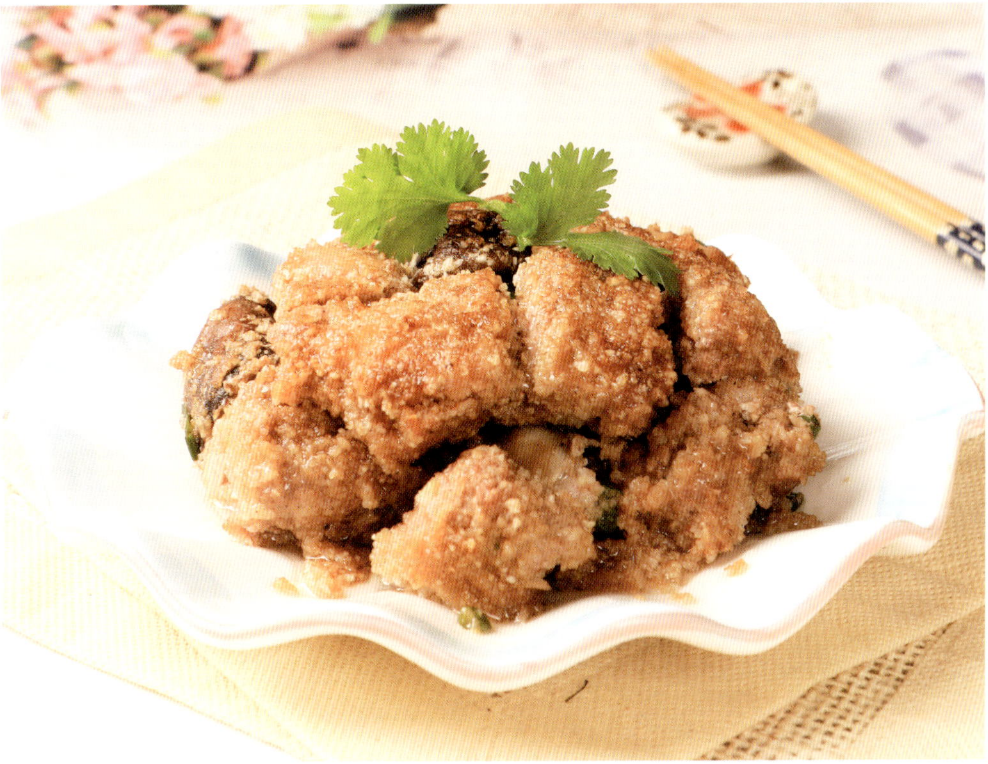

原料 ○ 3 人份

鸭肉350克，蒸肉米粉50克，水发香菇110克，葱花、姜末各少许

调料

甜面酱30克，盐1克，五香粉5克，料酒5毫升

做法

1. 取一个蒸碗，放入鸭肉，加入盐、五香粉、料酒、甜面酱。
2. 倒入香菇、葱花、姜末、蒸肉米粉，搅拌片刻。
3. 取一个碗，放入拌好的鸭肉，待用。
4. 蒸锅中注入适量清水烧开，放入鸭肉，大火蒸30分钟至熟透。
5. 将鸭肉取出，倒扣在盘中即可。

小叮咛 鸭肉富含 B 族维生素和维生素 E，有抗氧化、抗衰老的功效，搭配香菇蒸食，对更年期出现的阴虚烦躁、食欲不振、高血压等症有较好的食疗作用。

烹饪时间 4 分钟；口味鲜

鸡蛋包豆腐

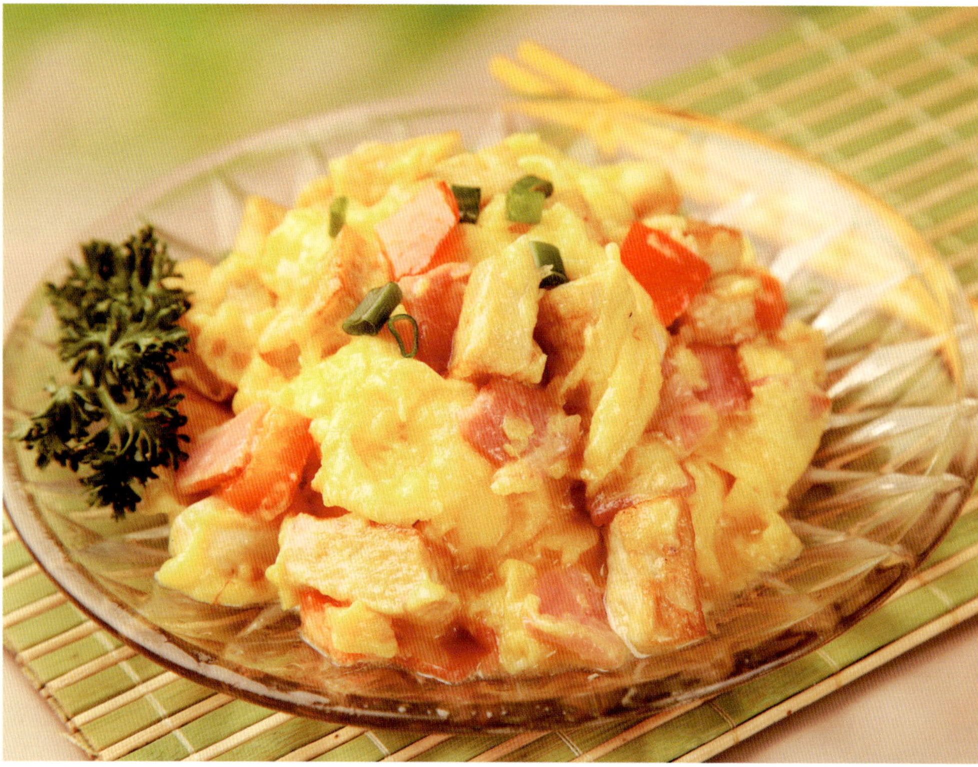

原料 ○ 3 人份

鸡蛋3个，豆腐230克，培根25克，彩椒10克，葱花少许

调料

盐3克，鸡粉少许，食用油适量

做法

1. 洗净的豆腐、彩椒切小块；培根切开，改切成小块，备用。
2. 把鸡蛋打入碗中，加少量盐、鸡粉，调成蛋液。
3. 煎锅中注油烧热，倒入豆腐块，煎至焦黄色。
4. 加入盐、培根，轻轻翻炒一会儿，放入彩椒块，炒至食材熟透。
5. 关火后盛出炒好的材料，装盘待用。
6. 用油起锅，倒入蛋液，用小火煎一会儿，放入炒好的食材，炒匀，关火后盛出，撒上葱花即可。

小叮咛 豆腐搭配一些肉类、鸡蛋食用，能为机体补充丰富的蛋白质，而且味道鲜美，对骨质疏松症也有一定的预防作用。

烹饪时间 12 分钟；口味清淡

木耳枸杞蒸蛋

原料 ○ 2 人份

鸡蛋2个，木耳1朵，水发枸杞少许

调料

盐2克

做法

1. 洗净的木耳切粗条，改切成块。
2. 取一碗，打入鸡蛋，加入盐，搅散。
3. 倒入适量温水，加入木耳，拌匀。
4. 蒸锅注入适量清水烧开。
5. 放入拌好的食材。
6. 盖上盖，用中火蒸10分钟至熟；揭盖，关火后取出蒸好的鸡蛋，放上枸杞即可。

小叮咛 本品具有健脾养胃、益肾润肺、补肝明目等功效，更年期人士食用能增强机体免疫力，清除体内自由基，抵抗疲劳，延缓衰老。

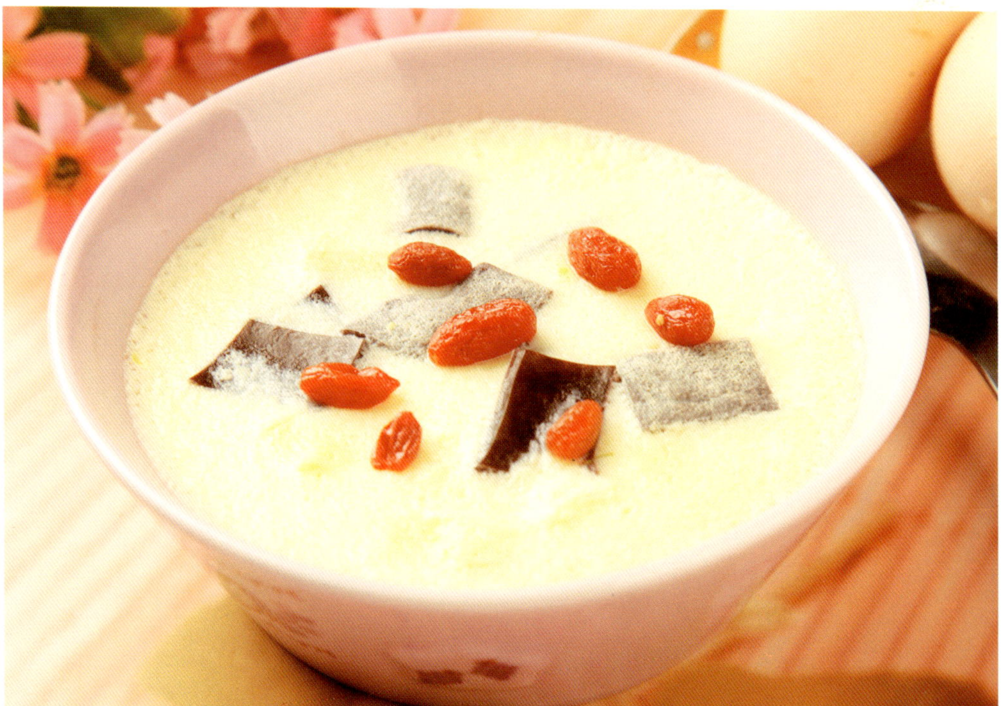

烹饪时间 28 分钟；口味鲜

鱼胶白菜卷

原料 ○ 2 人份

草鱼肉200克，白菜叶70克，红椒末、姜末、葱花各少许，高汤75毫升

调料

盐3克，鸡粉2克，料酒3毫升，水淀粉、食用油各适量

做法

1. 将草鱼肉去皮、刺，剁成泥，装入碗中，撒上部分红椒末、姜末、葱花，加盐、鸡粉、料酒、水淀粉，拌匀，腌渍10分钟，制成馅料。
2. 开水锅中放入白菜叶、少量盐，煮至变软，捞出。
3. 取白菜叶，放入适量馅料，制成数个白菜卷。
4. 蒸锅中注水烧开，放入食材，蒸至熟，取出，放凉后修齐头尾，装盘待用。
5. 锅中倒入高汤，加盐、鸡粉、水淀粉、红椒末、姜末、葱花，调成味汁，浇在盘中即可。

小叮咛 白菜叶煮时可加入少许盐，这样韧性才好，包鱼肉卷时不易破裂；包馅时不要装太多，以免影响外观。

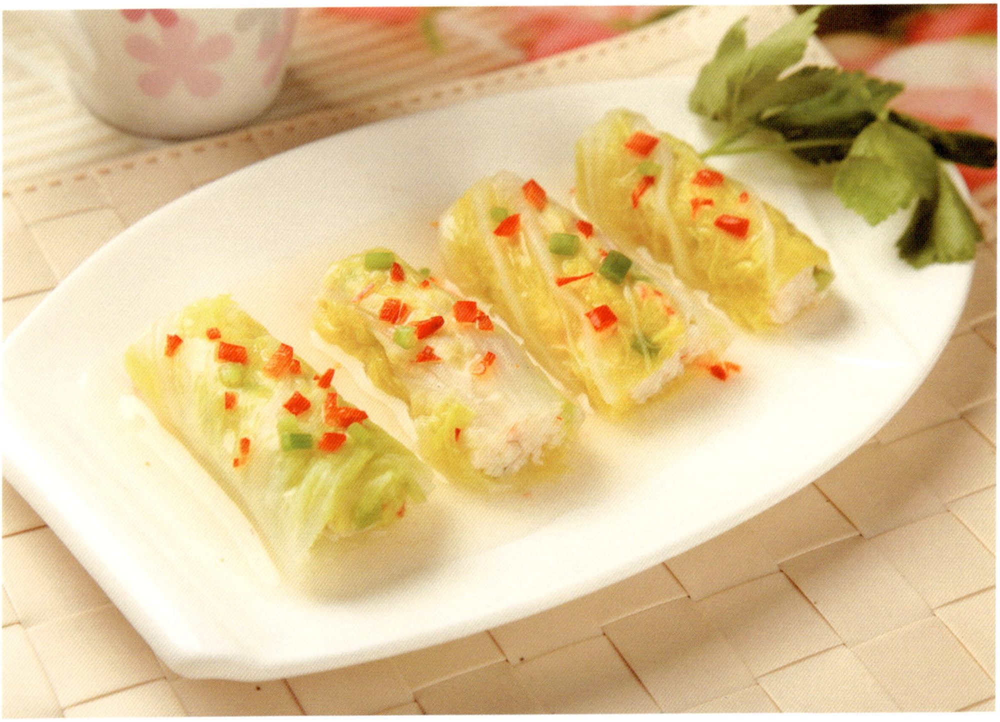

蒜蓉粉丝蒸鱼片

烹饪时间16分钟；口味鲜

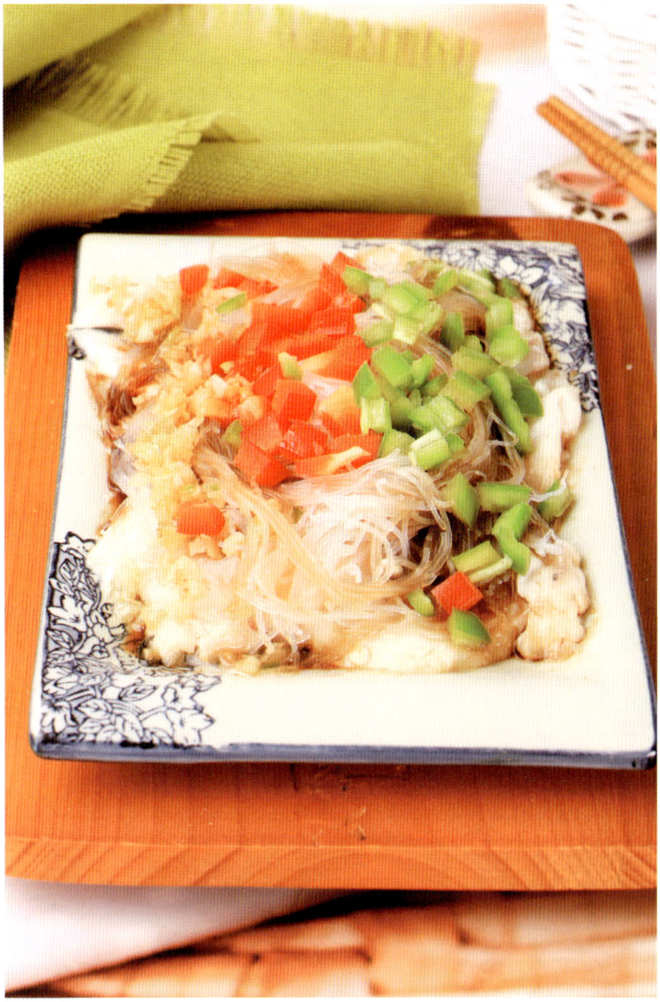

原料 ○ 2人份

草鱼120克，水发粉丝100克，蒜末30克，青椒粒、红椒粒各40克

调料

盐3克，白胡椒粉2克，料酒、蒸鱼豉油各4毫升，食用油适量

做法

1. 将粉丝切小段；处理好的草鱼切片，装入盘中。
2. 放入盐、料酒、白胡椒粉、粉丝、青椒粒、红椒粒。
3. 用油起锅，倒入蒜末，爆香，将炒好的蒜油浇在食材上。
4. 取电蒸笼，放入食材，盖上锅盖，蒸至食材熟透。
5. 掀开锅盖，取出食材，淋上蒸鱼豉油即可。

小叮咛 草鱼含有丰富的蛋白质、钙质和不饱和脂肪酸，且胆固醇低，对降低更年期心脑血管疾病的发病率，调理更年期综合征症状有较好的补益作用。

韭黄炒牡蛎

烹饪时间4分钟；口味鲜

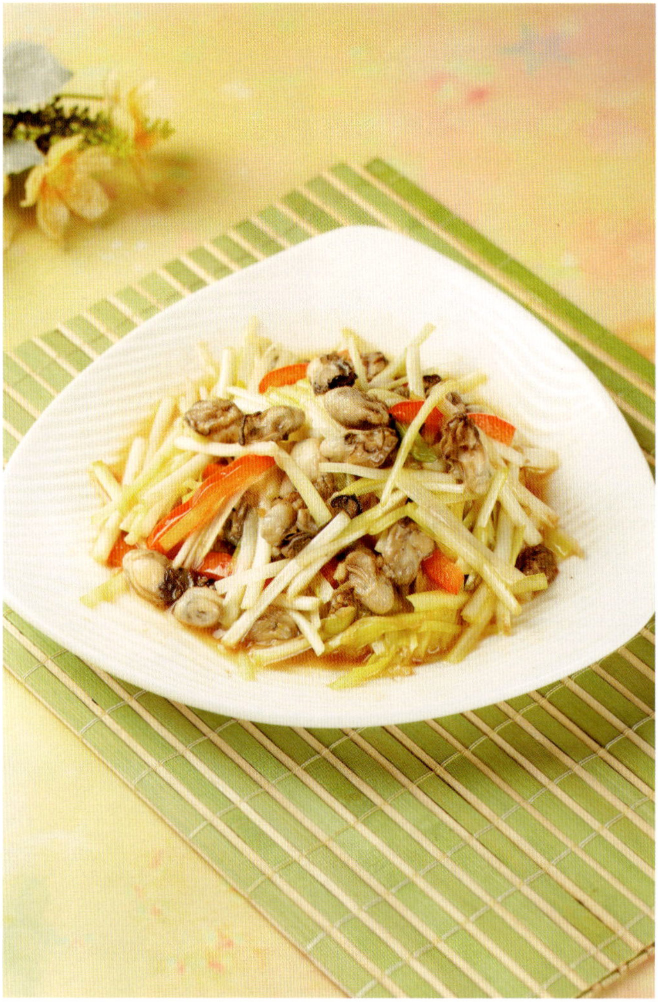

原料 ○ 4人份

牡蛎肉400克，韭黄200克，彩椒50克，姜片、蒜末、葱花各少许

调料

生粉15克，生抽8毫升，鸡粉、盐、料酒、食用油各适量

做法

❶ 洗净的韭黄切段，洗好的彩椒切条，装入盘中，备用。
❷ 牡蛎肉装碗，加少许料酒、鸡粉、盐、生粉，拌匀。
❸ 锅中注水烧开，倒入牡蛎，拌匀，汆片刻，捞出。
❹ 用油起锅，放入姜片、蒜末、葱花，爆香，倒入牡蛎，炒匀。
❺ 加生抽、料酒，炒匀提味，放入彩椒、韭黄段，翻炒均匀。
❻ 加入鸡粉、盐，炒匀调味，关火后盛出即可。

小叮咛 牡蛎性微寒，味甘咸，有养血活血、滋阴润燥的功效，给阴虚内热、烦热失眠、心神不安的更年期者食用更佳。

烹饪时间 18 分钟；口味鲜

燕窝百花豆腐

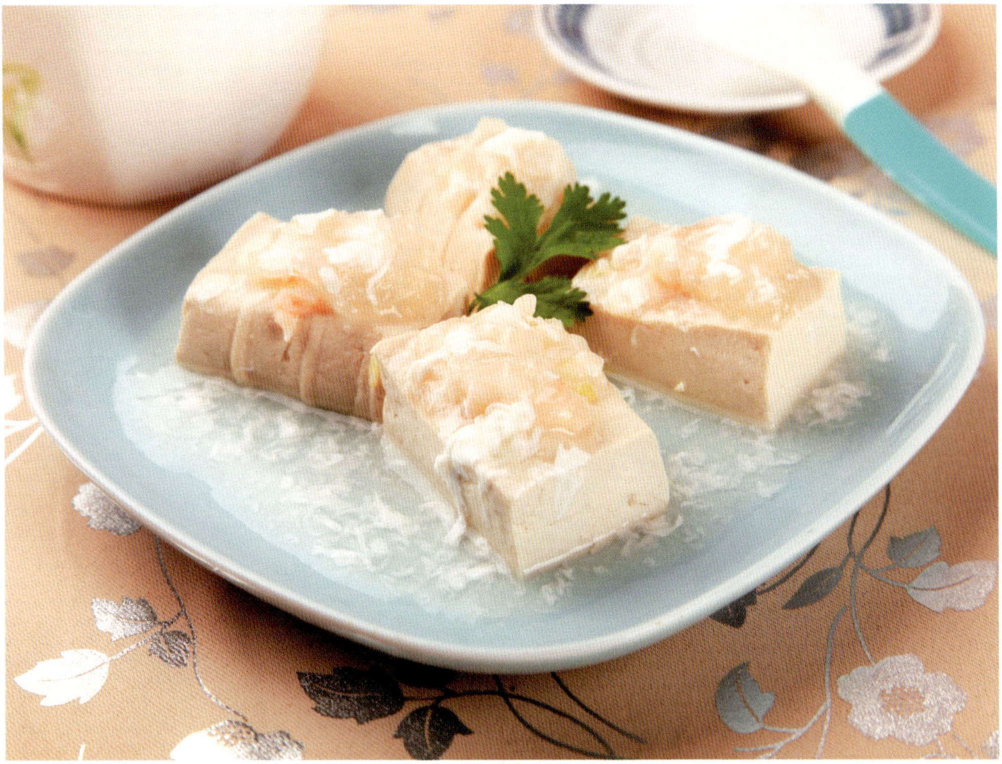

原料 ○ 3人份

新鲜墨鱼200克，虾仁120克，白菜70克，豆腐270克，蛋清30毫升，水发燕窝、鲜汤各适量

调料

盐、鸡粉各2克，料酒、水淀粉各适量

做法

❶ 将虾仁切成泥，墨鱼剁成末，白菜切碎末。
❷ 豆腐切成长方形，在中间挖出孔洞。
❸ 锅中注水烧开，倒入白菜，煮至断生，捞出。
❹ 取一碗，放入虾泥、墨鱼、白菜、盐、鸡粉。
❺ 倒入料酒、蛋清、水淀粉，拌匀，制成馅料。
❻ 取蒸盘，放入豆腐块，填上馅料，点缀上燕窝，置于蒸锅中，蒸至熟后取出。
❼ 锅中倒入鲜汤，加盐、鸡粉、水淀粉、蛋清，调成味汁，浇在菜肴上即可。

小叮咛 墨鱼含有丰富的蛋白质、维生素和矿物质，对人体有较强的补益作用，而且它还是治疗女性贫血和闭经的佳品，本品尤其适宜更年期女性食用。

烹饪时间 17 分钟；口味鲜

紫菜笋干豆腐煲

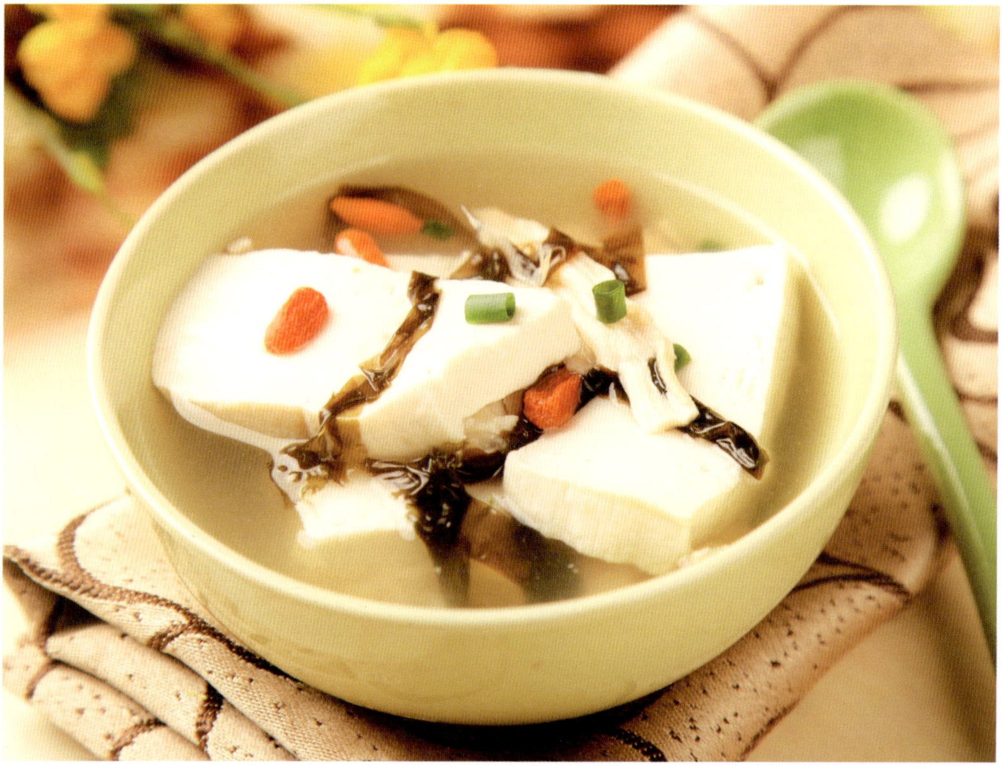

原料 ○ 1人份

豆腐150克，笋干粗丝30克，虾皮10克，水发紫菜、枸杞各5克，葱花2克

调料

盐、鸡粉各2克

做法

1. 洗净的豆腐切片。
2. 砂锅中注入适量清水烧热，倒入备好的笋干、虾皮、豆腐，拌匀。
3. 加入部分盐、鸡粉，拌匀。
4. 盖上盖，用大火煮15分钟至食材熟透；揭盖，倒入枸杞、紫菜，加入剩余的盐、鸡粉，拌匀。
5. 关火后盛出煮好的汤，装入碗中，撒上备好的葱花即可。

小叮咛 紫菜富含钙、碘、铁等营养成分，可改善更年期缺钙的症状，增强机体免疫力，降低更年期骨质疏松症的发病率。

烹饪时间 36 分钟；口味甜

桂圆红枣藕粉羹

原料 ○ 1人份

水发糯米60克，藕粉55克，红枣、桂圆肉各少许

调料

冰糖30克

做法

1. 把藕粉装入碗中，加入少许清水，搅匀，待用。
2. 砂锅中注入适量清水烧热，倒入桂圆肉、红枣、洗好的糯米，搅匀。
3. 盖上盖，烧开后用小火煮约35分钟至其熟软。
4. 揭盖，倒入冰糖，搅匀，煮至溶化。
5. 倒入备好的藕粉，快速搅匀，使汤汁更浓稠。
6. 关火后盛出煮好的藕粉羹，装入碗中，待稍凉后即可食用。

小叮咛 桂圆含有蛋白质、葡萄糖、蔗糖及多种维生素和微量元素，具有补益心脾、安神助眠、润肤美容等功效，对改善更年期女性面色无华、心悸失眠、精神不振等症有益。

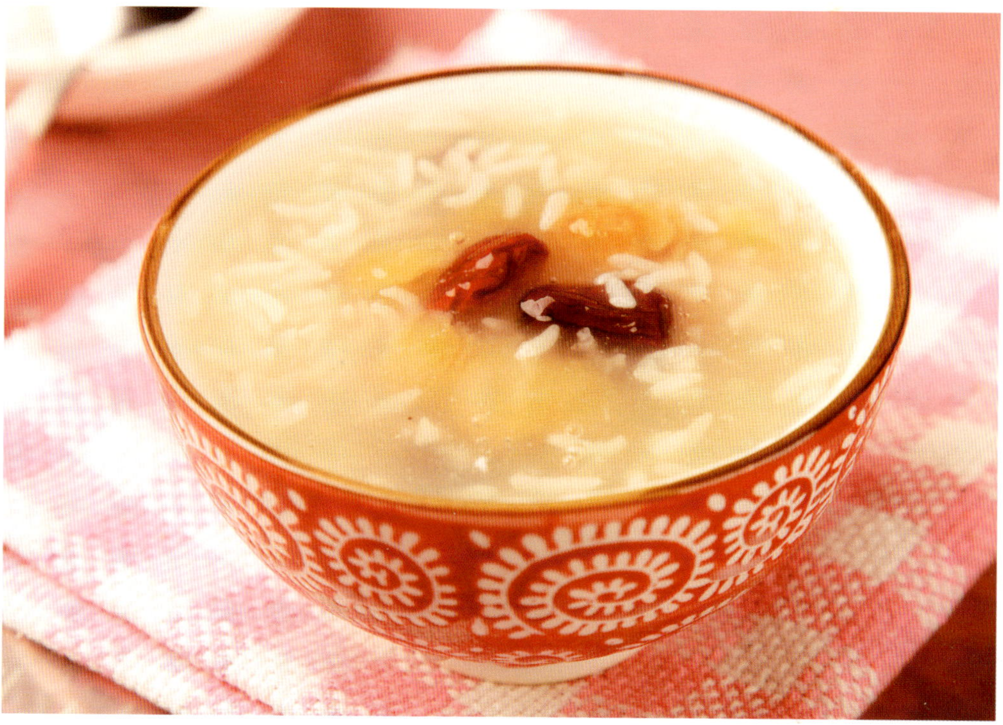

银耳山药甜汤

烹饪时间36分钟；口味甜

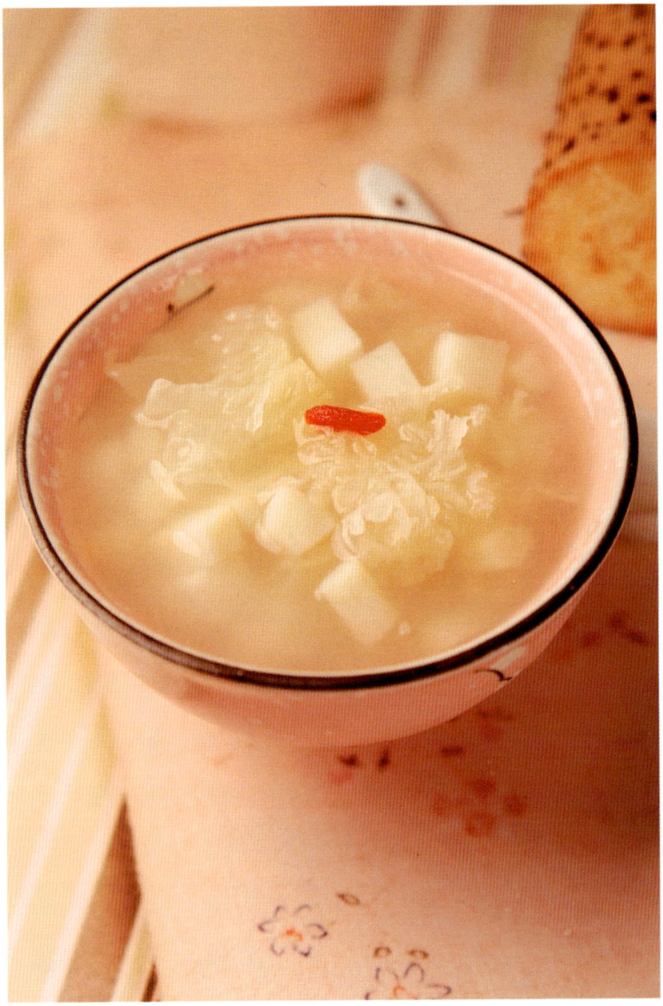

原料 ○ 2人份

水发银耳160克，山药180克

调料

白糖、水淀粉各适量

做法

❶ 将去皮洗净的山药切片，改切成小块。
❷ 洗净的银耳去除根部，改切成小朵。
❸ 砂锅中注水烧热，倒入切好的山药、银耳，拌匀。
❹ 盖上盖，烧开后用小火煮约35分钟，至食材熟软。
❺ 揭盖，加入少许白糖、水淀粉，拌匀，煮至汤汁浓稠。
❻ 关火后盛出煮好的甜汤即可。

小叮咛 银耳有润肺止咳、滋阴生津、益气和血、健脑强心的作用，对更年期肺肾阴虚、口干燥热等症状有改善作用，可常食。

烹饪时间 31 分钟；口味鲜

燕窝萝卜香菇汤

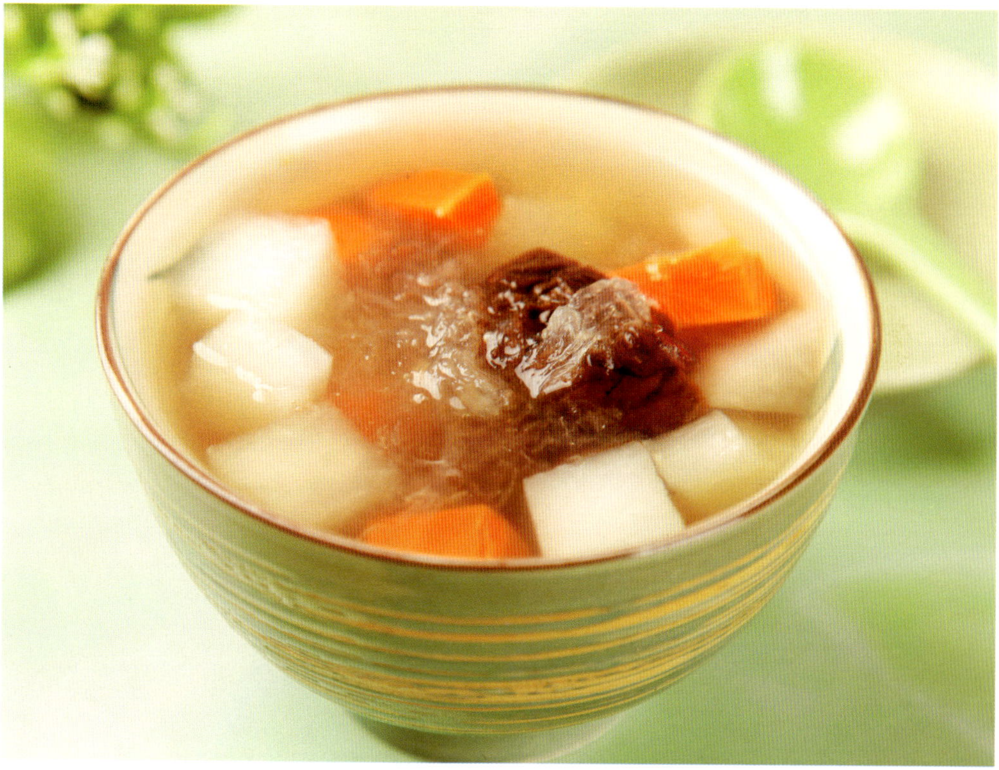

原料 ○ 1人份

白萝卜65克，胡萝卜85克，水发香菇35克，水发燕窝20克

调料

盐2克，鸡粉、胡椒粉各少许

做法

1. 将洗好的白萝卜、胡萝卜切成丁。
2. 洗好的香菇切小块，备用。
3. 砂锅中注水烧热，倒入白萝卜、胡萝卜、香菇，拌匀。
4. 盖上盖，烧开后用小火煮约15分钟。
5. 揭盖，倒入洗好的燕窝，续煮至食材熟透。
6. 加入盐、鸡粉、胡椒粉，拌匀调味，关火后盛出即可。

小叮咛 燕窝性平味甘，有滋阴润燥、益气养心、添精补髓、补血养血的功效，是滋补佳品，尤其适宜于体质虚弱、表虚多汗的更年期人士食用。

烹饪时间 54 分钟；口味鲜

淡菜海带排骨汤

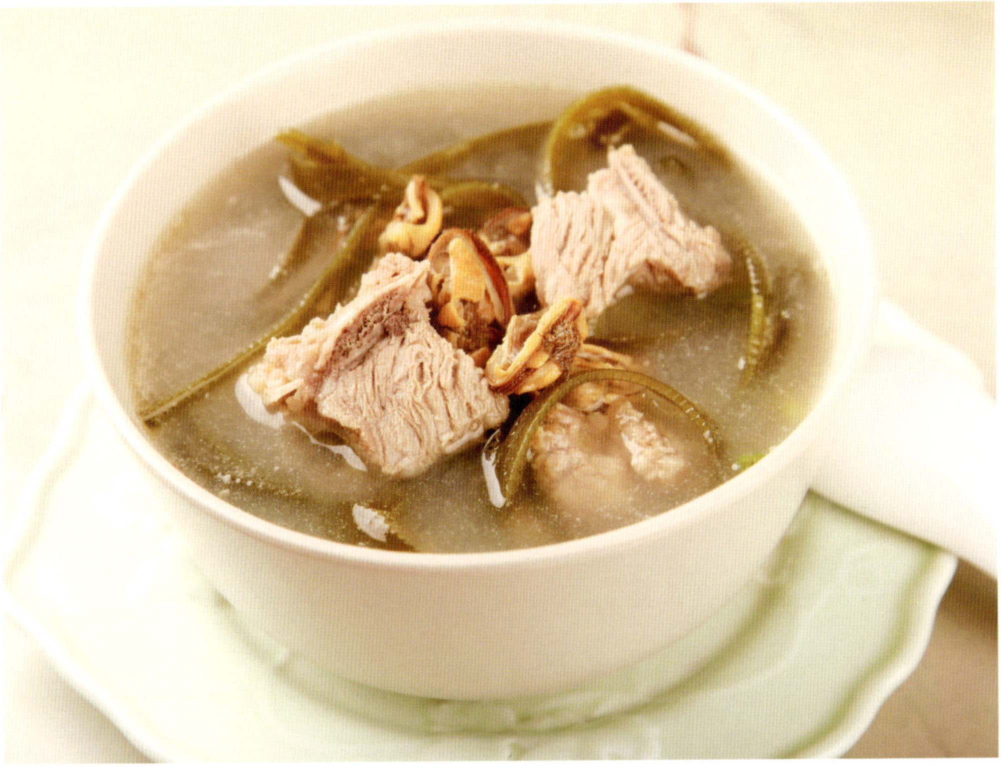

原料 ◦ 3 人份

排骨段260克，水发海带丝150克，淡菜40克，姜片、葱段各少许

调料

盐、鸡粉各2克，胡椒粉少许，料酒7毫升

做法

❶ 锅中注入适量清水，用大火烧开。

❷ 放入备好的排骨段，淋入少许料酒，拌匀，汆去血水，捞出食材。

❸ 砂锅中注水烧热，倒入汆好的排骨段。

❹ 放入姜片、葱段、淡菜、海带丝、料酒，拌匀。

❺ 盖上盖，烧开后用小火煮约50分钟至食材熟透。

❻ 揭盖，加入盐、鸡粉、胡椒粉，拌匀，续煮片刻，关火后盛出即可。

小叮咛 海带和淡菜中均含有丰富的碘和不饱和脂肪酸，常食不但可以促进机体新陈代谢，有助于消脂减肥，还能有效降血压和降血脂。

枸杞木耳乌鸡汤

烹饪时间122分钟；口味鲜

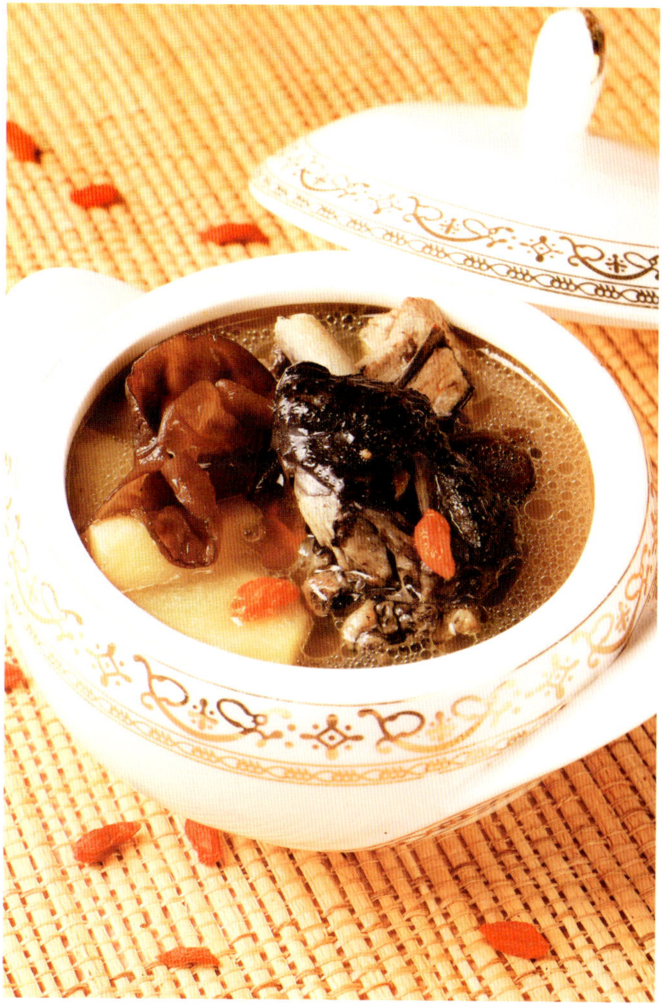

原料 ○ 3人份

乌鸡400克，木耳40克，枸杞10克，姜片少许

调料

盐3克

做法

1. 锅中注入适量清水，用大火烧开，倒入乌鸡，搅匀，汆去血水，捞出待用。
2. 砂锅中注入适量清水，用大火烧热。
3. 倒入乌鸡、木耳、枸杞、姜片，搅拌匀。
4. 盖上盖，煮开后转小火煮2小时至熟透。
5. 揭盖，加入盐，搅拌片刻，关火后盛出即可。

小叮咛 本品具有清肠解毒、补脾养肾、补血养颜等功效，对更年期面色萎黄或苍白、面部长斑、头晕乏力、心烦失眠、腰膝酸痛等症均有改善效果。

口蘑嫩鸭汤

烹饪时间10分钟；口味鲜

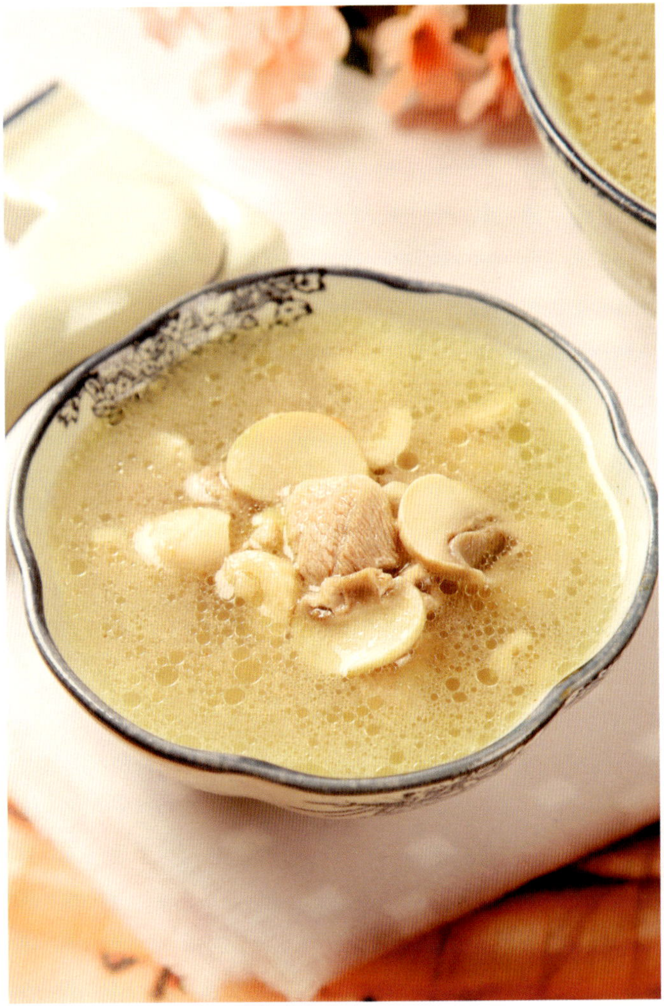

原料 ○ 3人份

口蘑150克，鸭肉300克，高汤600毫升，葱段、姜片各少许

调料

盐2克，生粉3克，料酒5毫升，鸡粉、胡椒粉、食用油各适量

做法

❶ 洗净的口蘑切成片；鸭肉切成片，装入碗中。

❷ 加入少许盐、料酒、生粉，拌匀至起浆。

❸ 锅中注水烧开，倒入鸭肉片，汆片刻，捞出。

❹ 用油起锅，倒入姜片、葱段，爆香，放入鸭肉片。

❺ 加入高汤、口蘑、盐，煮约5分钟。

❻ 加入鸡粉、胡椒粉，拌匀，关火后盛出即可。

小叮咛 口蘑中富含微量元素硒，可帮助清除体内代谢垃圾，增强机体免疫力，预防多种更年期慢性病的发生；而且口蘑属于低热量食物，可以防止发胖。

烹饪时间 8 分钟；口味鲜

苹果炖鱼

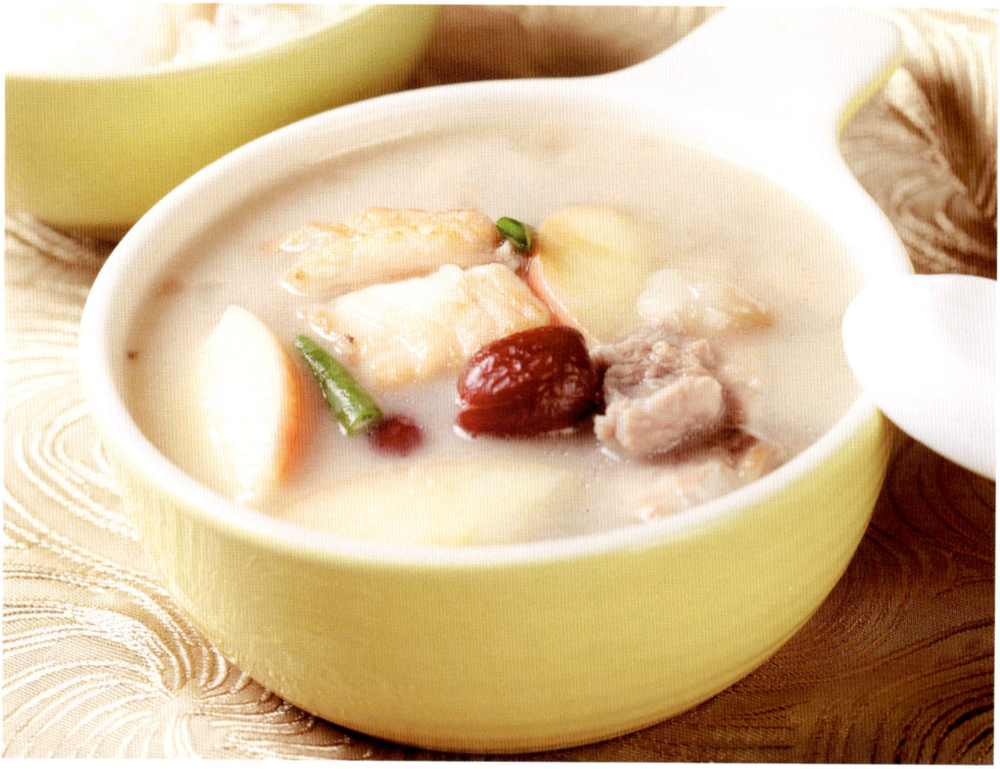

原料 ○ 2 人份

草鱼肉150克，猪瘦肉、苹果各50克，红枣10克，姜片少许

调料

盐3克，鸡粉4克，料酒8毫升，水淀粉3毫升，食用油适量

做法

❶ 苹果切开，去核，切小块；草鱼肉切块；红枣切开，去核。

❷ 瘦肉切块装碗，加少量盐、鸡粉、水淀粉，拌匀，腌至入味。

❸ 用油起锅，放入姜片，爆香，倒入草鱼块，煎至两面微黄。

❹ 加入料酒、清水、红枣、余下的盐和鸡粉，拌匀。

❺ 倒入腌好的瘦肉，盖上盖，焖煮约5分钟至熟。

❻ 揭盖，倒入苹果块，煮1分钟，关火后盛出即可。

小叮咛 此膳具有健脾养胃、补心养气、保肝护肾等功效，尤其对因肾亏体虚或睡眠不足引起的黑眼圈有明显的改善作用。

烹饪时间 2 分钟；口味甜

猕猴桃雪梨汁

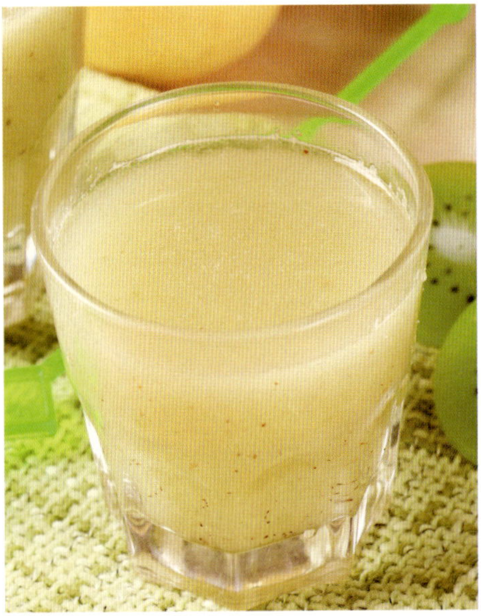

原料 ○ 2 人份

猕猴桃块180克，雪梨块250克

调料

白糖2克

做法

1. 取榨汁机，倒入备好的猕猴桃块、雪梨块。
2. 加入白糖，注入适量清水。
3. 选择“榨汁”功能，开始榨汁。
4. 待榨汁机运转约30秒，即成果汁。
5. 将榨汁机断电，取下量杯。
6. 将榨好的果汁倒入杯中即可。

烹饪时间 3 分钟；口味甜

蜂蜜雪梨莲藕汁

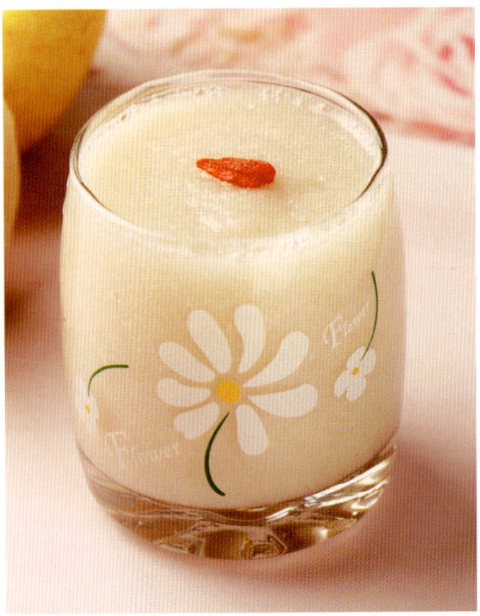

原料 ○ 3 人份

莲藕300克，雪梨200克

调料

蜂蜜20克

做法

1. 洗净去皮的雪梨取果肉，切成丁；莲藕切成丁。
2. 锅中注水烧开，倒入藕丁，煮至七八成熟，捞出。
3. 取榨汁机，倒入莲藕、雪梨、适量矿泉水。
4. 盖上盖，运转榨汁机，榨取蔬果汁。
5. 揭开盖，加入备好的蜂蜜，再次运转榨汁机，搅拌匀。
6. 断电后揭盖，把榨好的蔬果汁倒入杯中即可。

百合葡萄糖水

烹饪时间12分钟；口味甜

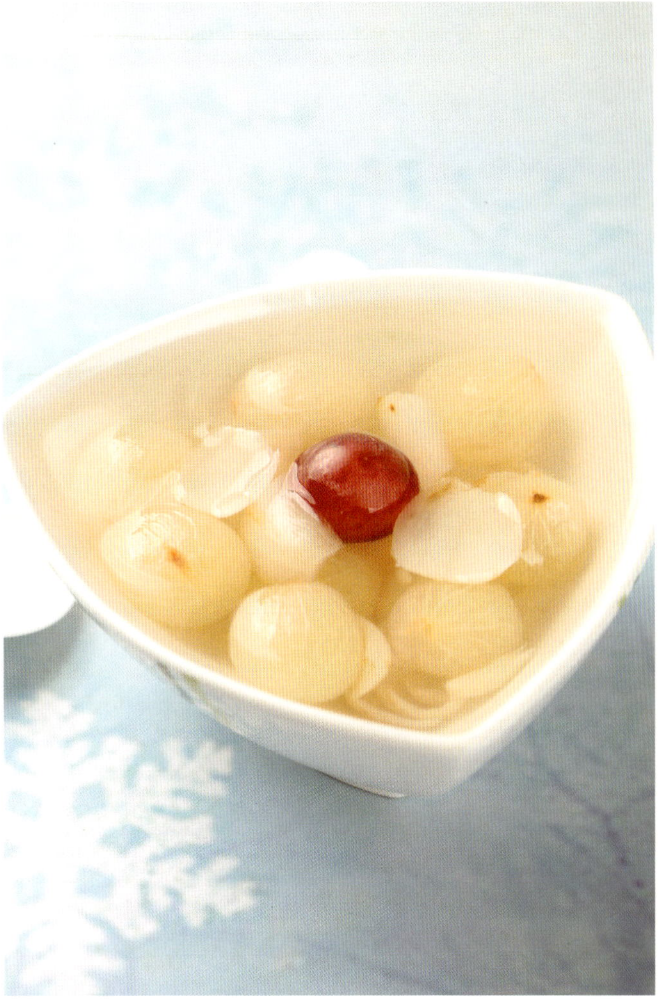

原料 ○ 1人份

葡萄100克，鲜百合80克

调料

冰糖20克

做法

1. 将洗净的葡萄剥去果皮，果肉装入碗中，待用。
2. 砂锅中注入适量清水烧开，倒入备好的百合、葡萄。
3. 盖上盖，煮沸后转小火煮约10分钟，至食材析出有效成分。
4. 揭盖，倒入冰糖，搅拌匀，续煮片刻，至冰糖完全溶化。
5. 关火后盛出煮好的葡萄糖水，装入碗中即可。

小叮咛 鲜百合具有滋阴润肺、养心安神的功效，对更年期阴虚久咳、虚烦惊悸、失眠多梦、精神恍惚等症状有较好的缓解作用。

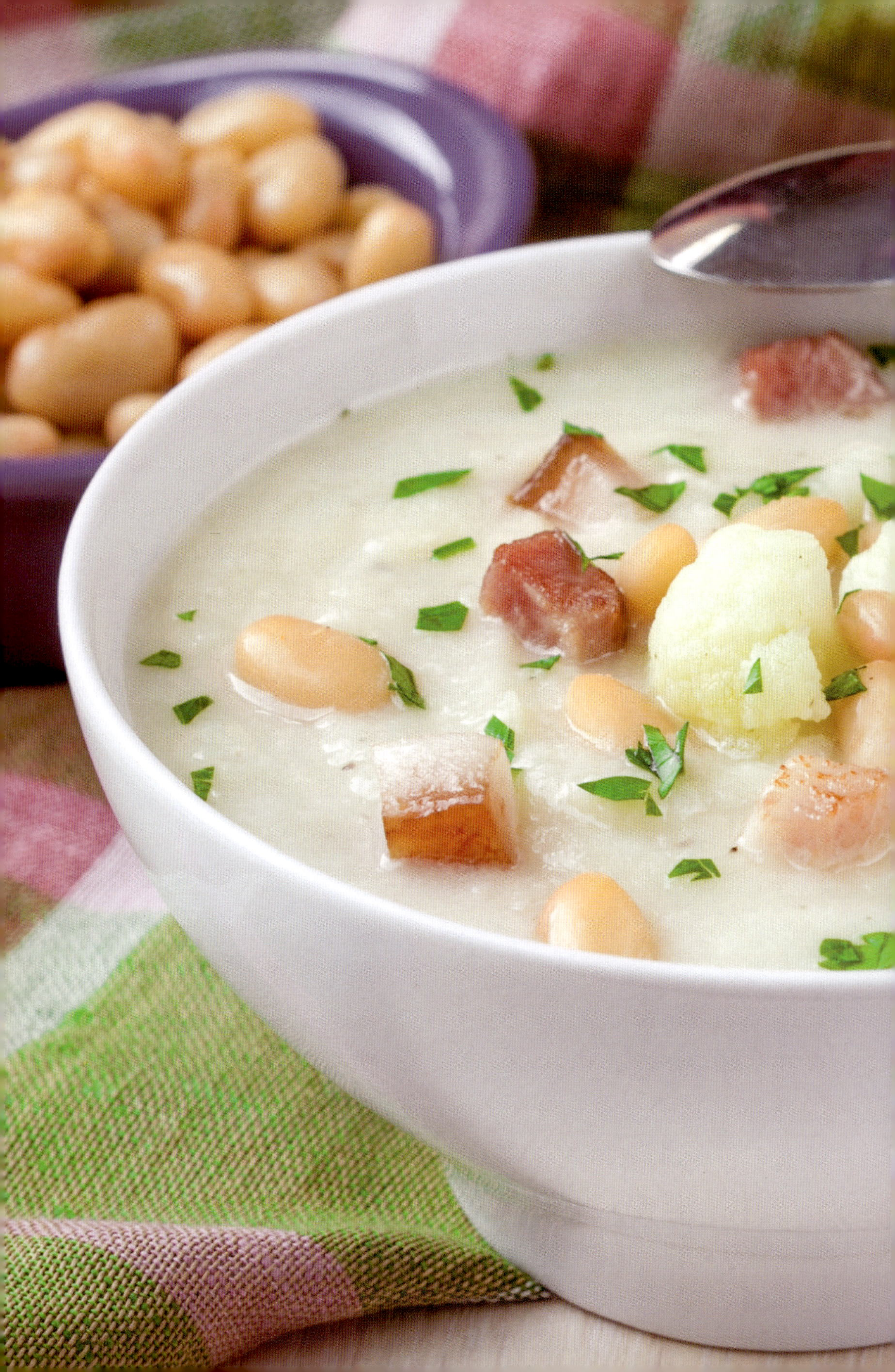

Part 6

吃对食物，健康长寿有活力

人体衰老是不可逆转的发展过程。步入老年，人体的种种生理功能都会出现明显的衰退，各种健康问题随之而来。吃对一日三餐是身体健康的基础，对改善老年人的营养状况、增强免疫力、抗老防衰、延年益寿有重要作用。

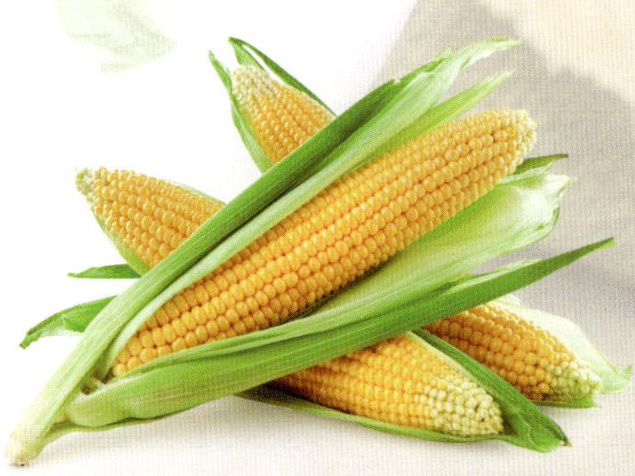

老年人吃对食物之关键

营养均衡，控制脂肪的摄入量

食物来源丰富多样、营养素搭配合理，可保证老年人合理摄取到多种营养素，满足身体代谢所需。同时，要少吃高脂肪、高胆固醇的肥肉、动物内脏等食物，避免引起高血脂、高血压等症。

食物要粗细搭配、清淡、易消化

老年人选择食物宜粗细搭配，适量补充膳食纤维。食物烹调宜少盐、少糖、少煎炸，并注意少量多餐、进食时细嚼慢咽，以保证健康，预防各种慢性病的发生。

进补要适当

老年人进补需遵循辨证进补的原则，根据自己的体质、身体状况顺时而补，才能达到好的进补效果。老年人进补切忌急补、大补和随意进补。

推荐食谱

烹饪时间16分钟；口味甜

黑芝麻花生豆浆

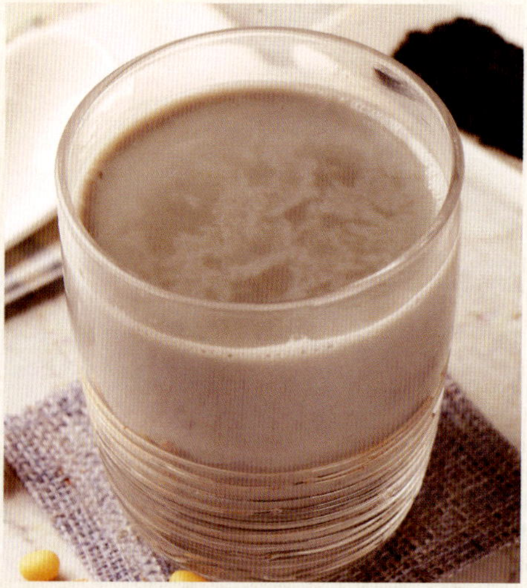

原料 2人份

黄豆50克，花生米、黑芝麻各30克

调料

冰糖适量

做法

1. 将泡好的黄豆倒入碗中，放入花生米，加适量清水，搓洗干净，沥干。
2. 取豆浆机，倒入洗好的材料、黑芝麻、冰糖、适量清水。
3. 盖上豆浆机机头，开始榨取豆浆。
4. 待豆浆机运转约15分钟，取下机头，滤取豆浆。
5. 将滤好的豆浆倒入杯中，用汤匙捞去浮沫即可。

板栗燕麦豆浆

烹饪时间16分钟；口味清淡

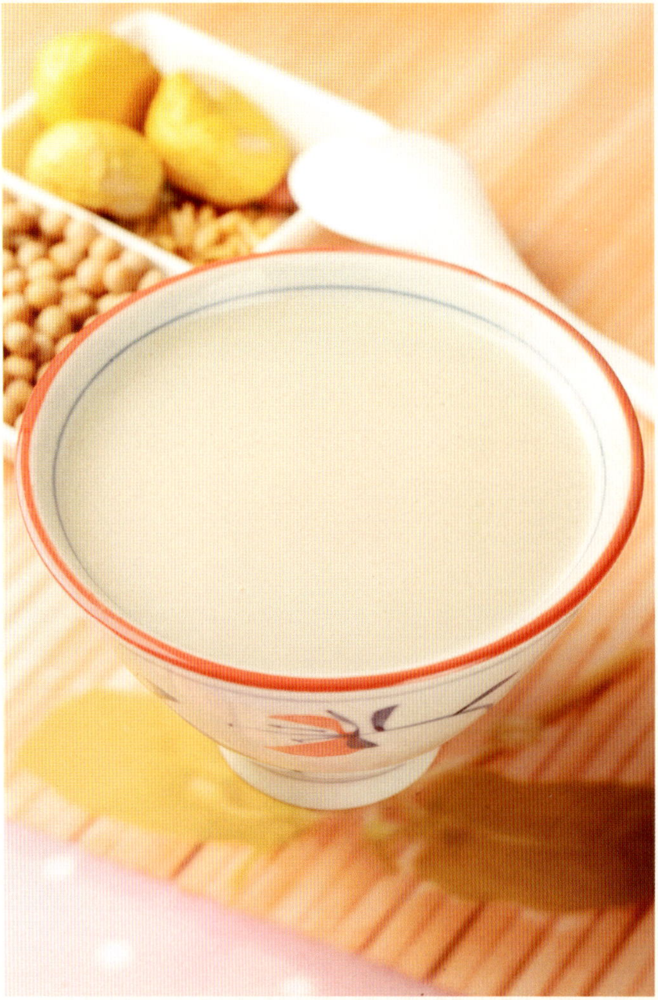

原料 ○ 2人份

水发黄豆50克，板栗肉20克，水发燕麦30克

调料

白糖适量

做法

❶ 将洗净的板栗肉切成小块，备用。

❷ 取一碗，放入黄豆、燕麦，加入清水，搓洗干净，放入滤网中，沥干水分。

❸ 取豆浆机，倒入洗好的食材、板栗块、适量清水。

❹ 盖上豆浆机机头，开始榨取豆浆。

❺ 待豆浆机运行15分钟，取下机头，滤取豆浆。

❻ 将滤好的豆浆倒入碗中，加入白糖，搅拌至其溶化即可。

小叮咛 燕麦含有氨基酸、亚油酸、纤维素、维生素 B_1、钙、磷、钾、镁等成分，老年人适当食用，对降低胆固醇、降低血糖、预防骨质疏松、缓解便秘有一定的食疗功效。

烹饪时间 5 分钟；口味清淡

玉米燕麦粥

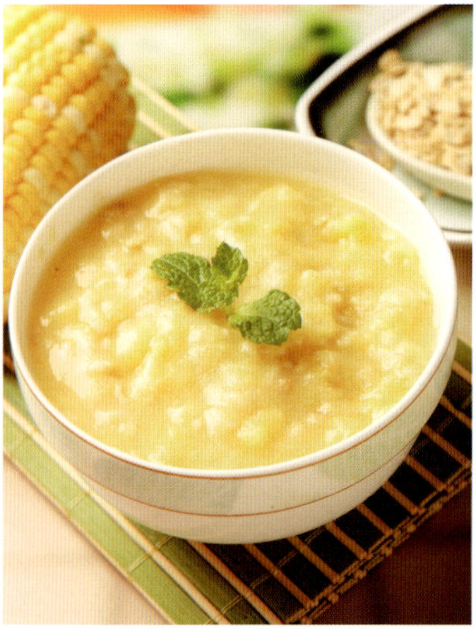

原料 ○ 2人份

玉米粉100克，燕麦片80克

做法

1. 取一碗，倒入玉米粉，注入适量清水，搅拌均匀，制成玉米糊。
2. 砂锅中注入适量清水烧开，倒入燕麦片。
3. 加盖，大火煮3分钟至熟。
4. 揭盖，加入玉米糊，拌匀，稍煮片刻至食材熟软。
5. 关火后将煮好的粥盛出，装入碗中即可。

烹饪时间 35 分钟；口味清淡

黑芝麻核桃粥

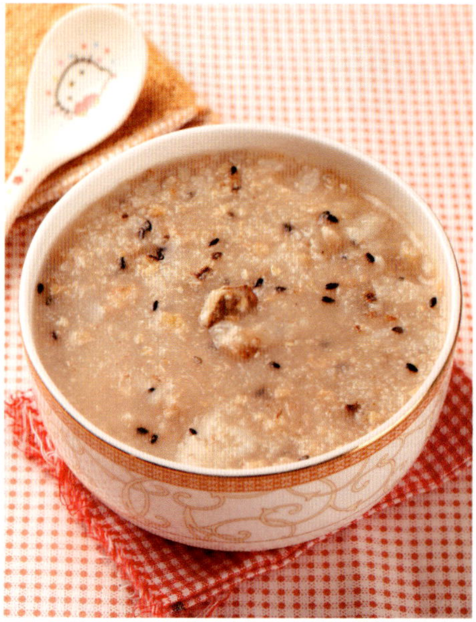

原料 ○ 2人份

黑芝麻15克，核桃仁30克，糙米120克

调料

白糖6克

做法

1. 将核桃仁倒入木臼，压碎，装入碗中，待用。
2. 汤锅中注入适量清水烧热。
3. 倒入洗净的糙米，拌匀，煮30分钟至熟软。
4. 倒入备好的核桃仁，拌匀，续煮至食材熟烂。
5. 倒入黑芝麻，搅匀，加入白糖，拌匀，煮至白糖溶化。
6. 关火后盛出煮好的粥，装入碗中，待稍凉即可食用。

烹饪时间 65 分钟；口味甜

玉米南瓜大麦粥

原料 ○ 5 人份

水发大米200克，去皮南瓜、玉米粒、水发大麦各150克

做法

1. 洗净去皮的南瓜切成块，待用。
2. 砂锅中注入适量清水用大火烧开，倒入备好的大麦、大米，搅匀。
3. 盖上锅盖，大火煮开后转小火煮30分钟。
4. 掀开锅盖，倒入洗净的玉米粒、南瓜，搅拌匀。
5. 盖上锅盖，续煮30分钟至熟软。
6. 掀开锅盖，搅拌片刻，关火后将煮好的粥盛出，装入碗中即可。

小叮咛 大麦中含有丰富的 B 族维生素和膳食纤维，搭配南瓜、玉米煮粥，可润肠通便，预防脑功能退化，延缓人体衰老。

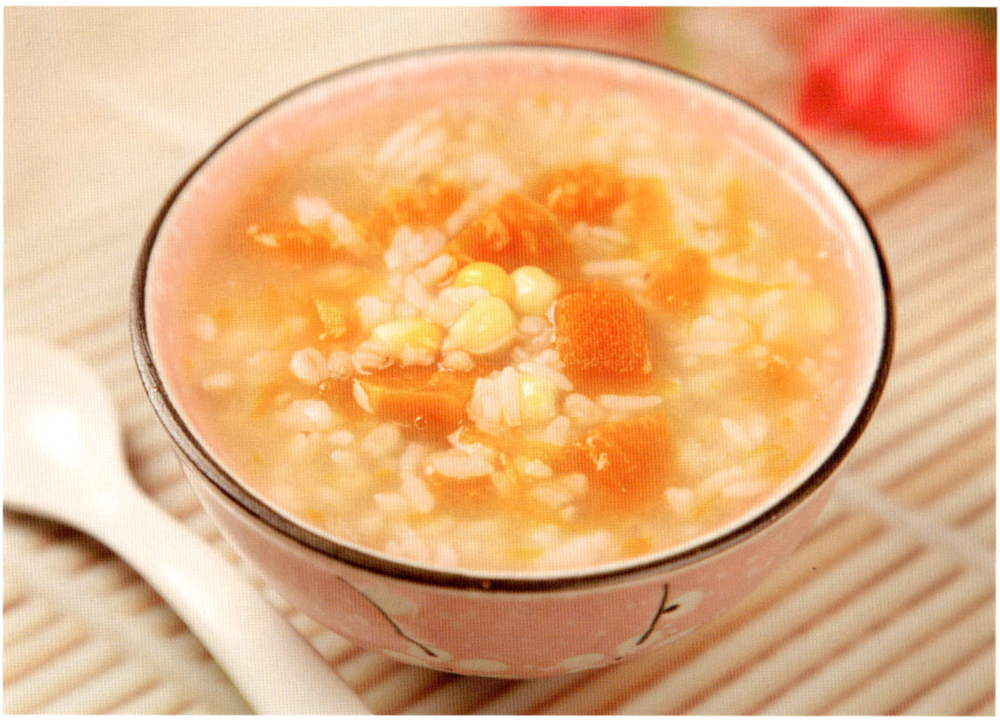

上海青鸡丝干贝粥

烹饪时间42分钟；口味鲜

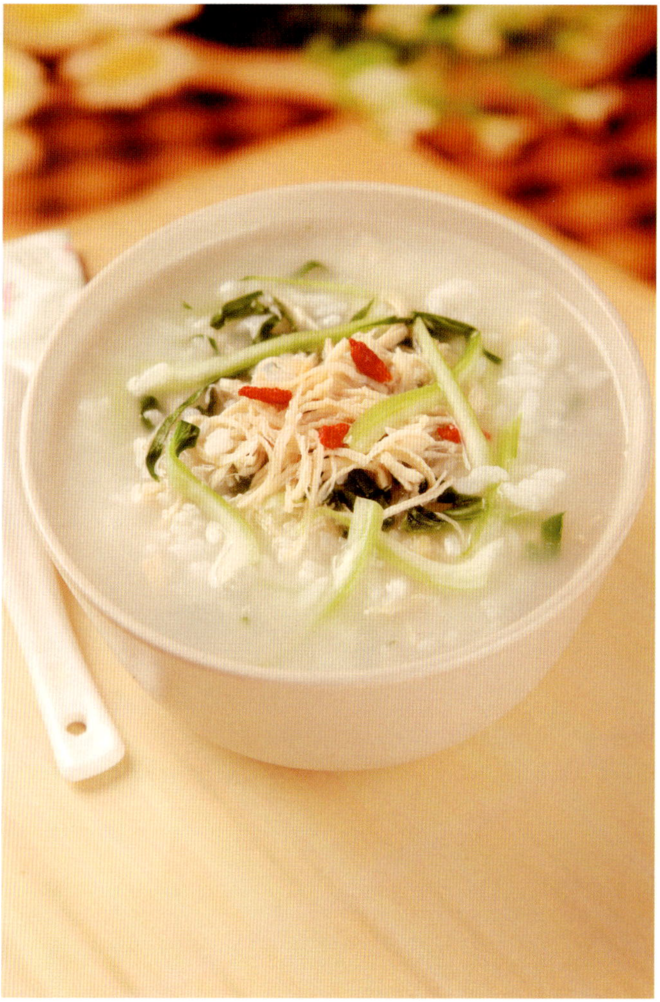

原料 ○ 3人份

水发大米220克，熟鸡胸肉50克，上海青45克，干贝碎30克

调料

盐2克，鸡粉少许

做法

❶ 洗净的上海青切段，再切细丝；熟鸡胸肉撕成丝。
❷ 砂锅中注水烧热，倒入大米、干贝碎，拌匀。
❸ 煮约30分钟，至米粒变软，倒入鸡肉丝，续煮10分钟。
❹ 加入盐、鸡粉，拌匀调味。
❺ 倒入切好的上海青，拌匀，煮至断生。
❻ 关火后盛出煮好的粥，装入碗中即可。

小叮咛 干贝具有滋阴补肾、调中下气、利五脏的功效，对头晕目眩、脾胃虚弱、营养不良、气血不足、夜尿频多、高血脂、动脉硬化等病症有一定的食疗作用。

烹饪时间 3 分钟；口味清淡

嫩南瓜豆腐饼

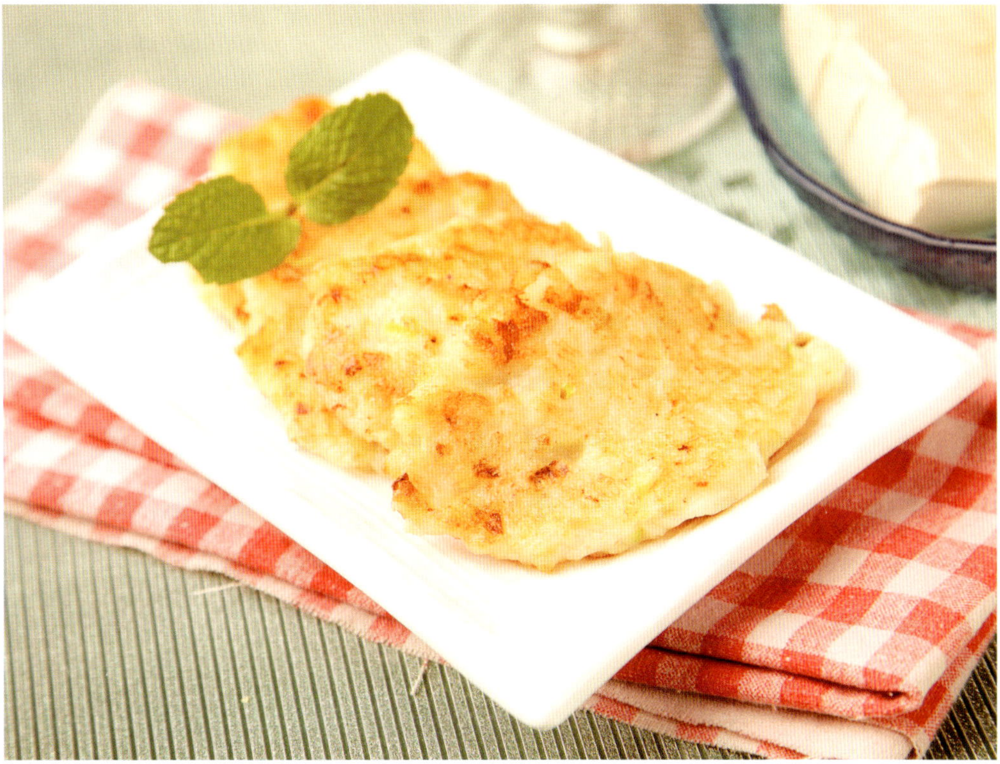

原料 ○ 2人份

嫩南瓜、面粉各100克，豆腐90克

调料

盐1克，葡萄籽油10毫升

做法

❶ 洗净的嫩南瓜去皮，切碎。

❷ 洗好的豆腐装碗，用筷子夹碎，倒入切好的南瓜碎、面粉。

❸ 边倒入少许清水边不停搅拌，拌匀食材。

❹ 加入盐，搅匀成饼糊。

❺ 热锅中倒入葡萄籽油，取适量饼糊放入锅中，煎至两面焦黄。

❻ 将煎好的嫩南瓜豆腐饼盛出，装入盘中即可。

小叮咛 豆腐是我国传统食品，美味又养生，其不含胆固醇，有利于降低血脂，保护血管细胞，预防心血管疾病，适合老年人群食用。

烹饪时间 35 分钟；口味甜

双拼桂花糯米藕

原料 ○ 2人份

去皮莲藕250克，水发糯米、水发黑米各50克，去皮白萝卜、糖桂花各15克

调料

红糖15克，白糖适量

做法

❶ 洗净的莲藕对半切开，洗好的白萝卜切厚片。

❷ 取一片白萝卜，用牙签固定在莲藕的一头，在莲藕孔中塞入糯米；另取一片白萝卜，用牙签固定住藕的另一头，按此方法做成另一段黑米藕。

❸ 锅中注水，放入糯米藕、红糖；另起锅注水，放入黑米藕、少量白糖。

❹ 煮30分钟，捞出两段莲藕，取下牙签、白萝卜，切成厚片，装盘待用；另起锅，加入清水、糖桂花、白糖，煮成糖浆，盛出浇在藕片上即可。

小叮咛 本品中的食材也可以用高压锅煮制，不仅可以缩短烹调时间，还能够让煮好的食材口感更软绵，更符合老年人的饮食习惯。

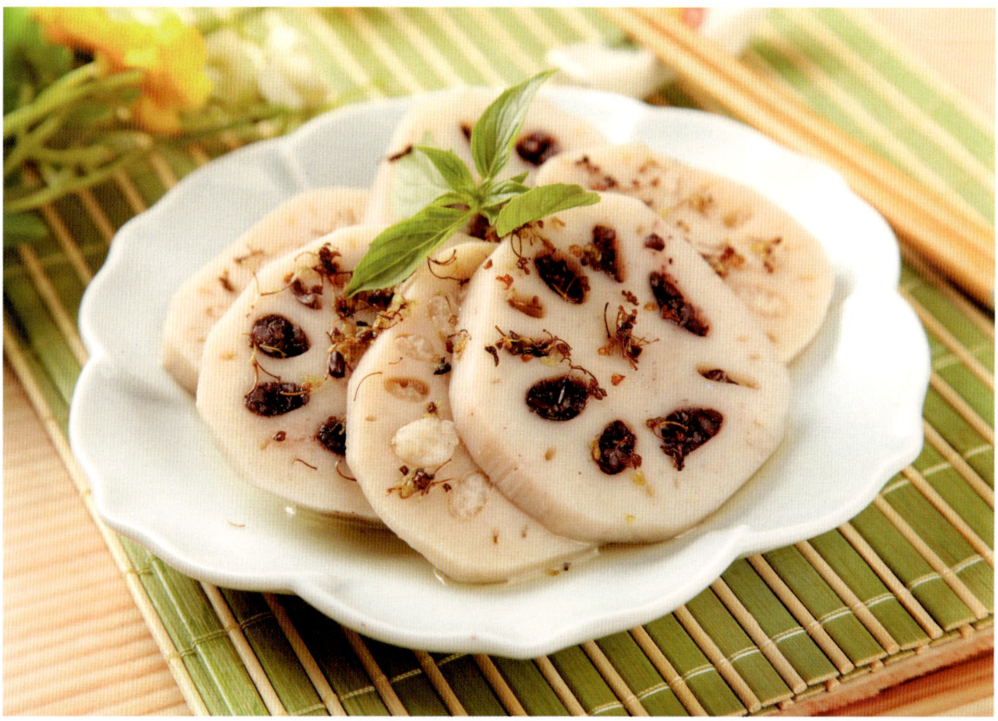

蜜汁红枣山药百合

烹饪时间16分钟；口味甜

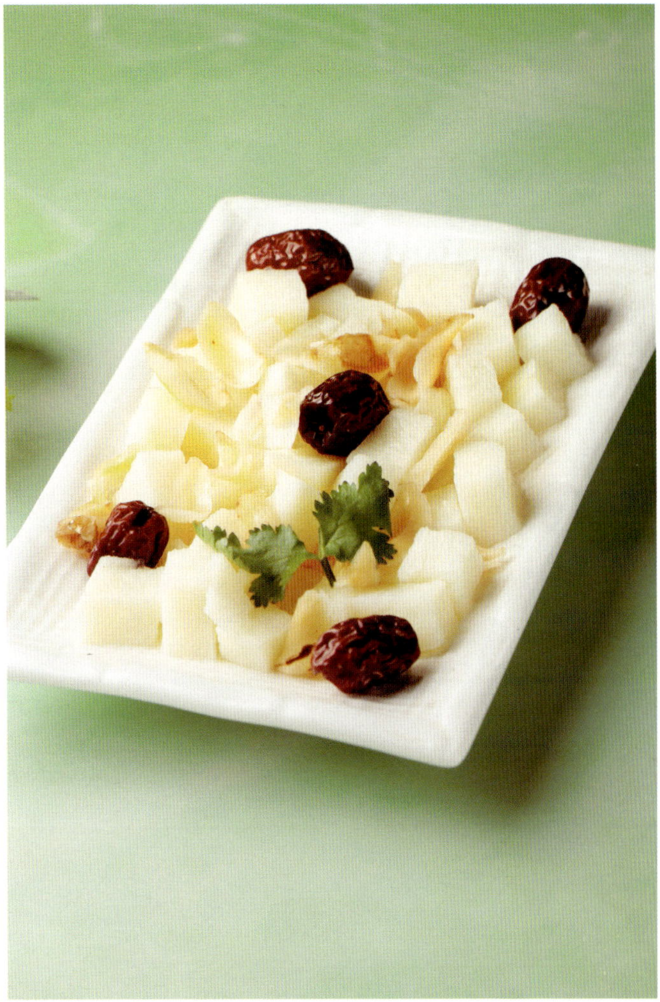

原料 ○ 1人份

红枣20克，干百合15克，山药150克

调料

蜂蜜15克

做法

❶ 将洗净去皮的山药切块，再切条，改切成丁。
❷ 取一碗，放入红枣、百合、山药、蜂蜜，拌匀。
❸ 把拌好的食材装入盘中。
❹ 蒸锅中注入适量清水烧开，放入食材。
❺ 盖上盖，用中火蒸15分钟至食材熟透；揭盖，取出蒸好的食材即可。

小叮咛 百合可宁心安神，红枣为补气益血的佳品，山药能健脾补肾，三者搭配，可调理失眠、清热祛火、气血双补，对增强老年人的体质有益。

风味蒸莲子

烹饪时间42分钟；口味甜

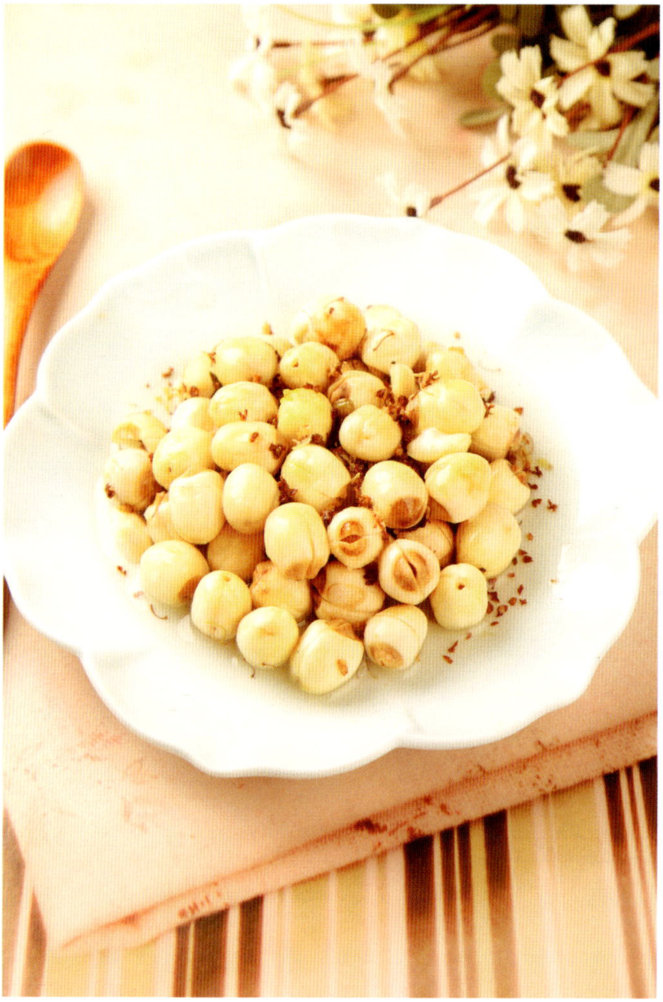

原料 ○ 2人份

水发莲子250克，桂花15克

调料

白糖3克，水淀粉适量

做法

❶ 取一碗，倒入泡好的莲子，加入白糖、桂花，拌匀待用。
❷ 蒸锅中注水烧开，放入食材，蒸至熟透，取出。
❸ 将碗倒扣在盘子上，倒出汁液，把碗揭开。
❹ 另起锅，倒入汁液，加入清水、白糖，拌匀至白糖溶化。
❺ 放入水淀粉，拌匀至汁液呈稠状。
❻ 关火后盛出汁液，浇在蒸好的莲子上即可。

小叮咛 莲子具有补脾止泻、益肾涩精、养心安神的作用，对慢性腹泻、失眠多梦者有较好的食疗作用。另外，蒸莲子时也可不加入白糖，待蒸好后再加入蜂蜜调匀食用。

烹饪时间 20 分钟；口味甜

奶油娃娃菜

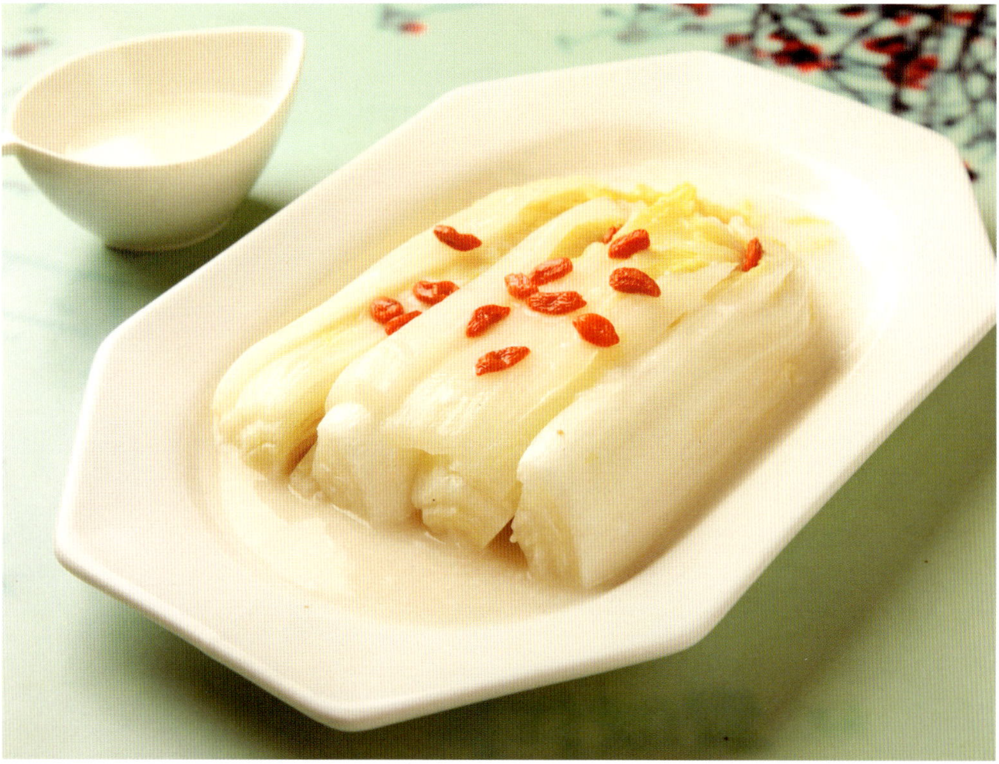

原料 ○ 2人份

娃娃菜300克，奶油8克，枸杞5克，清鸡汤150毫升

调料

水淀粉适量

做法

1. 洗净的娃娃菜切成瓣，备用。
2. 蒸锅中注入适量清水烧开，放入娃娃菜。
3. 盖上盖，用大火蒸10分钟至熟；揭盖，取出蒸好的娃娃菜，备用。
4. 锅置火上，倒入备好的清鸡汤，放入枸杞、奶油，拌匀。
5. 用水淀粉勾芡，关火后盛出汤汁，浇在娃娃菜上即可。

小叮咛 娃娃菜又称微型大白菜，挑选时以个头小、手感结实者为佳；若在常温下保存，可拆开封袋，用报纸包起来，放在通风的地方。

烹饪时间 3 分钟；口味清淡

胡萝卜丝炒包菜

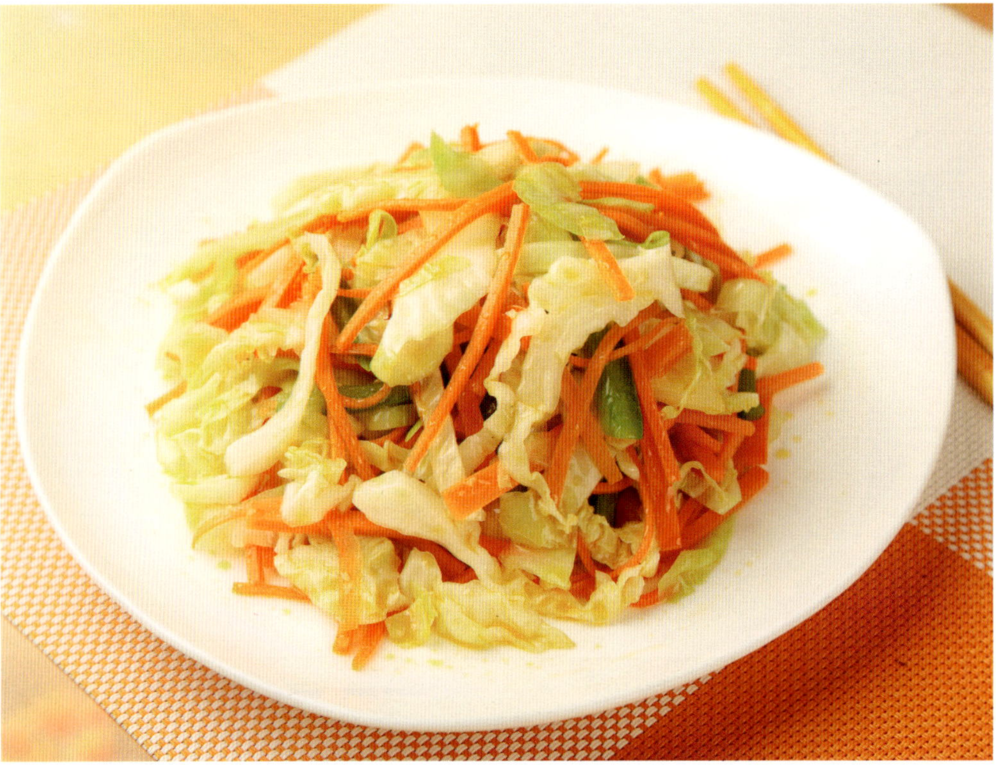

原料 ○ 2人份

胡萝卜150克，包菜200克，圆椒35克

调料

盐、鸡粉各2克，食用油适量

做法

1. 洗净去皮的胡萝卜切成丝。
2. 洗好的圆椒切细丝。
3. 洗净的包菜切去根部，再切粗丝，备用。
4. 用油起锅，倒入切好的胡萝卜、包菜、圆椒，翻炒均匀。
5. 注入少许清水，翻炒片刻至食材断生。
6. 加入盐、鸡粉，翻炒一会儿，至食材入味，关火后盛出即可。

小叮咛 包菜具有开胃消食、强筋壮骨、清热止痛、预防便秘、养心力、利五脏等功效，对老年人睡眠不佳、耳目不聪、关节屈伸不利等病症有食疗作用。

烹饪时间 3 分钟；口味清淡

橄榄油拌西芹玉米

原料 ○ 1人份

西芹90克，鲜玉米粒80克，蒜末少许

调料

盐、白糖各3克，橄榄油10毫升，陈醋8毫升，食用油少许

做法

1. 洗净的西芹划成两半，用斜刀切段，备用。
2. 锅中注入适量清水烧开，放入少量盐、食用油，倒入切好的西芹，焯片刻。
3. 倒入备好的玉米粒，煮至全部食材断生，捞出煮好的食材，沥干水分，备用。
4. 将煮好的食材装入碗中，撒上蒜末。
5. 加入盐、白糖、橄榄油、陈醋，搅拌均匀，至白糖溶化即可。

小叮咛 橄榄油可以不加热直接食用，拌菜中加入橄榄油，不但增加了菜肴鲜度，更提高了菜肴的营养价值。

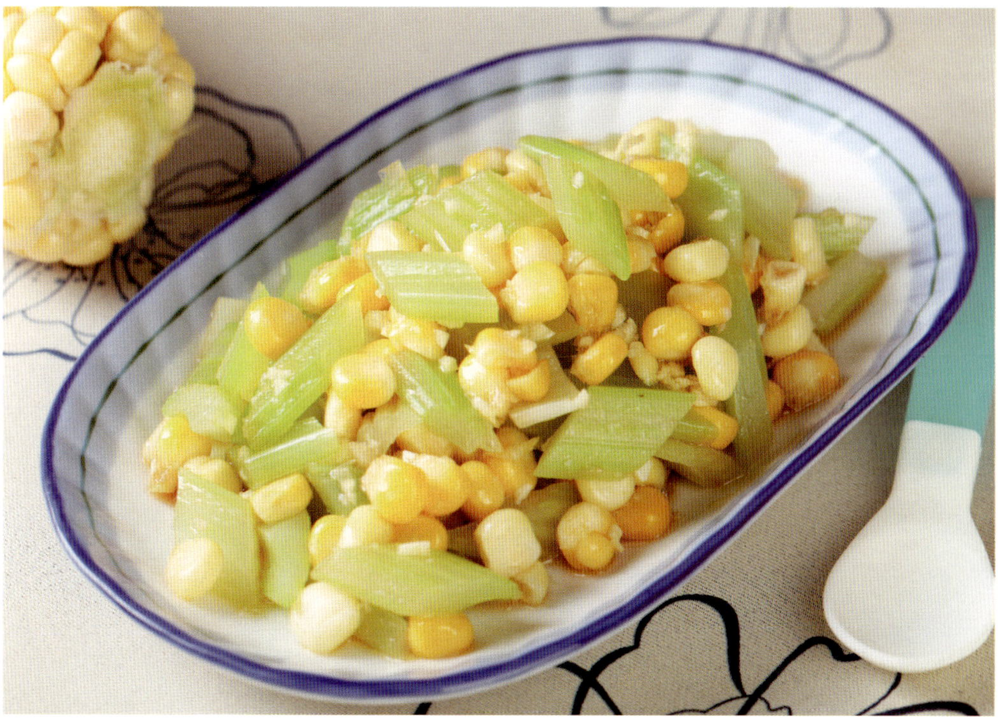

金针菇拌豆干

烹饪时间3分钟；口味清淡

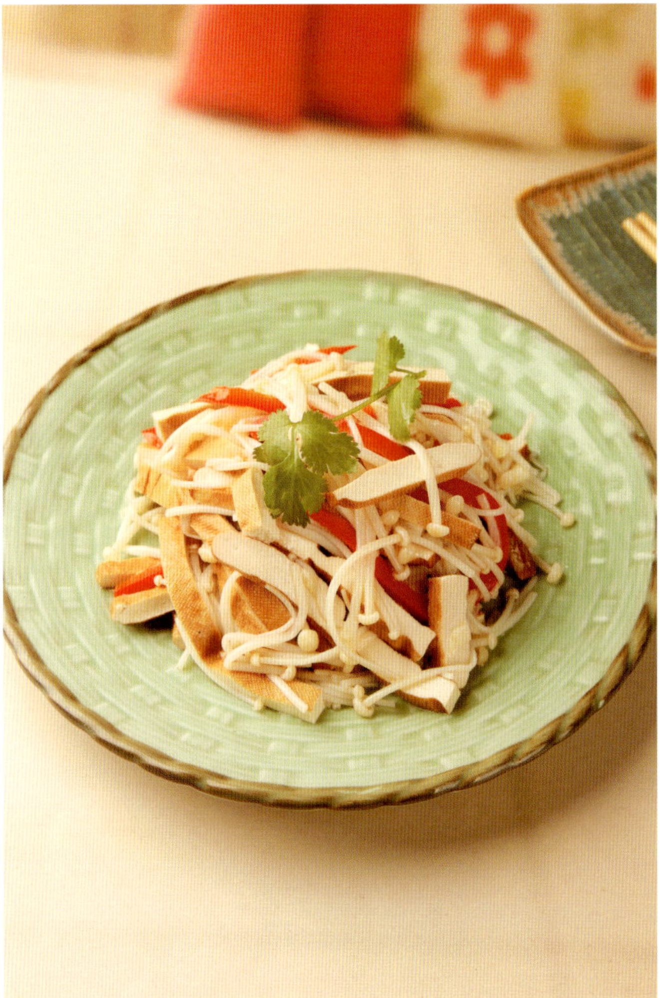

原料 ○ 2人份

金针菇85克，豆干165克，彩椒20克，蒜末少许

调料

盐、鸡粉各2克，芝麻油6毫升

做法

❶ 洗净的金针菇切去根部，豆干切粗丝。
❷ 洗好的彩椒切开去籽，切细丝。
❸ 锅中注水烧开，倒入豆干，焯片刻，捞出待用。
❹ 另起锅，注水烧开，倒入金针菇、彩椒，煮至断生，捞出。
❺ 取一个大碗，倒入金针菇、彩椒、豆干，拌匀。
❻ 加入蒜末、盐、鸡粉、芝麻油，拌匀，盛入盘中即可。

小叮咛 金针菇具有补肝、益肠胃、抗癌的功效，对肝病、胃肠道炎症、肿瘤等病症有食疗作用；金针菇还是高钾低钠食品，可预防高血压，对老年人有益。

烹饪时间 4 分钟；口味鲜

浓汤竹荪扒金针菇

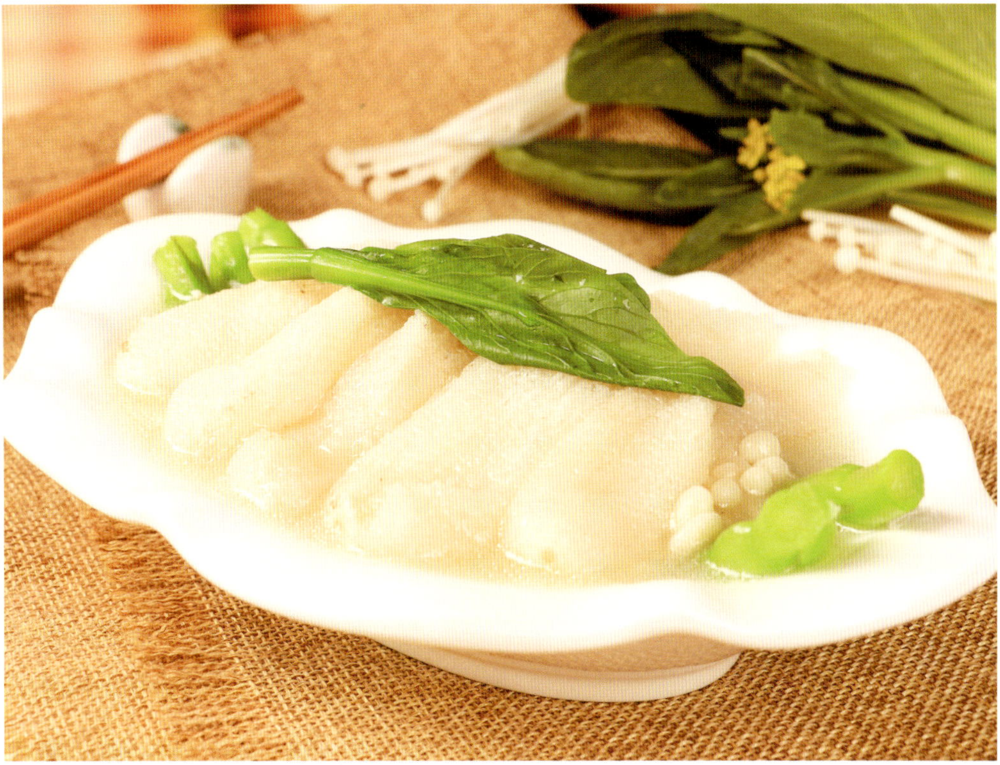

原料 ○ 3 人份

水发竹荪20克，金针菇230克，菜心180克，浓汤200毫升

调料

盐2克，水淀粉4毫升，食用油适量

做法

1. 洗净的金针菇切去根部，摘洗好的菜心切去根部，备用。
2. 锅中注水烧开，放入少量盐、食用油，倒入切好的菜心，煮片刻，捞出。
3. 沸水锅中再倒入竹荪，略煮片刻，捞出。
4. 锅中再倒入金针菇，煮至变软，捞出。
5. 取一个盘，摆上菜心、金针菇、竹荪，待用。
6. 热锅中倒入浓汤，烧热，加盐、水淀粉、食用油，调成芡汁，浇在盘中即可。

小叮咛 购买竹荪时，需挑选短裙竹荪，且以菌柄厚实粗壮者为宜；买回来的竹荪尽量放在阴凉、干燥、通风处保存，开封后需尽快食用完。

烹饪时间 6 分钟；口味鲜

青菜豆腐炒肉末

原料 ○ 3人份

豆腐300克，上海青100克，肉末50克，彩椒30克

调料

盐、鸡粉各2克，料酒、水淀粉、食用油各适量

做法

1. 洗好的豆腐切丁，彩椒切成块，上海青切小块。
2. 锅中注水烧热，倒入豆腐，略煮一会儿，捞出，装盘待用。
3. 用油起锅，倒入肉末，炒至变色，注入适量清水，拌匀。
4. 加入料酒、豆腐、上海青、彩椒，炒约3分钟至食材熟透。
5. 加入盐、鸡粉、水淀粉，翻炒匀，关火后盛出炒好的食材即可。

小叮咛 豆腐的营养成分十分丰富，搭配肉末、上海青炒制，还能提高豆腐中蛋白质的利用率，而且味道也更加鲜美。

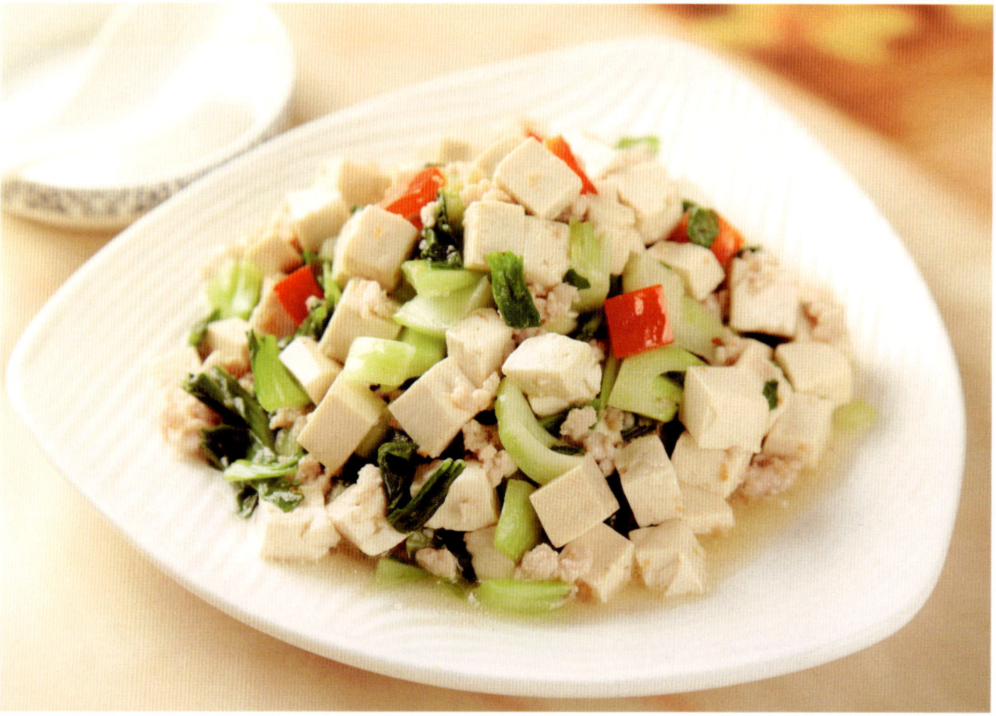

胡萝卜鸡肉茄丁

烹饪时间22分钟；口味鲜

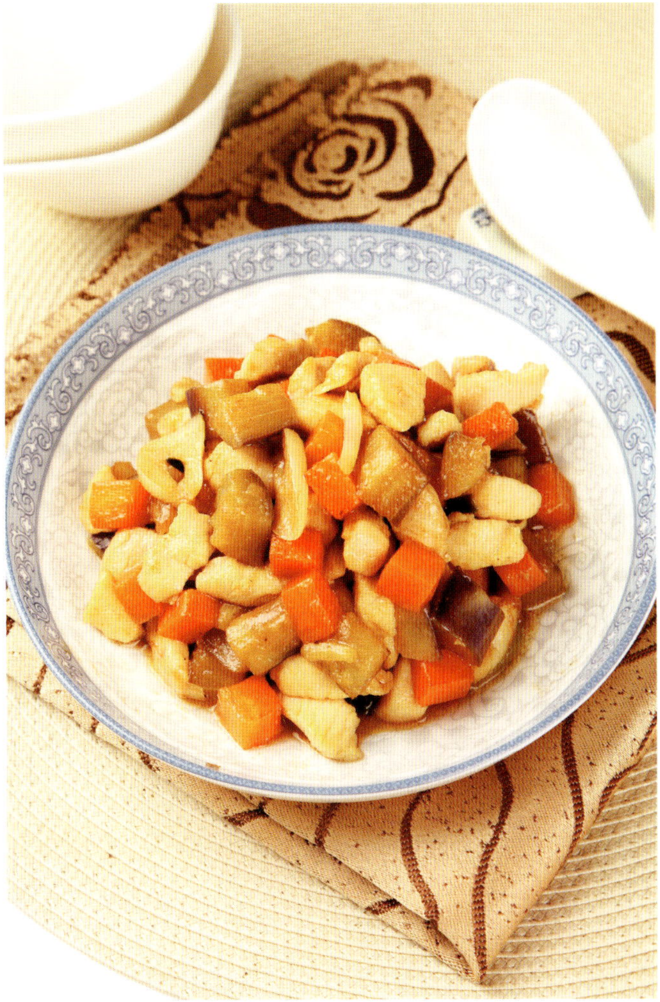

原料 ○ 2人份

去皮茄子100克，鸡胸肉200克，去皮胡萝卜95克，蒜片、葱段各少许

调料

盐、白糖各2克，胡椒粉3克，蚝油5克，生抽、水淀粉各5毫升，料酒10毫升，食用油适量

做法

1. 洗净的茄子、胡萝卜切丁；鸡胸肉切丁，装入碗中。
2. 加入盐、料酒、水淀粉、食用油，拌匀，腌至入味。
3. 用油起锅，倒入腌好的鸡肉丁，炒至转色，盛出待用。
4. 另起锅注油，倒入胡萝卜丁、葱段、蒜片，炒香，放入茄子丁，翻炒片刻。
5. 加料酒、适量清水、盐，炒匀，焖煮5分钟，倒入鸡肉丁。
6. 加入蚝油、胡椒粉、生抽、白糖，炒至食材入味，盛出装碗即可。

小叮咛 本品荤素搭配，咸香软嫩，具有健脾养胃、增进食欲、补虚强身等功效，老年人食用还能帮助身体补充足够的营养。

茶树菇蒸牛肉

烹饪时间35分钟；口味鲜

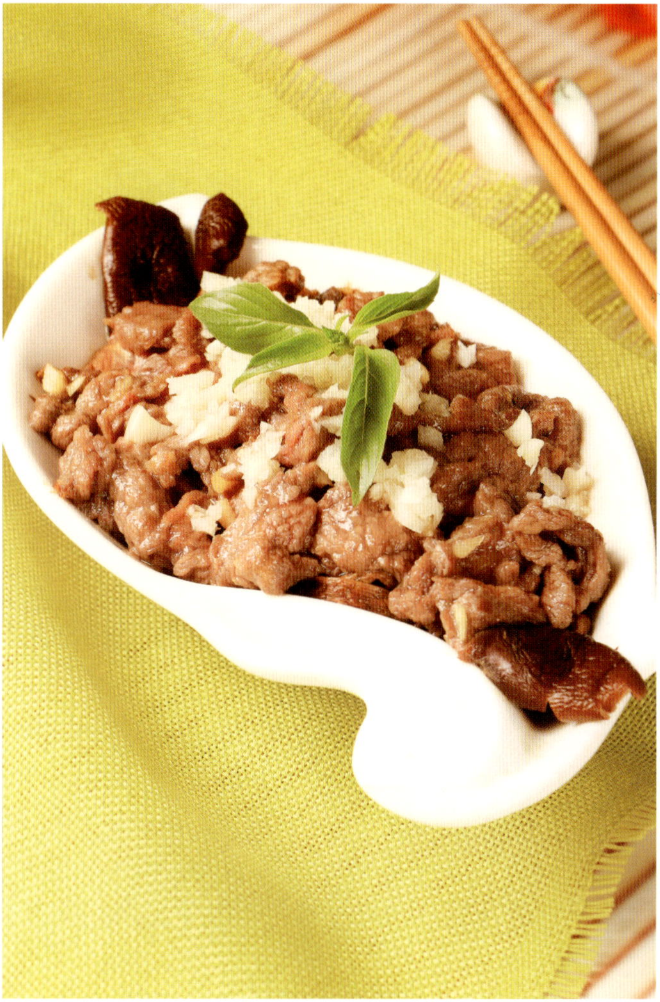

原料 ○ 4人份

水发茶树菇250克，牛肉330克，姜末、蒜末各少许

调料

蚝油8克，盐、胡椒粉各2克，料酒、水淀粉各4毫升，生抽5毫升，食用油适量

做法

1. 泡发好的茶树菇切去根部；牛肉切成片，装入碗中。
2. 加料酒、姜末、胡椒粉、蚝油、生抽、水淀粉、盐、食用油，拌匀，腌至入味。
3. 锅中注水烧开，倒入茶树菇，焯去杂质，捞出。
4. 取蒸碗，摆上茶树菇，倒入腌好的牛肉，撒上蒜末。
5. 蒸锅中注水烧开，放入蒸碗，加盖，蒸25分钟至熟。
6. 揭盖，将菜肴取出即可。

小叮咛 茶树菇是一种高蛋白、低脂肪的纯天然食用菌，具有健脾止泻、延缓衰老、增强免疫力等功效；茶树菇味道鲜美，用作主菜、调味均佳。

烹饪时间 2 分钟；口味香

香煎茄饼

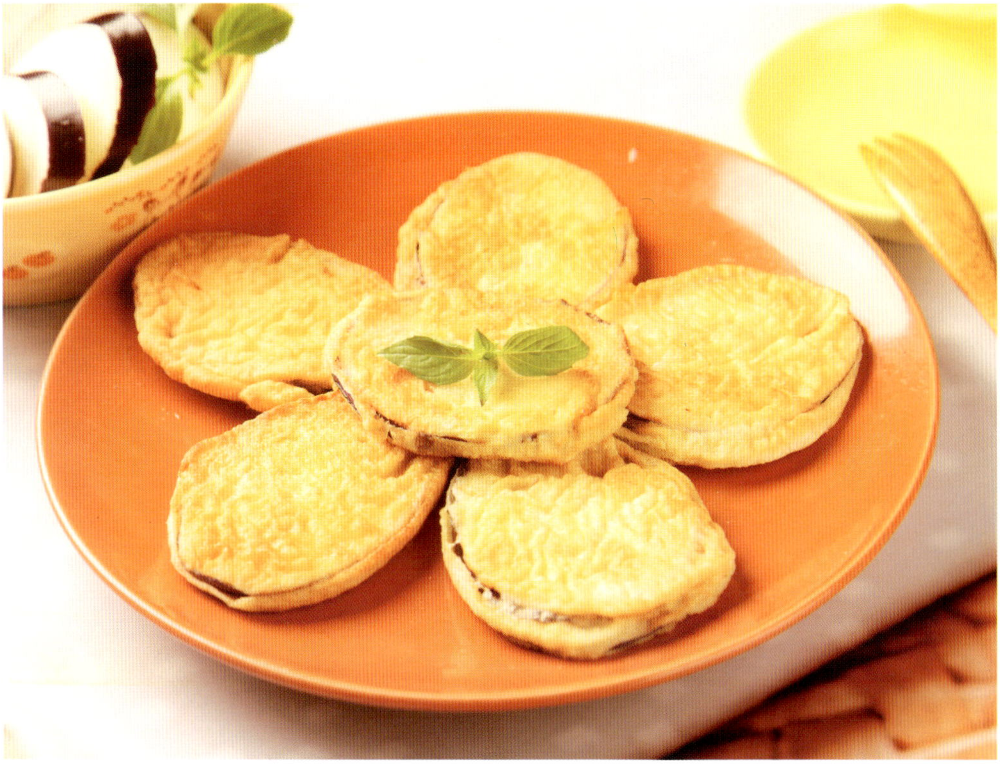

原料 ○ 3 人份

茄子350克，鸡蛋50克，面粉80克

调料

盐3克，食用油适量，淀粉20克

做法

❶ 将洗净的茄子切成片，备用。

❷ 取一碗，倒入面粉、淀粉，打入鸡蛋，加入盐，用筷子搅拌均匀。

❸ 注入适量清水，搅拌均匀，制成面糊。

❹ 将茄子均匀地裹上面糊。

❺ 用油起锅，放入裹上面糊的茄子，煎至两面呈金黄色。

❻ 关火后夹出煎好的茄饼，装入盘中即可。

小叮咛 茄子中含有蛋白质、脂肪、糖类、维生素、钙、磷、铁、钾等营养成分，具有降低血压、延缓衰老、防癌抗癌等功效。

烹饪时间 12 分钟；口味鲜

蒸鱼蓉鹌鹑蛋

原料 ○ 3 人份

熟鹌鹑蛋300克，鱼蓉150克，蛋清25克，葱花、姜末各少许

调料

盐3克，料酒5毫升，水淀粉4毫升，白胡椒粉、鸡粉各适量

做法

1. 取一个碗，倒入鱼蓉、姜末、葱花、蛋清。
2. 加入少许盐、白胡椒粉、水淀粉，搅拌匀。
3. 取蒸盘，将鱼蓉抓成多个团状，摆放在盘底，放上鹌鹑蛋。
4. 蒸锅中注水烧开，放入蒸盘，中火蒸10分钟至熟，取出。
5. 锅中注入少许清水，加入盐、鸡粉、白胡椒粉、料酒，拌匀煮沸。
6. 倒入少许水淀粉，调成芡汁，浇在食材上即可。

小叮咛 鹌鹑蛋有补益气血、强身健脑等功效，其含有大量的卵磷脂和脑磷脂，有利于延缓人脑的衰老。同时其含有降血压的芦丁、来岂丁等物质，是心血管病患者的理想滋补品。

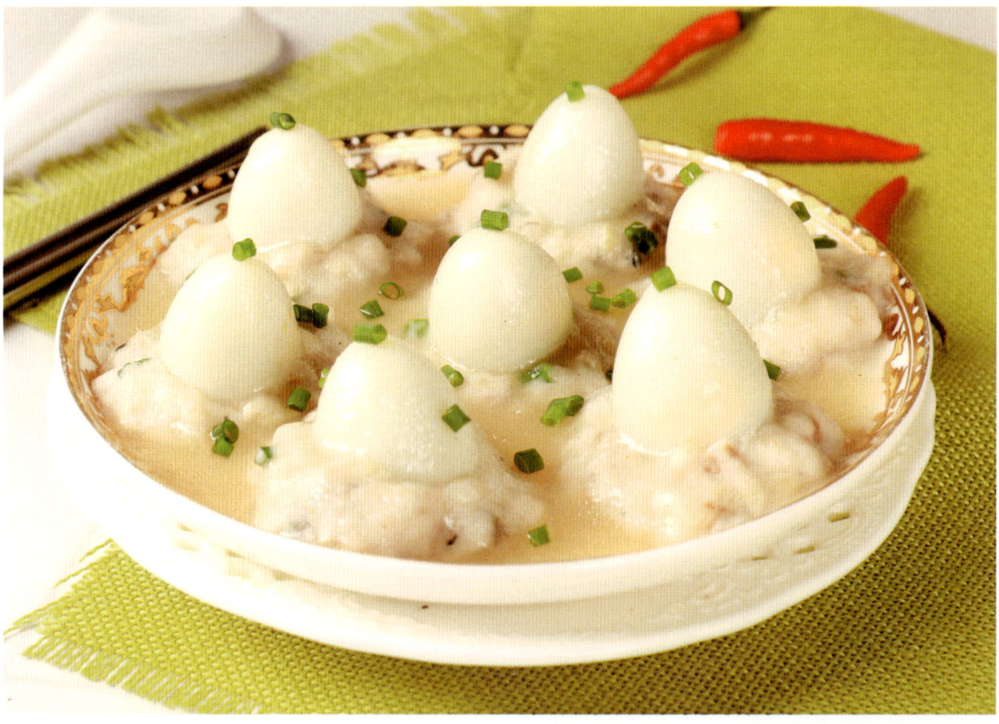

茄汁生鱼片

烹饪时间4分钟；口味酸

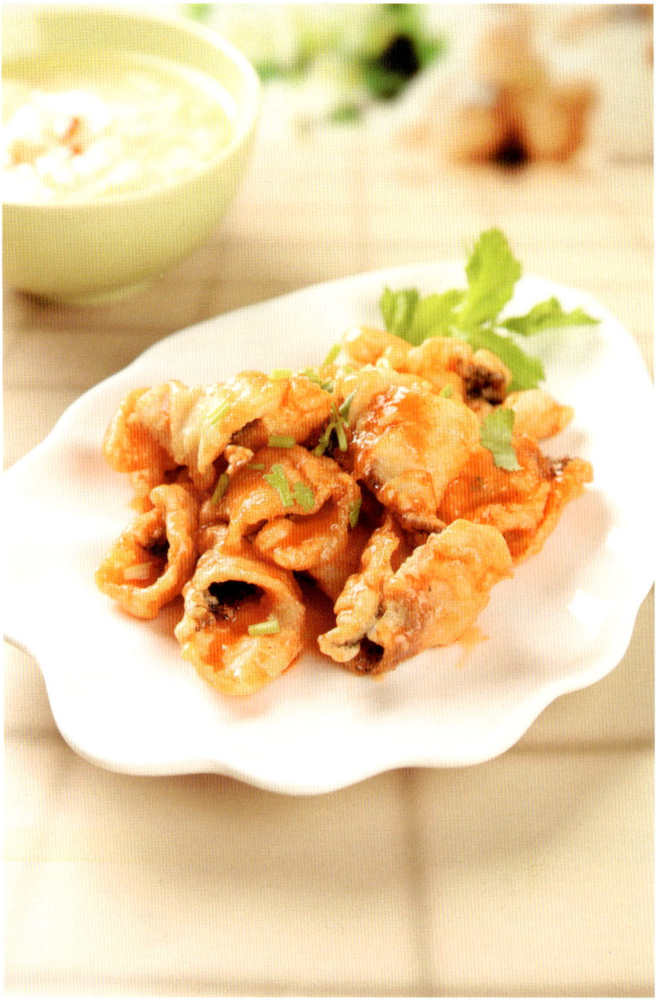

原料 ◦ 4人份

生鱼700克，香菜、蛋清各少许

调料

盐1克，白糖2克，醋1毫升，生粉、水淀粉、番茄酱、食用油各适量

做法

1. 洗好的香菜切成小段；洗净的生鱼去除鱼骨，鱼肉切片。
2. 将鱼片中加入盐、蛋清，拌匀，腌至入味。
3. 在腌好的鱼片中加入生粉，拌匀。
4. 锅中注油烧热，将裹上生粉的鱼片放入其中，炸成金黄色，捞出待用。
5. 锅底留油，加入醋、白糖、番茄酱、水淀粉，制成浓稠酱汁。
6. 倒入炸好的鱼片，炒至裹匀酱汁，盛出装盘，撒上香菜段即可。

小叮咛 生鱼中含有丰富的蛋白质、脂肪、钙、磷、铁及多种维生素等营养成分，具有补脾益气、利水消肿、增强体质等作用，适用于脾胃虚弱、营养不良、贫血者食用。

柠檬蒸乌头鱼

烹饪时间18分钟；口味鲜

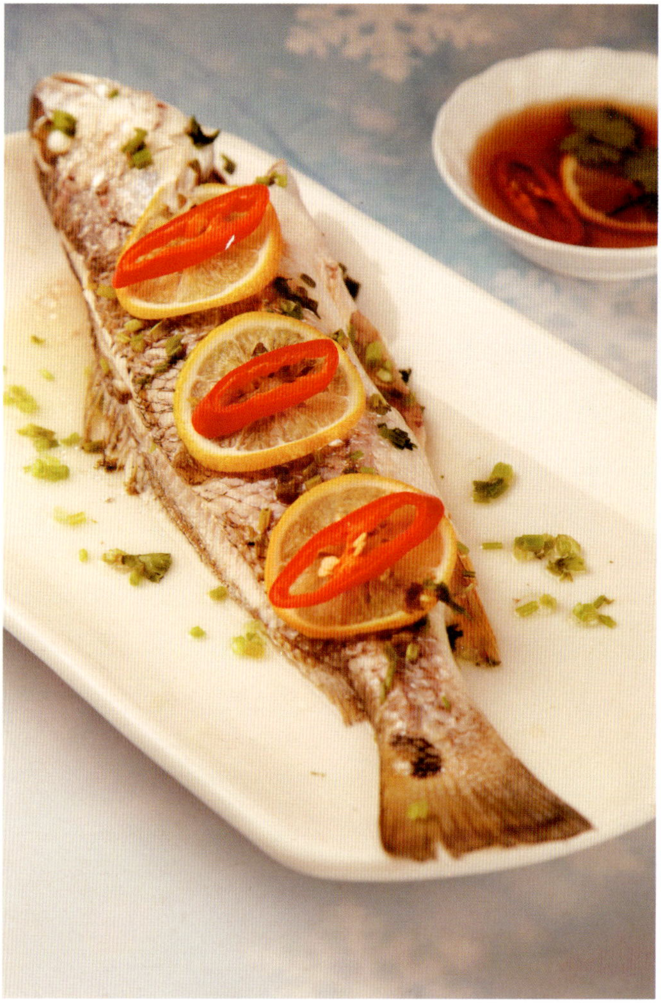

原料 ○ 3人份

乌头鱼400克，香菜15克，柠檬30克，红椒25克

调料

鱼露适量

做法

1. 洗好的红椒切圈，香菜切末，柠檬切成片，备用。
2. 处理干净的乌头鱼斩去鱼鳍，从背部切开。
3. 取一碗，放入适量鱼露、柠檬片、红椒圈，调成味汁。
4. 取蒸盘，放入乌头鱼，撒上部分香菜末，放上余下的柠檬片、红椒圈。
5. 蒸锅中注水烧开，放入蒸盘，蒸约15分钟至熟。
6. 取出蒸好的鱼，撒上余下的香菜末，摆上味汁即可。

小叮咛 柠檬酸甜清香，能将海鲜河鲜的腥味和异味清除，蒸鱼的时候放上适量柠檬片，还能增添独特的果香，增进人的食欲。

烹饪时间 23 分钟；口味鲜

香芋焖鱼

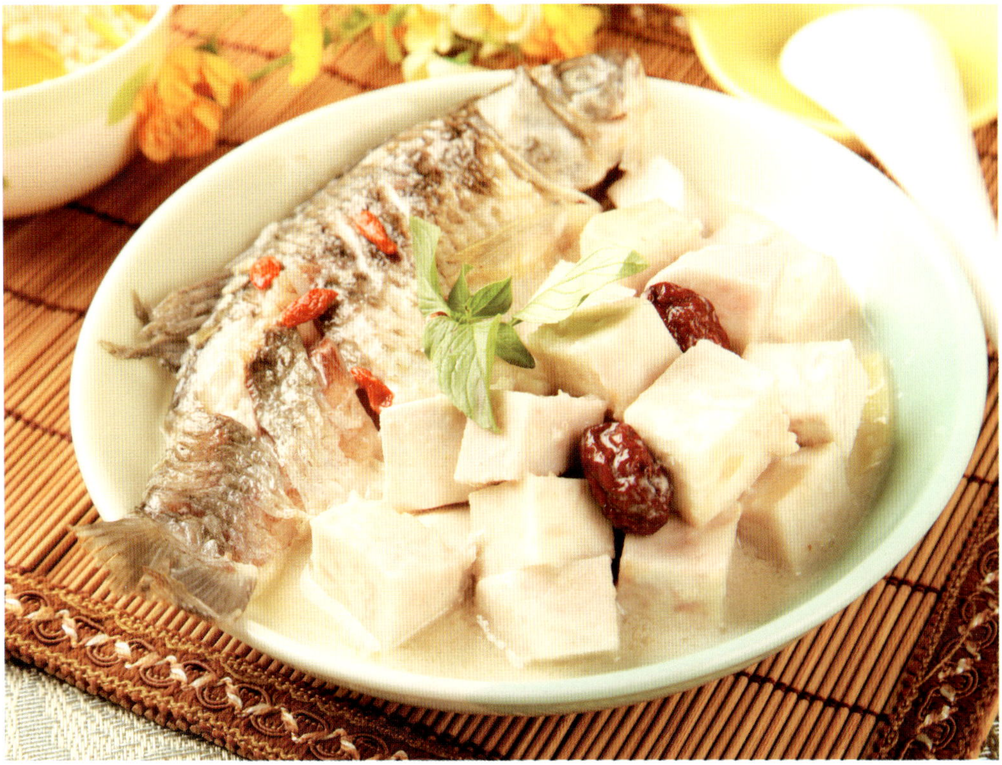

原料 ○ 3人份

净鲫鱼300克，芋头180克，椰浆220毫升，姜片、红枣、枸杞各少许

调料

盐3克，食用油适量

做法

1. 将去皮洗净的芋头切厚片，再切条形，改切小方块，备用。
2. 处理好的鲫鱼切上一字刀花，装入盘中，加入少量盐，腌至入味。
3. 用油起锅，放入腌好的鲫鱼，煎至两面断生，撒上姜片，倒入芋头块，注入椰浆，大火煮至沸。
4. 放入红枣、枸杞、清水、余下的盐，焖约10分钟至食材熟透。
5. 转大火收汁，关火后盛出焖熟的菜肴即可。

小叮咛 鲫鱼中的氨基酸种类较为齐全，且易于消化吸收，老年人常食可增强抗病能力；肝肾疾病、心脑血管疾病患者还能通过食用鲫鱼来补充优质蛋白质。

烹饪时间 13 分钟；口味鲜

虾仁炒豆芽

原料 ○ 1 人份

黄豆芽100克，虾仁85克，红椒丝、青椒丝、姜片各少许

调料

盐3克，鸡粉2克，料酒10毫升，水淀粉、食用油各适量

做法

1. 洗好的黄豆芽切去根部，备用。
2. 虾仁去除虾线，装入碗中，加入少量盐、料酒、水淀粉、食用油，拌匀，腌至入味。
3. 用油起锅，倒入虾仁，炒匀，放入姜片，炒香。
4. 放入红椒丝、青椒丝、黄豆芽，用大火快炒至食材变软。
5. 加入余下的盐、鸡粉、料酒、水淀粉，翻炒片刻至食材入味。
6. 关火后盛出炒好的食材即可。

小叮咛 虾仁含有蛋白质、维生素 A、牛磺酸、钾、碘、镁、磷等营养成分，具有补肾壮阳、通络止痛等功效，对中老年人缺钙、肾虚等有一定的食疗功效。

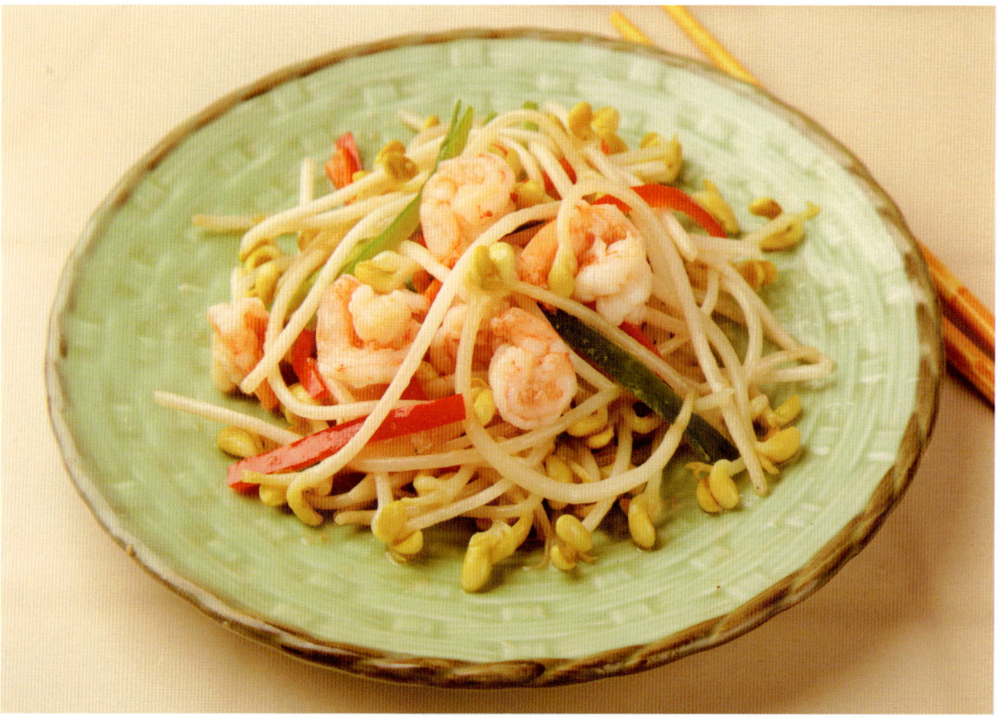

烹饪时间 12 分钟；口味鲜

虾菇青菜

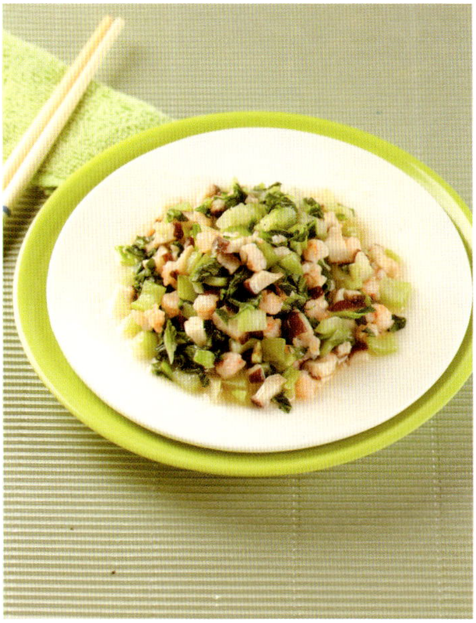

原料 ○ 1人份

上海青85克，虾仁40克，鲜香菇35克

调料

盐3克，鸡粉2克，水淀粉、食用油各适量

做法

1. 将香菇切成丁，上海青切成丁。
2. 虾仁去除虾线，切成肉丁，装入小碟中，放入少量盐、鸡粉、水淀粉、食用油，拌匀，腌至入味。
3. 开水锅中放入食用油、盐、香菇丁，略煮片刻，倒入上海青，煮至断生，捞出。
4. 用油起锅，倒入虾仁，翻炒片刻，放入焯好的食材，炒至熟软。
5. 加鸡粉、盐，炒匀盛出即可。

烹饪时间 6 分钟；口味鲜

虾皮蚝油焖冬瓜

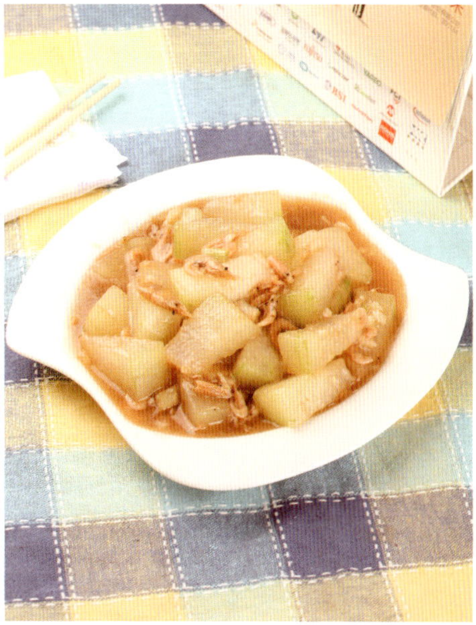

原料 ○ 2人份

冬瓜250克，虾皮60克，姜片、蒜末、葱段各少许

调料

盐、鸡粉各2克，蚝油8克，料酒、水淀粉、食用油各适量

做法

1. 将洗净去皮的冬瓜切小块，待用。
2. 用油起锅，放入姜片、蒜末、葱段，爆香。
3. 倒入虾皮、料酒，炒匀炒香，放入冬瓜，翻炒均匀。
4. 加入蚝油、适量清水，拌匀，焖煮3分钟至食材熟透。
5. 放入适量盐、鸡粉，炒匀调味，用大火收汁，加水淀粉勾芡即可。

奶汤干贝扒娃娃菜

烹饪时间5分钟；口味甜

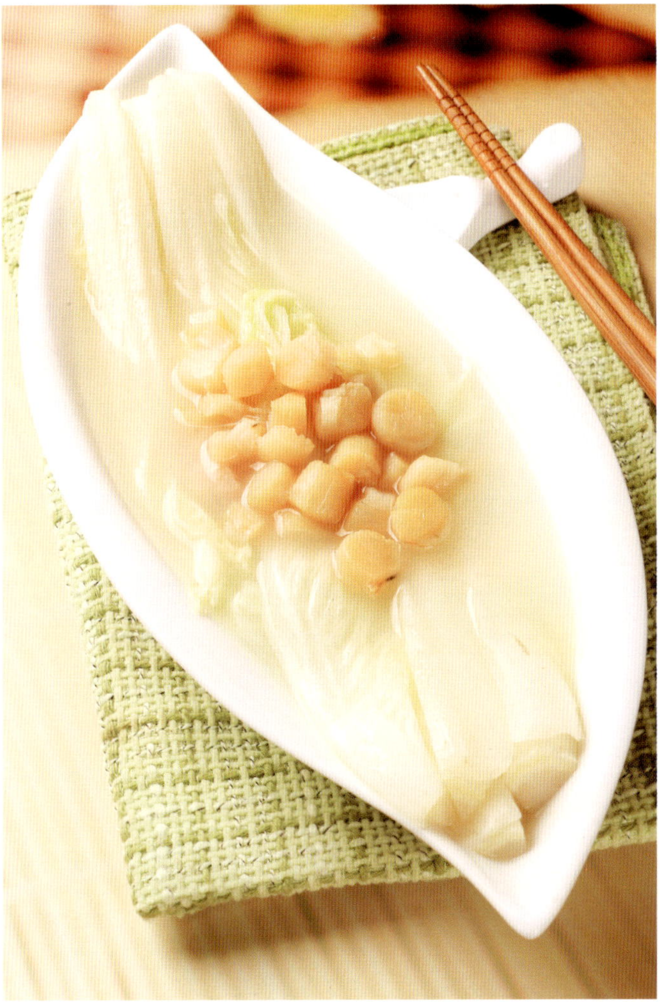

原料 ○ 2人份

娃娃菜300克，水发干贝80克，牛奶180毫升，鸡汤250毫升

调料

盐、鸡粉各2克，食用油适量

做法

1. 洗净的娃娃菜切成段。
2. 锅中注水烧开，加入少量盐、食用油、娃娃菜，拌匀，煮至断生。
3. 关火后捞出焯好的娃娃菜，装入盘中，待用。
4. 锅置于火上，倒入干贝、鸡汤、牛奶。
5. 加入余下的盐、鸡粉，煮约2分钟至入味。
6. 关火后盛出煮好的汤汁，浇在娃娃菜上即可。

小叮咛 牛奶含有蛋白质、乳糖、B 族维生素、铜、锰、锌、硒等营养成分，具有增强免疫力、养心润肺、补充钙质等功效。

烹饪时间 3 分钟；口味清淡

苦瓜菊花汤

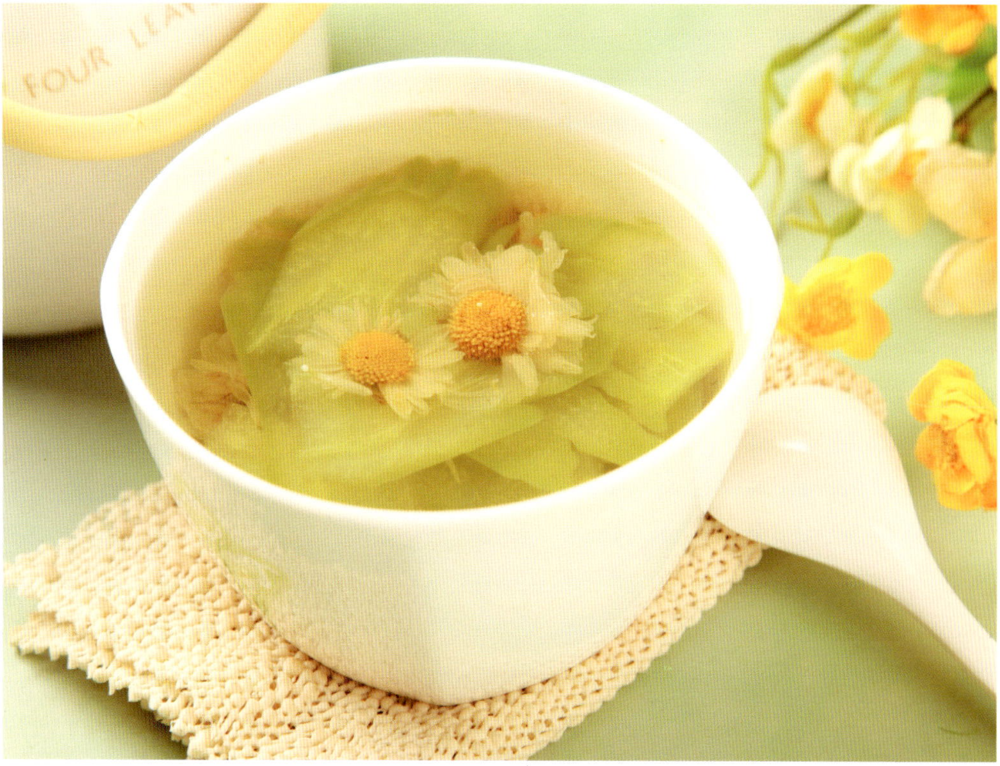

原料 ○ 3人份

苦瓜500克，菊花2克

做法

❶ 洗净的苦瓜对半切开，刮去瓜瓤，用斜刀切块。

❷ 砂锅中注入适量清水，用大火烧开。

❸ 倒入切好的苦瓜块，搅拌片刻，倒入备好的菊花，拌匀。

❹ 再搅拌片刻，煮开后续煮一会儿至食材熟透。

❺ 关火后将煮好的苦瓜菊花汤盛出，装入碗中，待稍稍放凉后即可食用。

小叮咛 苦瓜含有蛋白质、脂肪、钙、磷、铁、胡萝卜素等成分，具有养心明目、清热解毒、增进食欲等功效，搭配菊花煮汤，还能降低血压和血脂。

烹饪时间 5 分钟；口味鲜

菌菇豆腐汤

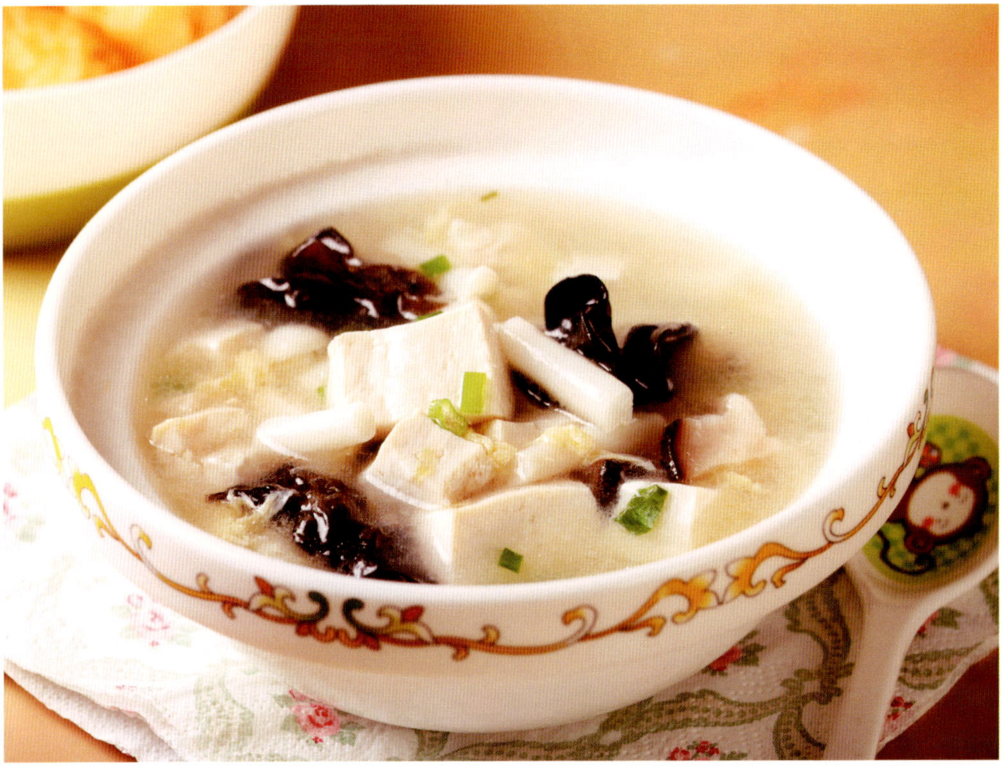

原料 ○ 2 人份

白玉菇75克，水发黑木耳55克，鲜香菇20克，豆腐250克，鸡蛋1个，葱花少许

调料

盐、胡椒粉各3克，鸡粉2克，食用油、芝麻油各少许

做法

1. 白玉菇切去根部，再切成小段；豆腐切小方块。
2. 洗好的香菇、黑木耳切小块；鸡蛋打入碗中，调成蛋液。
3. 锅中注水烧热，加入少许盐、豆腐块，煮1分钟，倒入木耳，续煮片刻，捞出。
4. 开水锅中加入盐、鸡粉、食用油，放入豆腐块、木耳、香菇、白玉菇，煮约2分钟，撒上胡椒粉。
5. 倒入蛋液，煮至浮现蛋花，淋入芝麻油，拌匀，盛出装碗，撒上葱花即可。

小叮咛 本品由多种菌菇类和豆腐、鸡蛋煮制成汤，具有很高的营养价值，能健脾养胃、防癌抗癌、防治动脉硬化和冠心病，常食还能延年益寿。

烹饪时间 124 分钟；口味鲜

芸豆赤小豆鲜藕汤

原料 ○ 4 人份

莲藕300克，水发赤小豆（红豆）、芸豆各200克，姜片少许

调料

盐少许

做法

❶ 洗净去皮的莲藕切成块，待用。

❷ 砂锅中注入适量清水烧热，倒入莲藕、芸豆、赤小豆、姜片，搅拌片刻。

❸ 盖上锅盖，用大火煮开后转小火煮2个小时，至食材熟软。

❹ 掀开锅盖，加入盐，用勺搅拌片刻，至食材熟透、入味。

❺ 将煮好的汤盛出，装入碗中即可。

小叮咛 莲藕入汤能健脾养胃、生津止渴、调理气血，搭配具有利水除湿功效的芸豆和赤小豆，能起到疏肝健脾的作用。

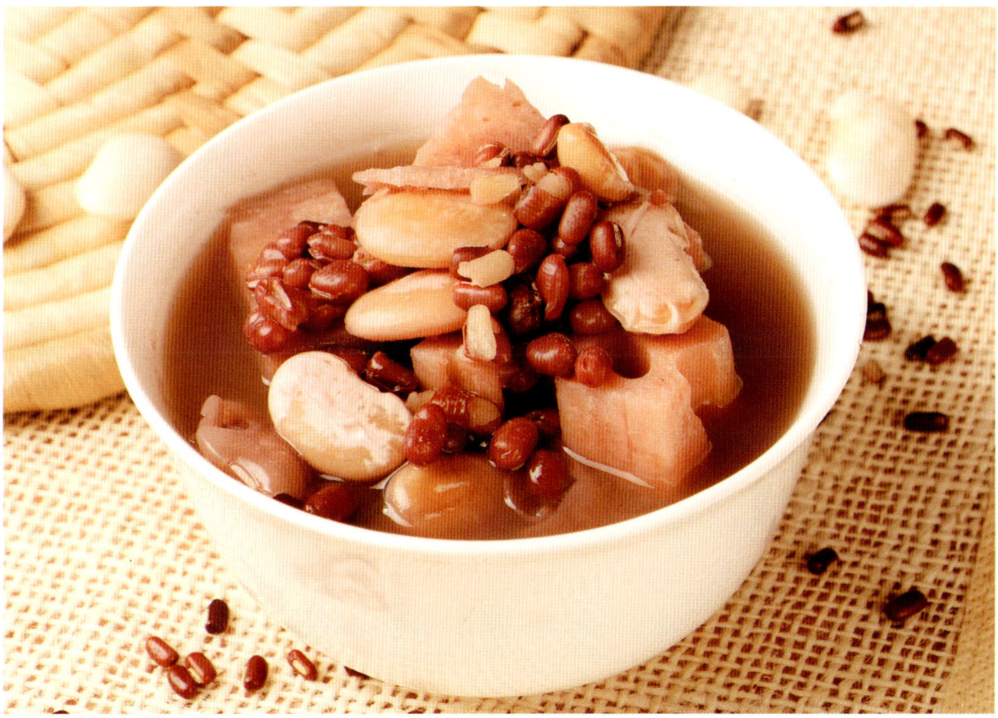

南瓜西红柿土豆汤

烹饪时间192分钟；口味清淡

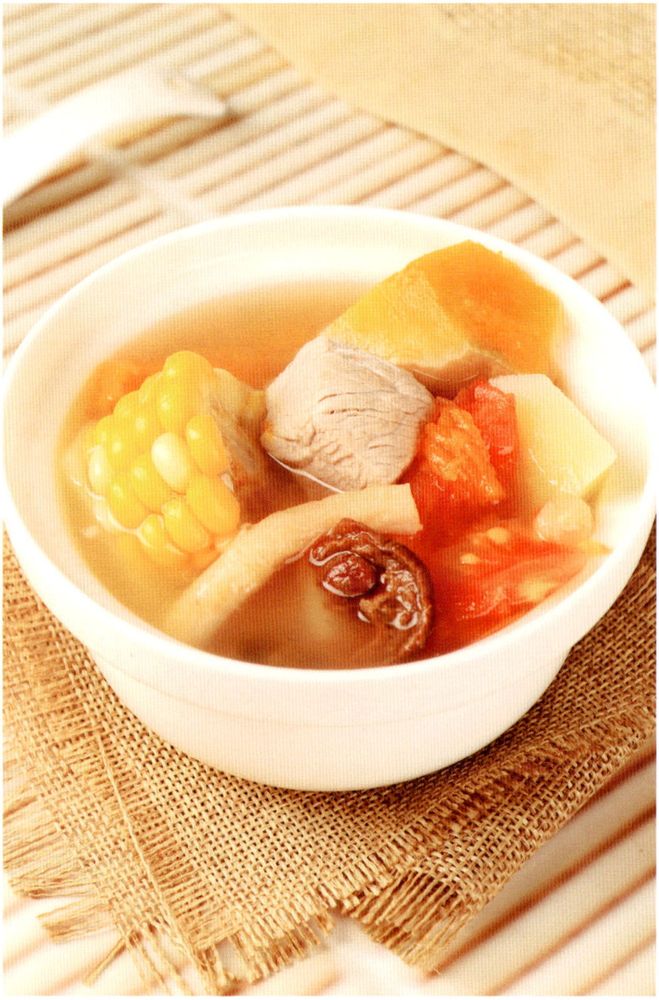

原料 ○ 4人份

南瓜、猪瘦肉各200克，去皮土豆150克，西红柿、玉米各100克，沙参30克，山楂15克，姜片少许

调料

盐2克

做法

❶ 洗净的土豆切滚刀块；洗好的西红柿去蒂，切小瓣。

❷ 洗净的南瓜切块，洗好的玉米切段，洗净的瘦肉切块。

❸ 锅中注水烧开，倒入瘦肉，汆片刻，捞出待用。

❹ 砂锅中注入适量清水，倒入瘦肉、土豆、南瓜、玉米、山楂、沙参、姜片，拌匀。

❺ 加盖，煮3小时；揭盖，放入西红柿，续煮10分钟。

❻ 加入盐，拌匀调味，关火后盛出即可。

小叮咛 西红柿含有丰富的胡萝卜素、B族维生素和维生素C，对心血管有保护作用，能减少心脏病的发病率；其含有的番茄红素还能抗氧化，起到防癌抗癌的作用。

烹饪时间 63 分钟；口味鲜

紫菜虾米猪骨汤

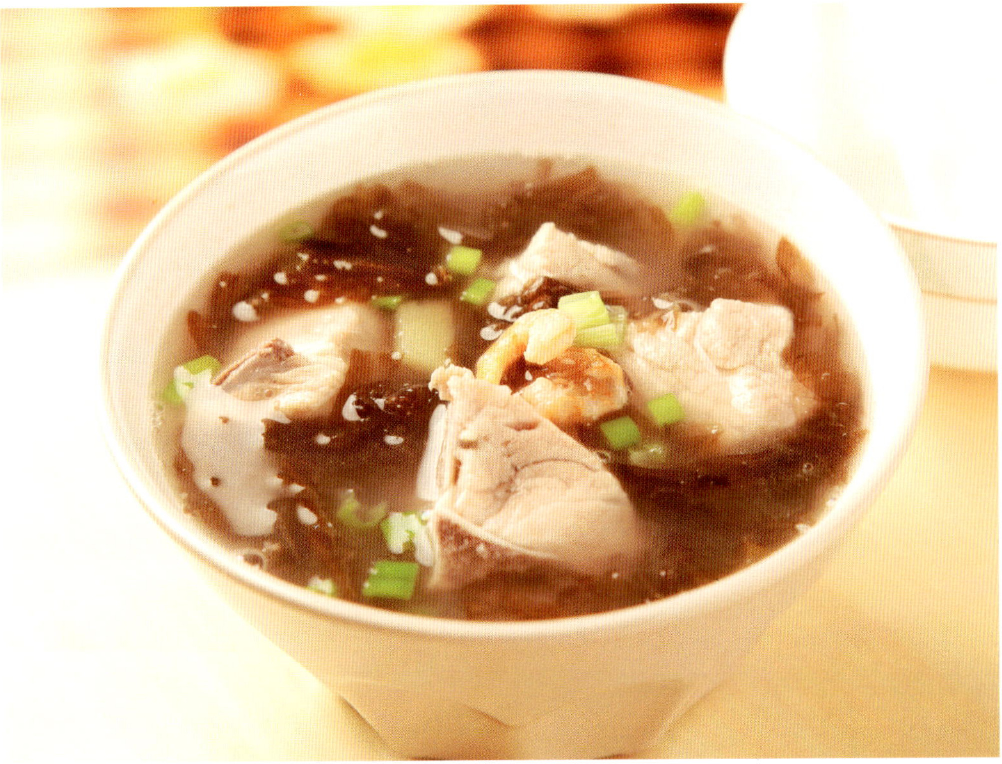

原料 ○ 3人份

猪骨400克，虾米20克，紫菜、姜片、葱花各少许

调料

料酒10毫升，盐、鸡粉各2克

做法

❶ 锅中注水烧开，倒入猪骨、少量料酒，略煮一会儿，汆去血水，捞出。

❷ 砂锅中注入适量清水烧开，放入姜片、猪骨、虾米、料酒。

❸ 加盖，烧开后转小火煮40分钟至食材熟软。

❹ 揭盖，放入紫菜，搅拌均匀，续煮20分钟。

❺ 加入盐、鸡粉，搅拌片刻，使汤汁入味。

❻ 关火后将煮好的汤料盛出，装入碗中，撒上葱花即可。

小叮咛 紫菜含有丰富的碘和铁，是补血补脑的优质食品，与虾米、猪骨一起熬汤，集营养美味于一身，对保护中老年人心脑血管健康、预防衰老和记忆力减退有积极作用。

烹饪时间 122 分钟；口味鲜

苦瓜干贝煲龙骨

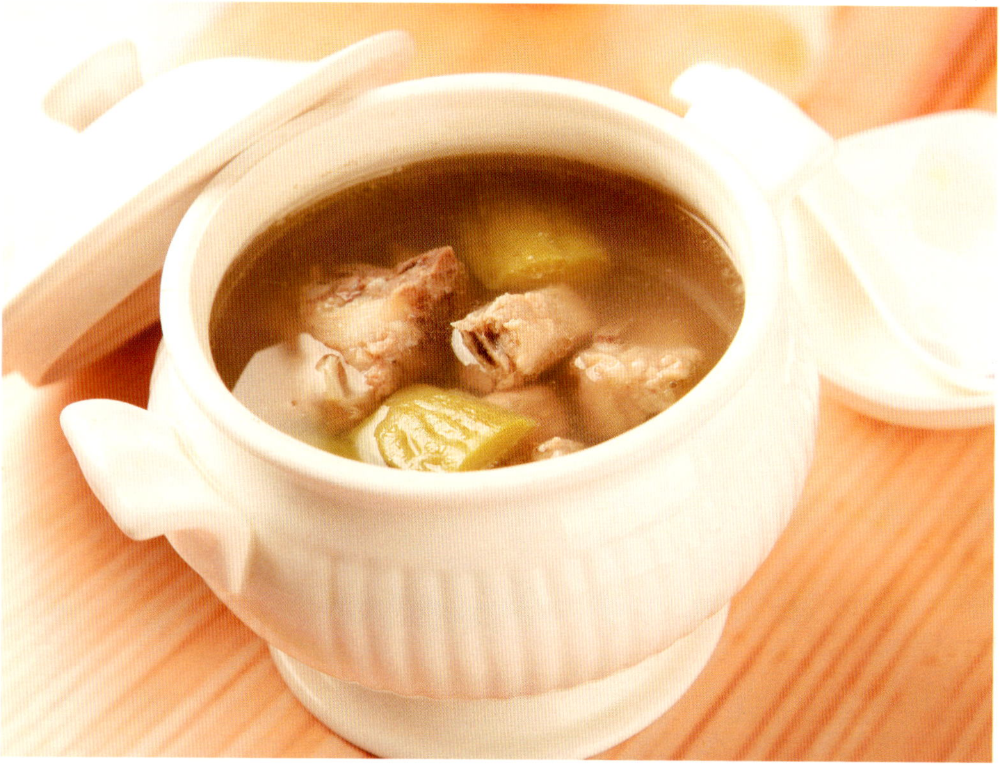

原料 ○ 3人份

苦瓜70克，水发干贝8克，龙骨段400克，姜片少许

调料

盐、鸡粉各2克，料酒适量

做法

1. 锅中注水烧开，倒入龙骨段、少量料酒，拌匀，略煮一会儿，捞出。
2. 取一个炖盅，放入龙骨段、苦瓜、姜片、干贝。
3. 倒入适量清水、料酒，盖上盖，备用。
4. 蒸锅中注入适量清水烧开，放入炖盅。
5. 加盖，用大火炖2小时至食材熟透。
6. 关火后揭盖，放入盐、鸡粉，拌匀调味，取出炖盅即可。

小叮咛 本品不仅能养心润肺、降脂降压、强筋壮骨、益肾补虚，而且给糖尿病、高血脂患者食用还能起到一定的补益作用。

烹饪时间 123 分钟；口味鲜

核桃腰果莲子煲鸡

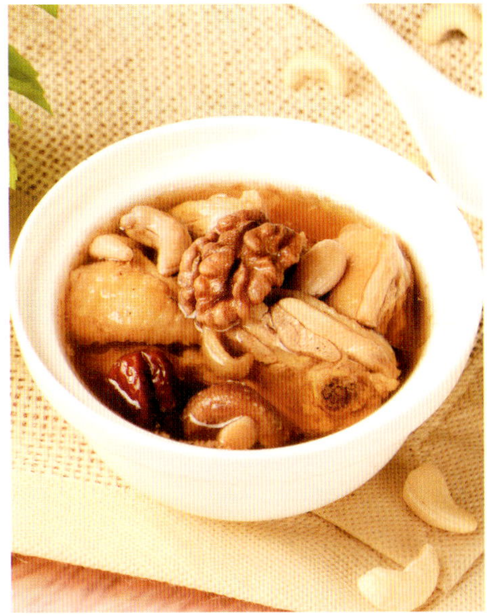

原料 ○ 3人份

鸡肉块300克，水发莲子35克，核桃仁20克，红枣25克，腰果仁30克，陈皮8克，鲜香菇45克

调料

盐少许

做法

1. 锅中注水烧开，倒入鸡肉块，拌匀，汆去血渍，捞出。
2. 砂锅中注入适量清水烧热，倒入鸡肉块、香菇。
3. 撒上红枣、核桃仁、莲子、陈皮、腰果仁，拌匀。
4. 加盖，烧开后转小火煮约120分钟，至食材熟透。
5. 揭盖，加盐调味，关火后盛出即可。

烹饪时间 153 分钟；口味鲜

五指毛桃黑芝麻乌鸡汤

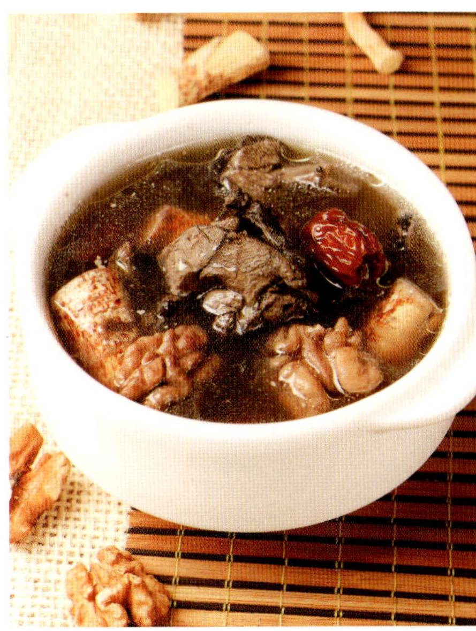

原料 ○ 2人份

乌鸡块270克，红枣25克，五指毛桃30克，核桃仁20克，黑芝麻粉10克

调料

盐2克

做法

1. 锅中注水烧开，倒入乌鸡块，拌匀，汆去血渍，捞出。
2. 砂锅中注入适量清水烧热，倒入汆好的乌鸡块。
3. 放入备好的五指毛桃、核桃仁和红枣，大火煮沸，撇去浮沫。
4. 撒上备好的黑芝麻粉，拌匀。
5. 加盖，煮约150分钟，至食材熟透。
6. 揭盖，加入盐，拌匀，煮至汤汁入味，盛出装碗即可。

玉米须芦笋鸭汤

烹饪时间43分钟；口味清淡

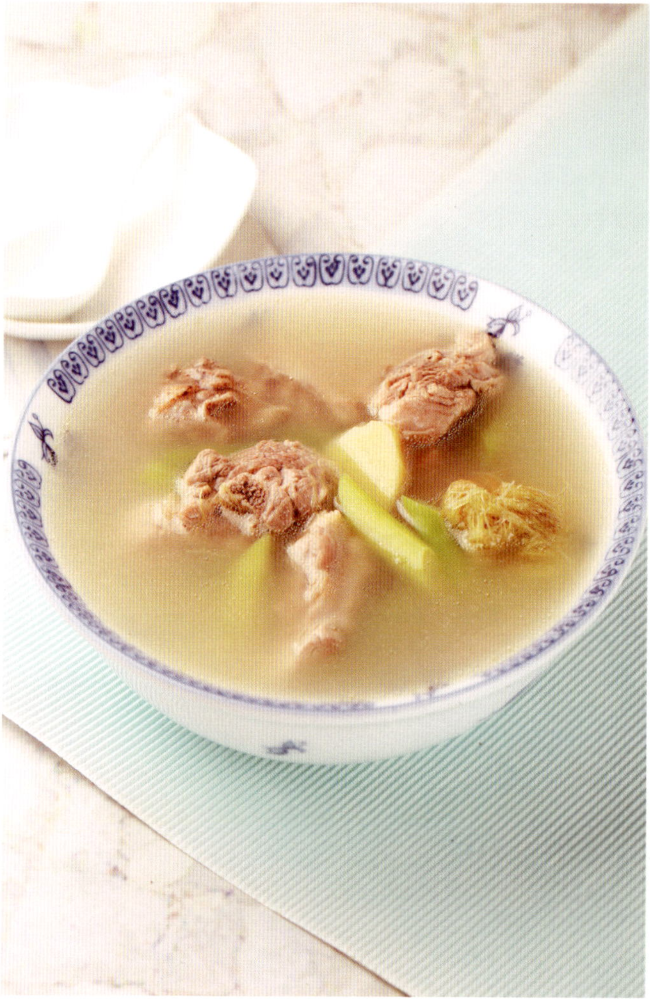

原料 ○ 2人份

鸭腿200克，玉米须30克，芦笋70克，姜片少许

调料

料酒8毫升，盐、鸡粉各2克

做法

❶ 洗净的芦笋切段，鸭腿斩成小块。
❷ 锅中注水烧开，放入鸭腿块、部分料酒，拌匀，汆去血水，捞出。
❸ 砂锅注入适量清水烧开，放入姜片、鸭腿块、玉米须。
❹ 淋入余下的料酒，拌匀，加盖，炖40分钟至熟。
❺ 揭盖，倒入芦笋，加入适量鸡粉、盐，拌匀调味。
❻ 关火后把煮好的汤料盛出，装入盘中即可。

小叮咛 很多人在煮玉米时，将玉米须除去，其实玉米须也有很好的保健作用。中医认为玉米须性平，可以平肝利胆、泻热利尿，用来炖汤或煎水代茶饮都是不错的选择。

烹饪时间 54 分钟；口味鲜

白萝卜炖羊排

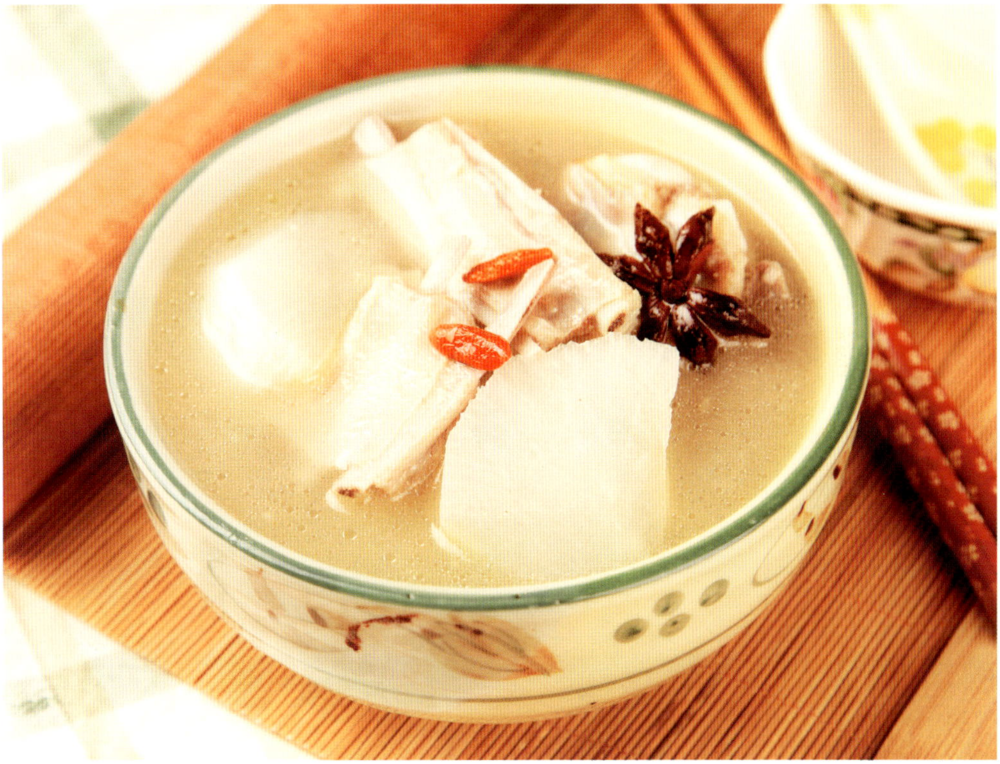

原料 ○ 3人份

羊排段350克，白萝卜180克，枸杞12克，姜片、葱段、八角、香菜碎各少许

调料

盐3克，鸡粉、胡椒粉各2克，料酒6毫升，食用油适量

做法

1. 将洗净去皮的白萝卜切滚刀块。
2. 锅中注水烧开，放入羊排段，搅匀，氽去血水，捞出。
3. 用油起锅，撒上姜片、葱段、八角，爆香。
4. 倒入氽好的羊排，淋入料酒，炒匀，注入适量清水，放入白萝卜块、枸杞，拌匀。
5. 盖上盖，煮约50分钟至食材熟透。
6. 揭盖，加入盐、鸡粉、胡椒粉，搅匀，续煮片刻，盛出装碗，撒上香菜碎即可。

小叮咛 白萝卜的营养价值很高，常食可降低血脂、软化血管、稳定血压，还能预防冠心病、动脉硬化等疾病，搭配羊肉、牛肉等肉类炖食，滋补效果更好。

烹饪时间19分钟；口味鲜

红腰豆鲫鱼汤

原料 ○ 2人份

鲫鱼300克，熟红腰豆150克，姜片少许

调料

盐2克，料酒适量

做法

1. 用油起锅，放入处理好的鲫鱼。
2. 注入适量清水，倒入备好的姜片、红腰豆，淋入料酒。
3. 盖上盖，大火煮17分钟至食材熟透。
4. 揭盖，加入盐，稍煮片刻至食材入味。
5. 关火，将煮好的鲫鱼汤盛出，装入碗中，待稍凉后即可食用。

小叮咛 红腰豆含有丰富的蛋白质、铁、镁、磷及多种维生素，不仅能补益气血、增强免疫力，还能帮助降低胆固醇及控制血糖，糖尿病病人也可适量进食。

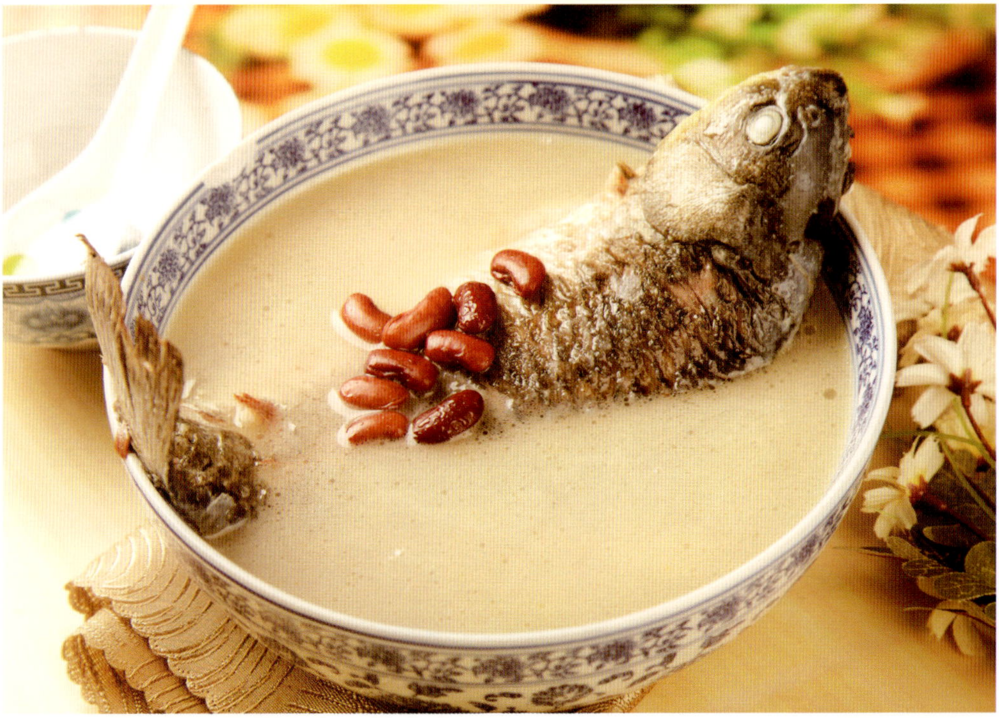

烹饪时间 37 分钟；口味鲜

海带黄豆鱼头汤

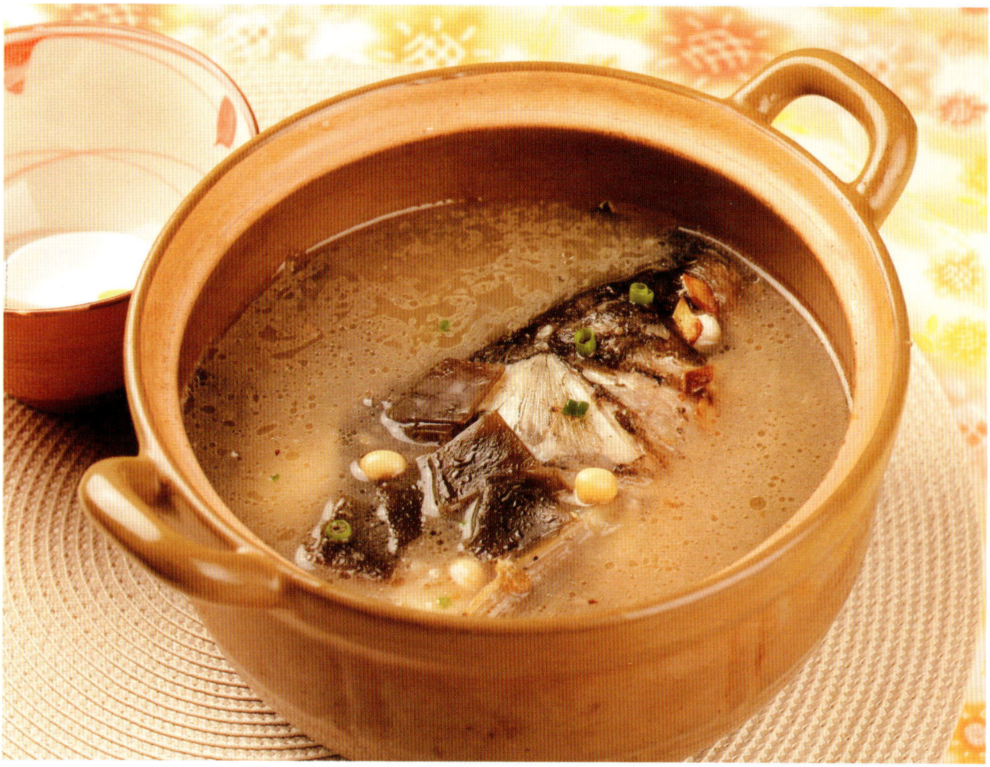

原料 ○ 2人份

鲢鱼头200克，海带70克，水发黄豆100克，姜片、葱花各少许

调料

盐、鸡粉各2克，料酒5毫升，胡椒粉、食用油各适量

做法

1. 将洗净的海带切成条，改切成小块。
2. 用油起锅，放入姜片、鲢鱼头，煎至鱼头呈焦黄色，盛出。
3. 砂锅中注水烧开，放入黄豆、海带、料酒，炖至食材熟透。
4. 放入煎好的鲢鱼头，用小火续煮15分钟，至食材熟烂。
5. 加入盐、鸡粉、胡椒粉，拌匀调味。
6. 取下砂锅，放入葱花即可。

小叮咛 新鲜的鲢鱼头肉质细嫩、营养丰富，老年人常食可以健脑，延缓脑力衰退，并为身体补充足够的蛋白质和钙质。

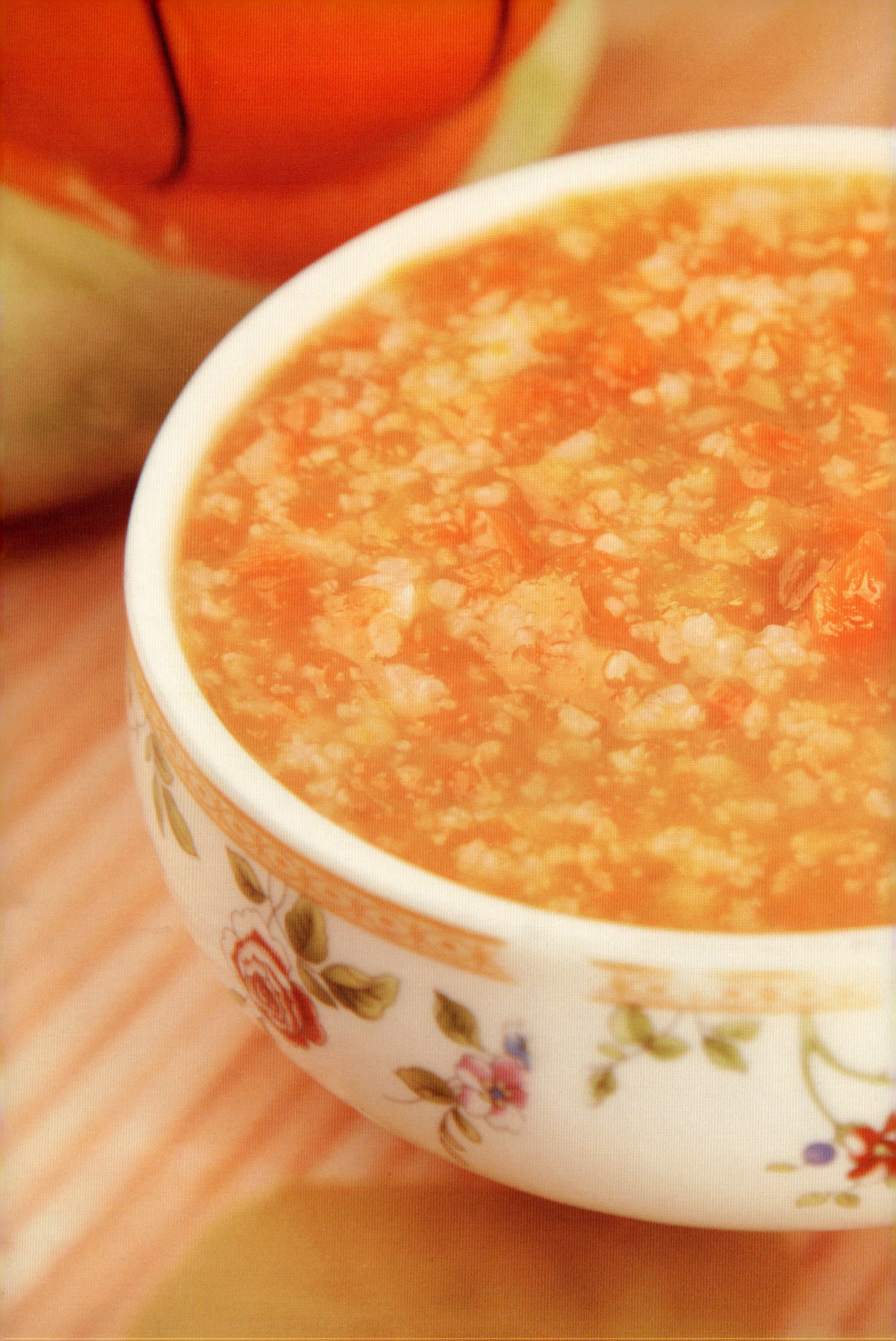

Part 7

吃对食物，助你远离常见病

食物的作用主要有两个方面，一是解决温饱，满足生理需求；二是预防疾病与病后调养。因此，生病了，食疗很重要。掌握各种常见疾病与不适的对症调养要点，通过科学的膳食处方，及时补充身体所需的各种营养，能够帮助身体赶走疾病，早日恢复健康。

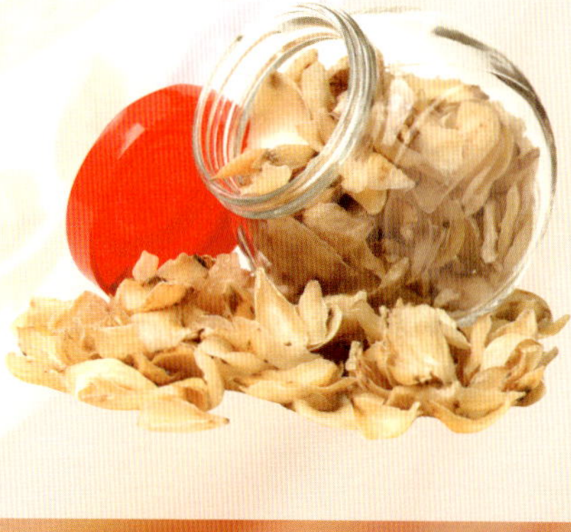

感冒

感冒是较常见的外感疾病，四季都可发生。普通感冒起病较急，早期多有咽部干痒或灼热感、流鼻涕、低热、头痛等症状，多由受凉、过度疲劳、营养不良等引起。

调养要点

❶ 饮食宜清淡稀软，多吃新鲜蔬果。

❷ 多饮白开水。大量饮水可促进血液循环，加速体内代谢废物的排泄，使体热得到及时的散发。

对症食材推荐

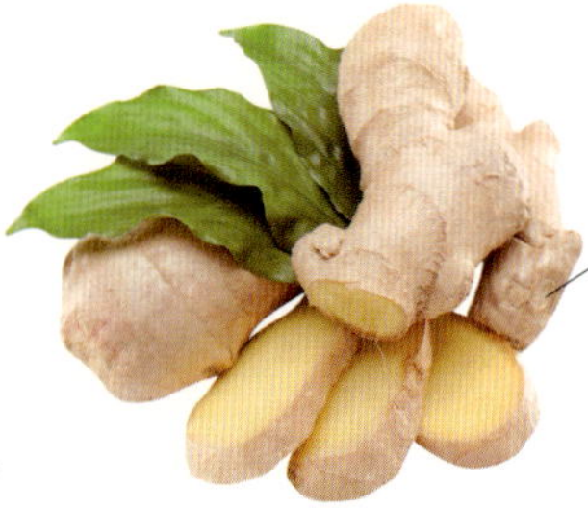

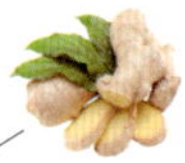

[生姜]

散寒止咳、发汗解表

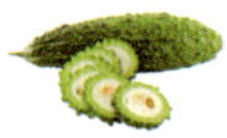

[苦瓜]

清热除烦，对风热感冒有疗效

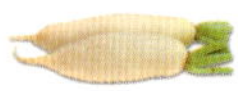

[白萝卜]

清热化痰、消食除胀

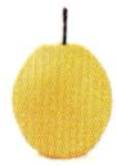

[梨]

清热降火、化痰止咳

推荐食谱

烹饪时间 48 分钟；口味清淡

梨藕粥

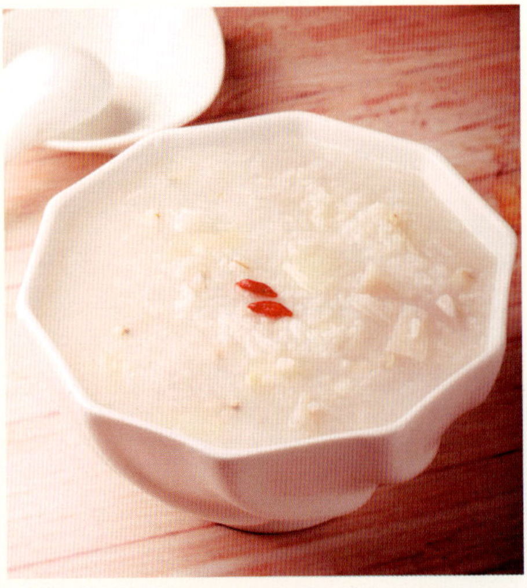

原料 3 人份

水发大米150克，雪梨100克，莲藕95克，水发薏米80克

做法

❶ 洗净去皮的莲藕切厚片，改切成丁。

❷ 洗好去皮的雪梨切小瓣，去除果核，果肉切小块，备用。

❸ 砂锅中注水烧开，倒入洗净的大米、薏米，搅拌匀。

❹ 加盖，煮约30分钟至米粒变软；揭盖，倒入切好的莲藕、雪梨，拌匀。

❺ 用小火续煮约15分钟，至食材熟透，搅拌一会儿。

❻ 关火后盛出煮好的梨藕粥，装入碗中即可。

红枣苦瓜粥

烹饪时间35分钟；口味甜

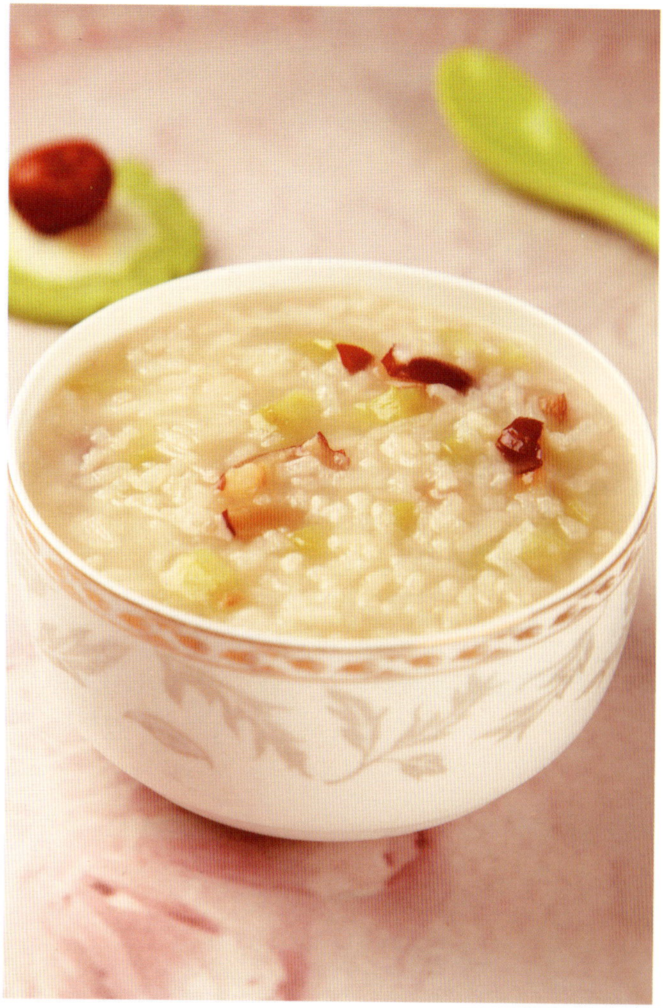

原料 ○ 2人份

水发大米150克，苦瓜65克，红枣20克

调料

蜂蜜20克

做法

❶ 洗净的苦瓜切开去瓤，再切成丁。
❷ 红枣切开去核，把果肉切碎，备用。
❸ 砂锅中注入适量清水烧开，倒入洗净的大米。
❹ 加入切好的苦瓜、红枣，搅拌均匀。
❺ 盖上锅盖，用中火煮约30分钟至食材熟软。
❻ 揭开锅盖，加入蜂蜜，搅拌均匀，关火后盛出即可。

小叮咛　苦瓜有清热除烦、消暑解毒、明目、降血糖、增强机体免疫力等功效，对治疗痢疾、风热感冒、热病烦渴、小便赤短、眼结膜炎等病症有一定的食疗作用。

腹泻

腹泻俗称“拉肚子”，指排便次数明显超过平日习惯的频率，粪质稀薄，水分增加，或含未消化食物或脓血、黏液，常伴有排便急迫感、肛门不适、失禁等症状。

调养要点

❶ 腹泻期间饮食以高蛋白、高热量、高维生素、少油为主。

❷ 少量多餐，以流食、半流食为主。

❸ 适当限制含纤维素、易产气的食物摄入。

对症食材推荐

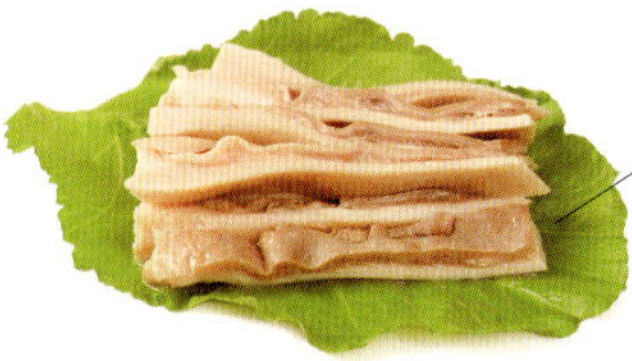

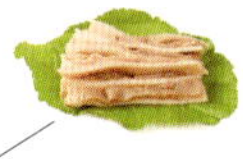

[猪肚]

补虚劳、健脾胃

[苹果]

健胃消食、止泻

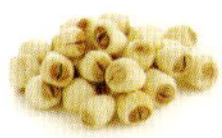

[莲子]

治疗脾虚久泻、大便溏泄

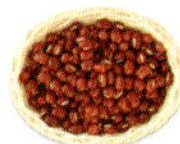

[红豆]

止泻止痢、清热解毒

推荐食谱

烹饪时间 43 分钟；口味甜

牛奶薏米红豆粥

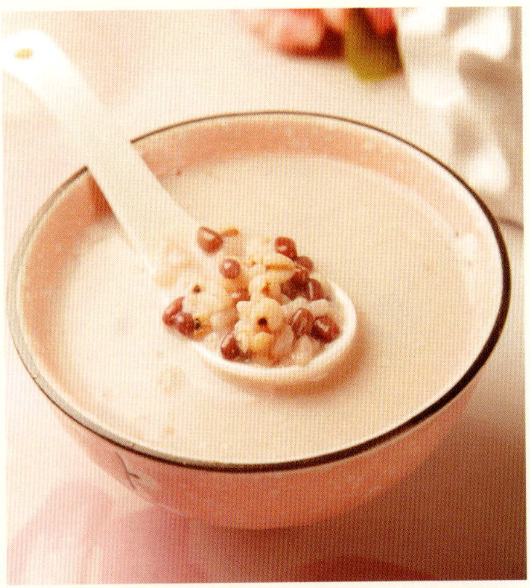

原料 ○ 2 人份

大米45克，薏米65克，红豆80克，牛奶120毫升

调料

冰糖适量

做法

❶ 砂锅中注水烧热，倒入备好的红豆、薏米，拌匀，用大火略煮。

❷ 倒入洗净的大米，拌匀，盖上盖，烧开后用小火煮约40分钟至食材熟透。

❸ 揭开盖，倒入牛奶，放入冰糖，搅拌片刻，煮至冰糖溶化。

❹ 关火后盛出煮好的粥即可。

木耳红枣莲子粥

烹饪时间42分钟；口味清淡

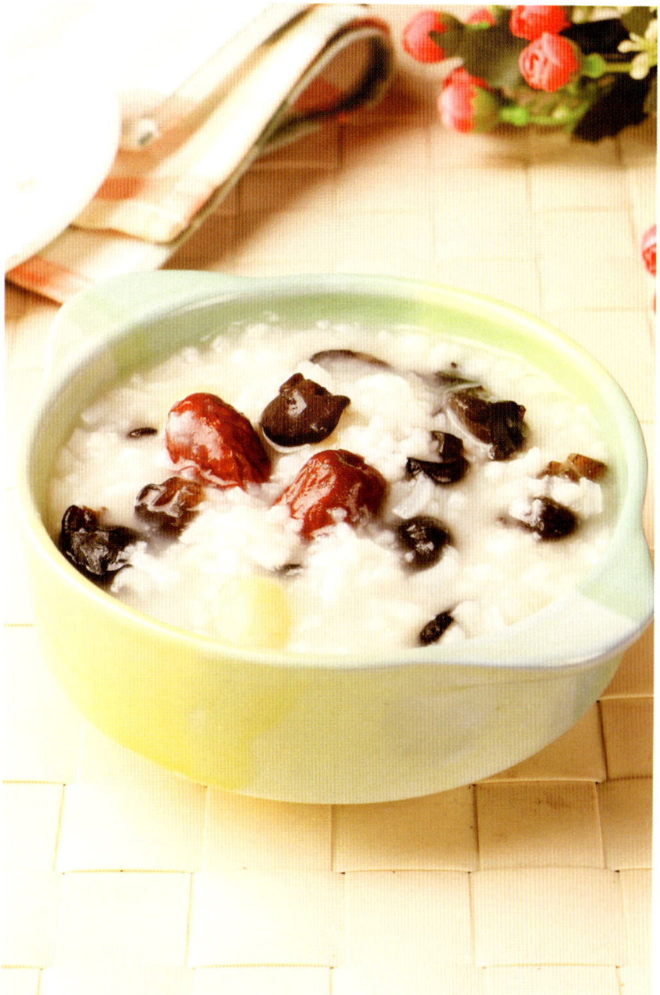

原料 ○ 3人份

水发木耳80克，红枣35克，水发大米180克，水发莲子65克

调料

盐、鸡粉各2克

做法

❶ 砂锅中注入适量清水，用大火烧热。
❷ 倒入备好的大米、莲子、木耳、红枣，搅拌均匀。
❸ 盖上锅盖，煮开后转小火煮40分钟至熟软。
❹ 掀开锅盖，加入盐、鸡粉，搅匀调味。
❺ 关火后将煮好的粥盛出，装入碗中即可。

小叮咛 本品具有健脾养胃、益气养血、养心安神等功效，常食能为腹泻患者补充丰富的营养，还能增强机体免疫力，延缓衰老。

烹饪时间 32 分钟；口味甜

四喜蒸苹果

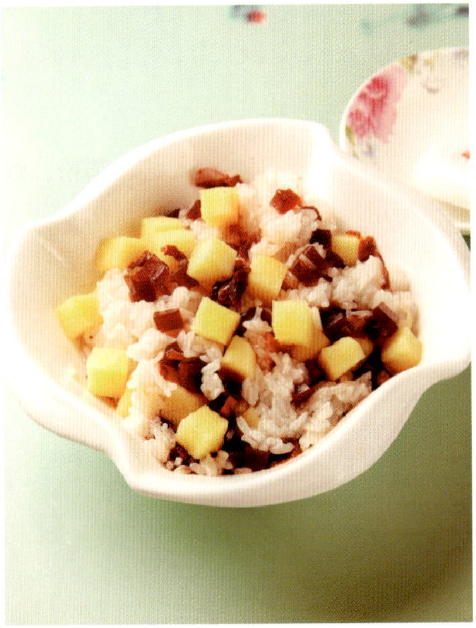

原料 ○ 3 人份

山楂糕25克，桂圆肉10克，苹果丁150克，糯米饭200克

调料

玫瑰酱10克，白糖适量

做法

❶ 洗好的桂圆肉切碎；山楂糕切条，再切丁。

❷ 取一个蒸碗，倒入山楂糕、桂圆肉、苹果丁，放入玫瑰酱、白糖、糯米饭，拌匀，备用。

❸ 蒸锅中注水烧开，放入蒸碗，用大火蒸30分钟至食材熟透。

❹ 揭盖，取出蒸碗，待稍微放凉后即可食用。

烹饪时间 35 分钟；口味甜

蒸红袍莲子

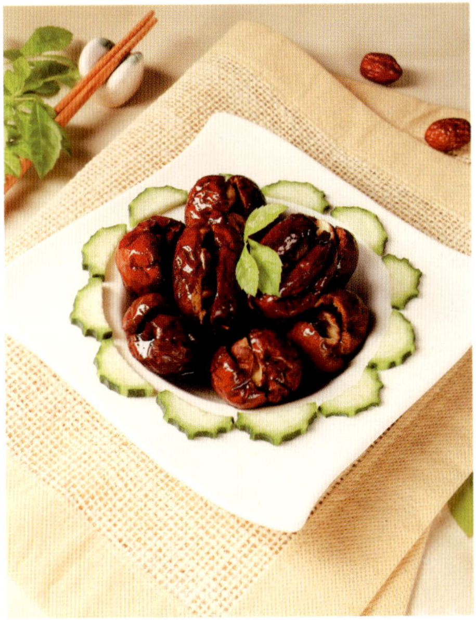

原料 ○ 2 人份

水发红莲子80克，大枣150克

调料

白糖3克，水淀粉5毫升，食用油适量

做法

❶ 将大枣用剪刀剪开，去除枣核。

❷ 在大枣中逐个放入泡发好的莲子，装盘，注入少量温开水，待用。

❸ 蒸锅中注水烧开，放入红枣，加盖，中火蒸30分钟至熟软。

❹ 揭盖，取出红枣，将剩余的汁液倒入锅中，烧热。

❺ 加入少许白糖、食用油、水淀粉，调成糖汁，关火后将糖汁浇在红枣上即可。

烹饪时间 18 分钟；口味鲜

菌菇蛋羹

原料 ○2 人份

香菇40克，鸡蛋液100克

调料

盐、鸡粉各2克，食用油适量

做法

1. 洗净的香菇去蒂切条，再切成丁。
2. 用油起锅，倒入香菇，炒香，加入盐、鸡粉，炒至入味，盛出待用。
3. 将鸡蛋液搅散、调匀，加入炒好的食材，混合均匀，待用。
4. 备好电蒸笼，放入食材，盖上盖，将旋钮调至15分钟。
5. 待时间到后，调整旋钮切断电源，掀开锅盖，将蒸蛋取出即可。

小叮咛 烹饪前，香菇可在水里提前浸泡一天，经常换水，并用手挤出其中的水分，这样既能泡发彻底，又不会造成营养大量流失。

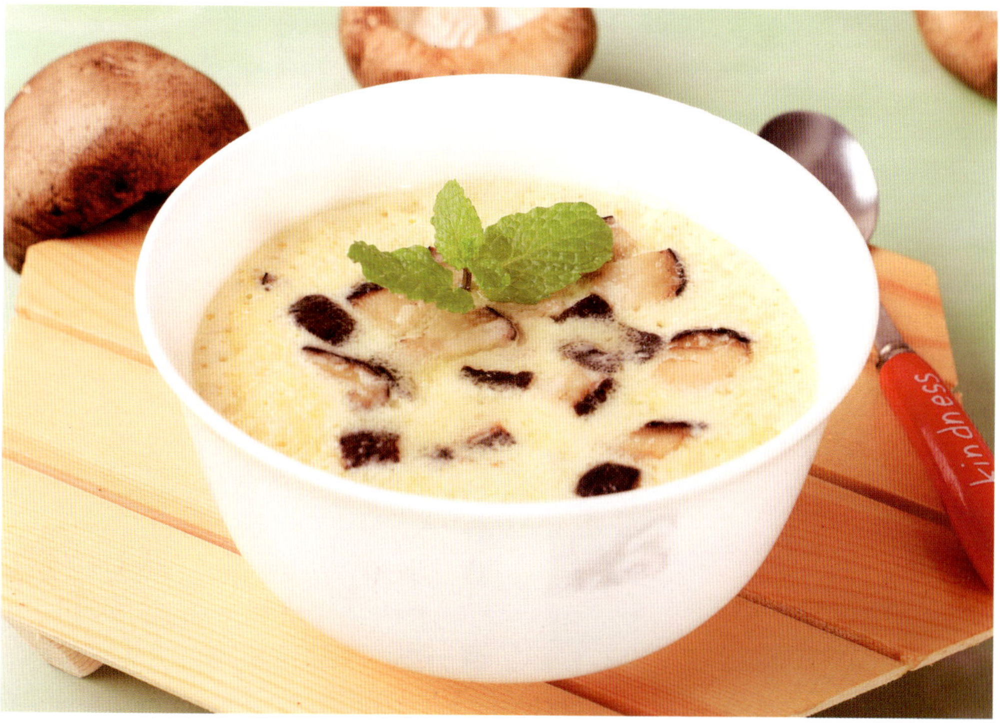

便秘

便秘是临床上常见的复杂症状，常表现为大便次数减少、间隔时间长、排便不畅，并伴有腹痛等。饮食过少或过精、长时间服用止痛药、久坐等都可能引起便秘。

调养要点

❶ 多食纤维素含量高的食物，如绿叶蔬菜、全麦食物。
❷ 适量进食产气类、油脂类食物，以达到通便之效。
❸ 宜定时定量补水，最好早晨起床后喝一杯温开水。

对症食材推荐

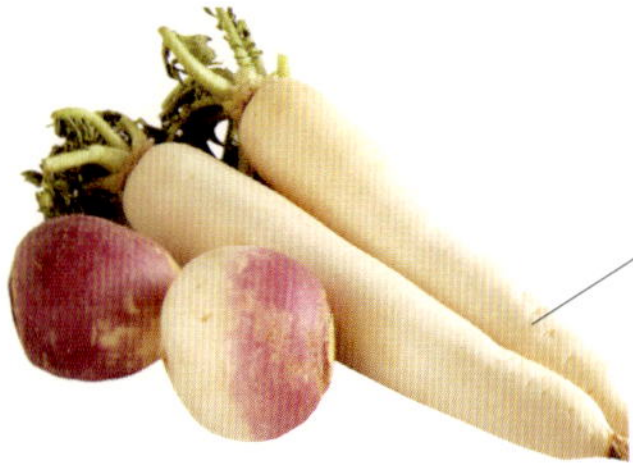

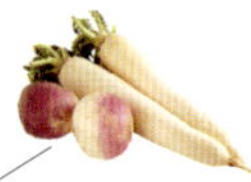

[白萝卜]
助消化、促进胃肠蠕动

[土豆]
健脾益气、通便

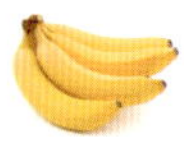

[香蕉]
清热、通便

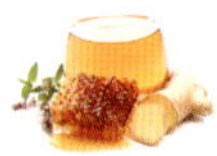

[蜂蜜]
调补脾胃、润肠通便

推荐食谱

烹饪时间 8 分钟；口味甜

玉米奶露

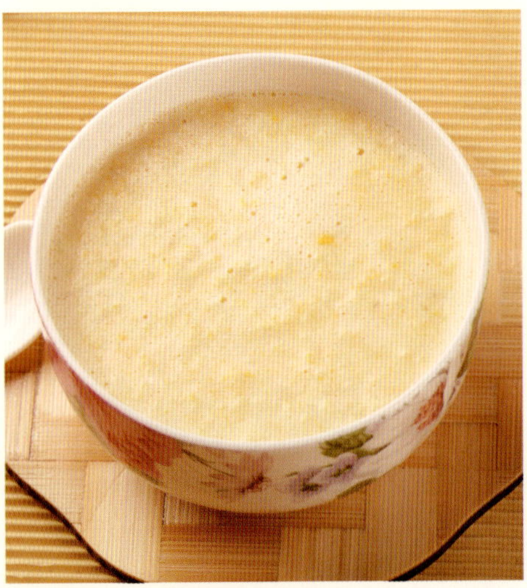

原料 ○ 2 人份

鲜玉米粒100克，牛奶150毫升

调料

白糖12克

做法

❶ 汤锅中注入适量清水烧开，放入玉米粒，煮至熟，捞出，装盘待用。
❷ 把牛奶倒入汤锅中，调成中小火，放入白糖，拌匀，煮至白糖溶化。
❸ 把煮好的牛奶盛出，装碗备用。
❹ 取榨汁机，选择搅拌刀座组合，倒入煮好的玉米和牛奶，盖上盖子。
❺ 选择“搅拌”功能，榨取玉米奶露，断电后将榨好的玉米奶露盛入碗中即可。

香蕉粥

烹饪时间24分钟；口味清淡

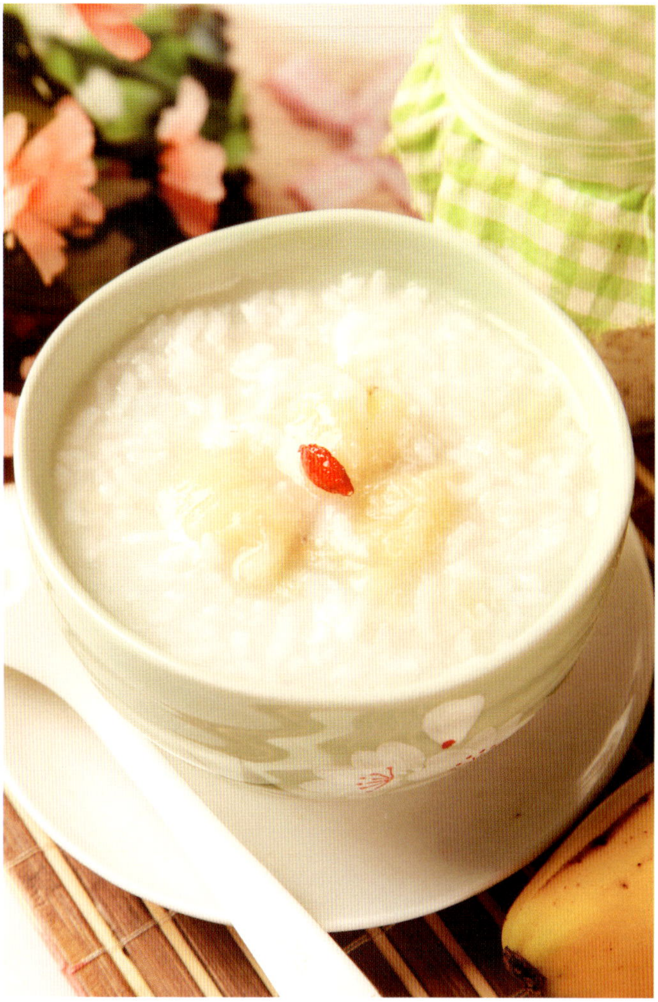

原料 ○ 4人份

去皮香蕉250克，水发大米400克

做法

1. 洗净的香蕉切丁。
2. 砂锅中注入适量清水烧开，倒入大米，拌匀。
3. 加盖，大火煮20分钟至熟；揭盖，放入香蕉。
4. 盖上盖，续煮2分钟至食材熟软。
5. 揭盖，搅拌均匀，关火后盛出煮好的粥，装入碗中即可。

小叮咛　香蕉中含有丰富的纤维素，可使大便易于排出，对便秘及痔疮患者大有益处。香蕉中的钾还能降低机体对钠盐的吸收，起到降血压的作用。

黑芝麻蜂蜜润肠粥

烹饪时间42分钟；口味甜

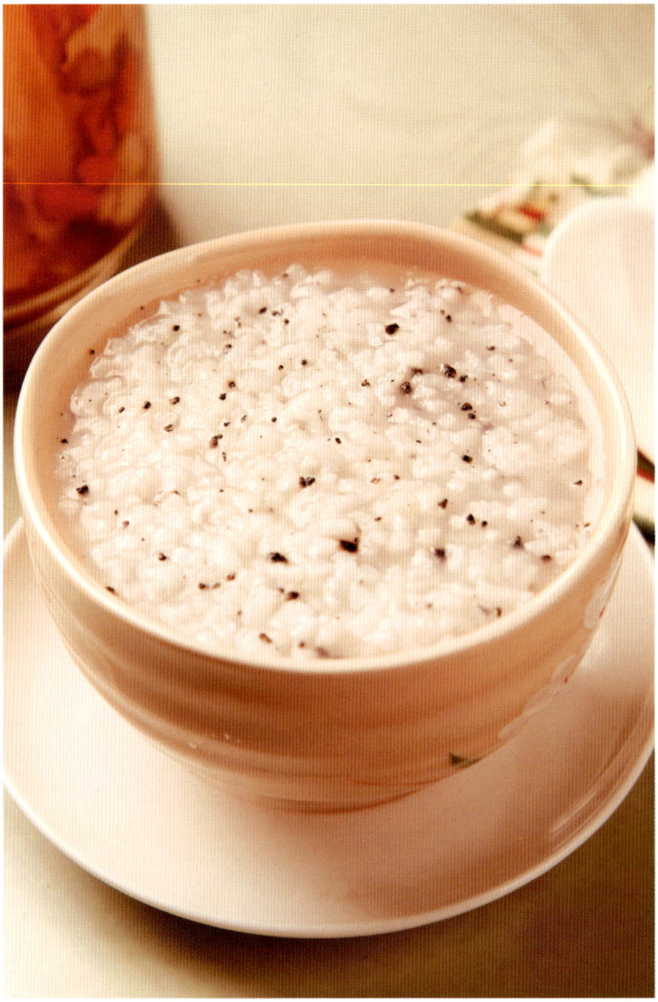

原料 ○ 2人份

水发大米200克，黑芝麻粉5克

调料

蜂蜜少许

做法

❶ 砂锅中注入适量清水，用大火烧开。

❷ 倒入洗净的大米，搅拌均匀。

❸ 盖上盖，用大火煮开后转小火煮40分钟至食材熟透。

❹ 揭盖，放入黑芝麻粉、蜂蜜，拌匀。

❺ 关火后盛出煮好的粥，装入碗中即可。

小叮咛 蜂蜜含有糖类、维生素、有机酸、矿物质、酶等成分，具有润燥解毒、润肠通便、美白养颜等作用，常喝蜂蜜水还能调节神经系统功能，缓解神经紧张，促进睡眠。

烹饪时间 6 分钟；口味清淡

黄瓜拌土豆丝

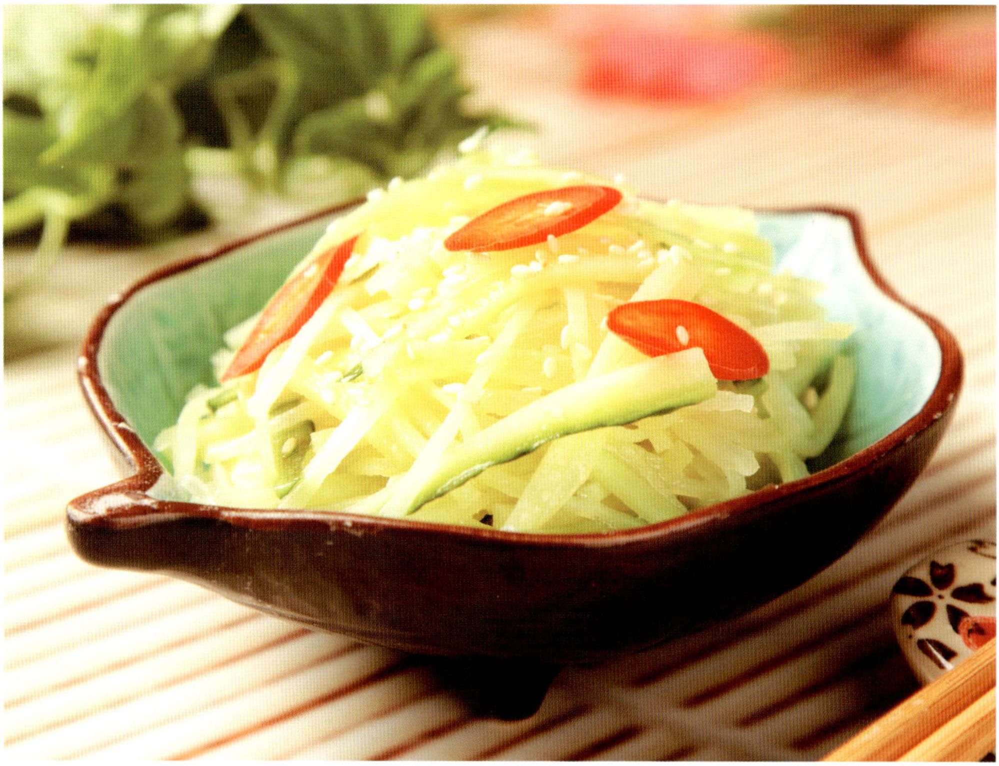

原料 ○ 2人份

去皮土豆250克，黄瓜200克，熟白芝麻15克

调料

盐、白糖各1克，芝麻油、白醋各5毫升

做法

❶ 洗好的黄瓜切片，改切丝；洗净的土豆切片，改切丝。

❷ 取一碗清水，放入土豆丝，稍拌片刻，去除表面含有的淀粉，滤出水分。

❸ 锅中注水烧开，倒入洗过的土豆丝，煮至断生，捞出，过一遍凉水，沥干，装入盘中。

❹ 往土豆丝中加入黄瓜丝、盐、白糖、芝麻油、白醋，搅拌均匀。

❺ 将拌好的菜肴装入碟中，撒上熟白芝麻即可。

小叮咛 黄瓜和土豆中均含有丰富的纤维素，可促进肠道内腐败食物排出，帮助通便，对肥胖及习惯性便秘者有较好的食疗功效。

尿路感染

尿路感染又称泌尿系统感染，主要是由大肠埃希杆菌引起的，常伴有菌尿和脓尿。尿路感染多发于女性，尤其多发于性生活活跃期及绝经后的女性。

调养要点

❶多选择具有抑菌消炎功效的食材和中药材。

❷多饮水，勤排尿。保证一日饮水2000毫升左右，每2~3小时排一次尿。

对症食材推荐

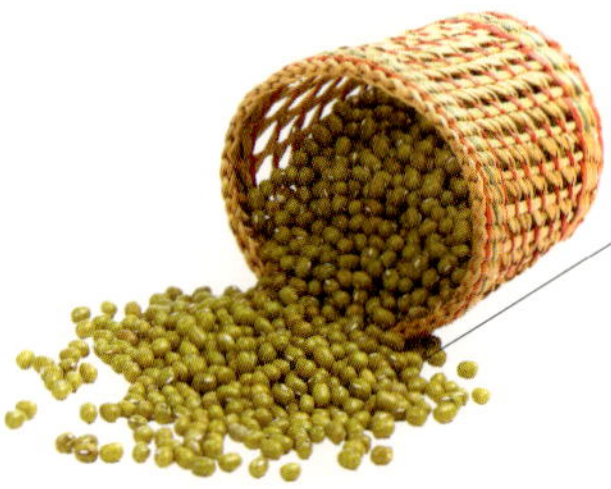

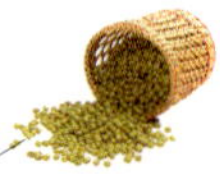

[绿豆]

清热解毒、利尿消肿

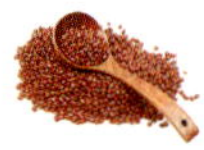

[红豆]

抗菌消炎、利尿消肿

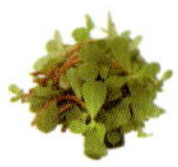

[马齿苋]

清热解毒、消肿止痛

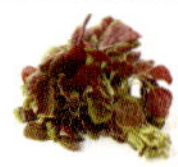

[苋菜]

清热解毒、抑制大肠杆菌

推荐食谱

烹饪时间 22 分钟；口味清淡

薏米双豆豆浆

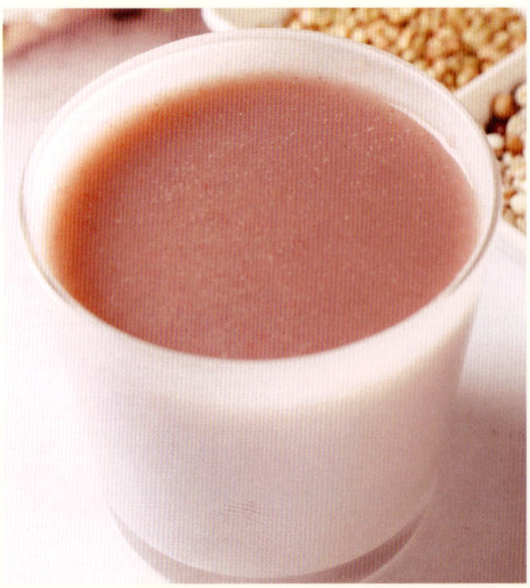

原料 ○ 2人份

水发薏米30克，水发绿豆40克，水发红豆45克

做法

❶ 取一碗，倒入泡好的红豆、绿豆、薏米，加入适量清水，用手搓洗干净。

❷ 将洗好的材料倒入滤网中，沥干水分。

❸ 取豆浆机，倒入洗好的食材，注入适量清水，至水位线。

❹ 盖上豆浆机机头，选择“五谷”程序，再选择“开始”键，开始打浆。

❺ 待豆浆机运转约20分钟，即成豆浆。

❻ 将豆浆机断电，取下机头，把煮好的豆浆倒入杯中，用汤匙撇去浮沫即可。

苋菜枸杞绿豆粥

烹饪时间34分钟；口味清淡

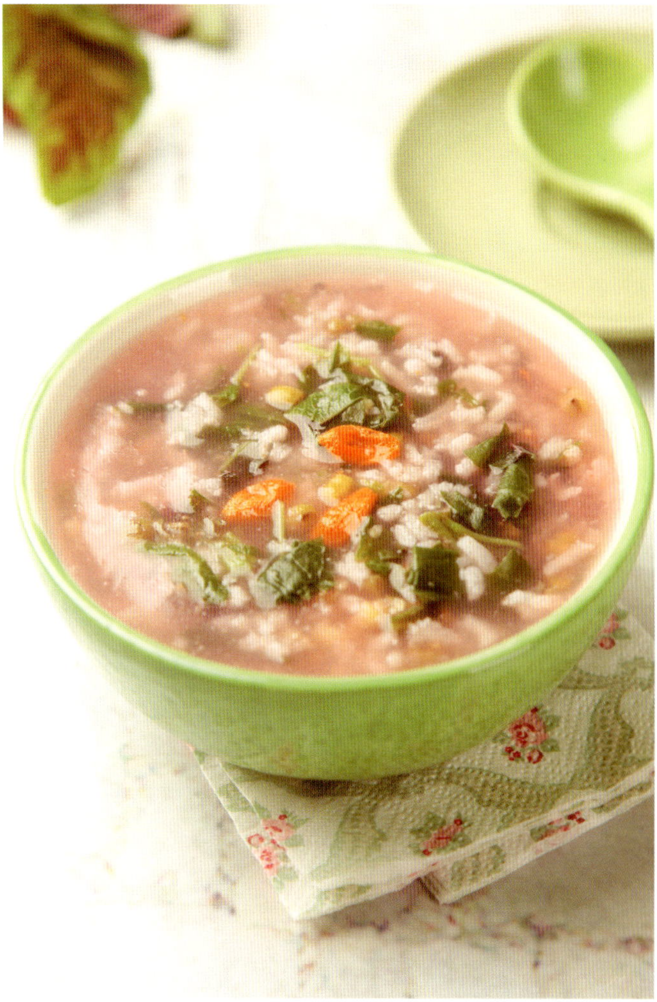

原料 ○ 2人份

水发大米70克，枸杞20克，水发绿豆85克，苋菜60克

做法

1. 把洗净的苋菜切细段，备用。
2. 砂锅中注入适量清水烧开，倒入洗净的枸杞、大米、绿豆。
3. 盖上盖，煮开后转小火煮30分钟至食材熟透。
4. 揭开盖，倒入切好的苋菜，拌匀。
5. 盖上锅盖，用小火续煮2分钟。
6. 揭开锅盖，关火后将粥盛入碗中即可。

小叮咛 绿豆具有清热解毒、利尿消肿的功效，搭配苋菜煮粥，可健脾养胃、清热解暑、增强机体免疫力，有泌尿系统炎症者及更年期女性可常食。

失眠

失眠通常指患者对睡眠时间和（或）对睡眠质量不满足从而引起的疲劳感、不安、全身不适、反应迟钝、头痛、记忆力下降等症状。

调养要点

❶ 适量补充助眠营养素，如烟酸、镁。

❷ 晚餐吃八分饱即可，睡前不要吃东西及大量饮水。

❸ 保持乐观开朗的心态、平和对待生活都有助于睡眠。

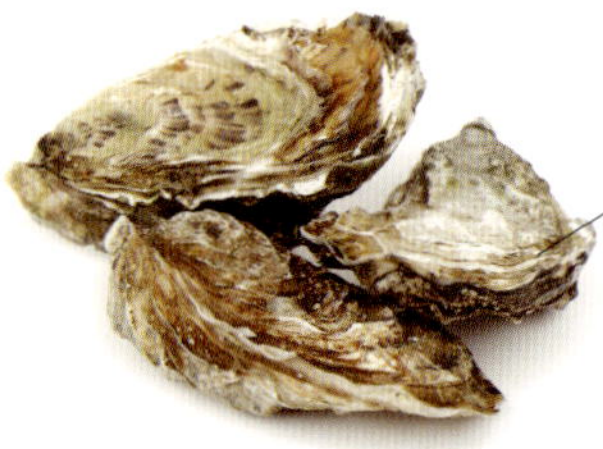

对症食材推荐

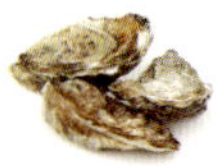

［牡蛎］可缓解心神不安、心悸失眠

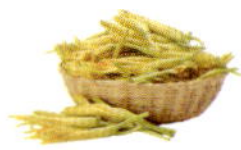

［黄花菜］明目安神

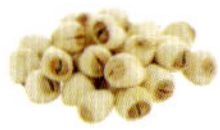

［莲子］养心安神

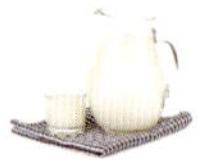

［牛奶］镇静安神、帮助睡眠

推荐食谱

烹饪时间 23 分钟；口味清淡

百合枣莲双黑豆浆

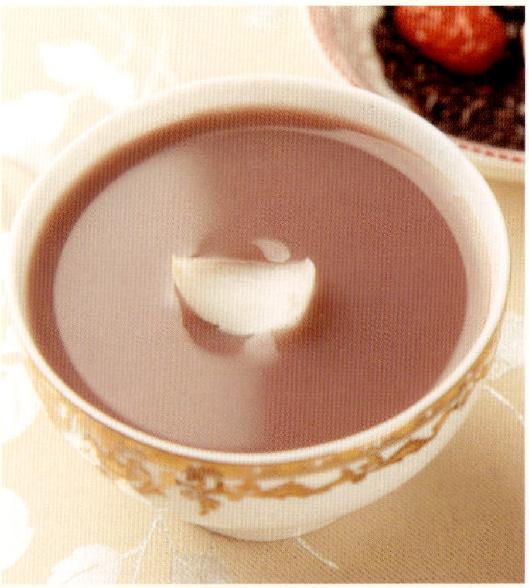

原料 ○ 2 人份

百合15克，莲子10克，红枣8克，水发黑豆50克，水发黑米40克

做法

❶ 取一碗，倒入黑米、莲子、红枣，加水，搓洗干净，倒入滤网中，沥干。

❷ 取豆浆机，倒入洗好的食材、百合、黑豆，注入适量清水，至水位线。

❸ 盖上豆浆机机头，开始打浆，待豆浆机运转约20分钟，即成豆浆。

❹ 将豆浆机断电，取下机头，把煮好的豆浆倒入滤网中，滤取豆浆。

❺ 将滤好的豆浆倒入杯中，用汤匙捞去浮沫即可。

牛奶芝麻豆浆

烹饪时间17分钟；口味清淡

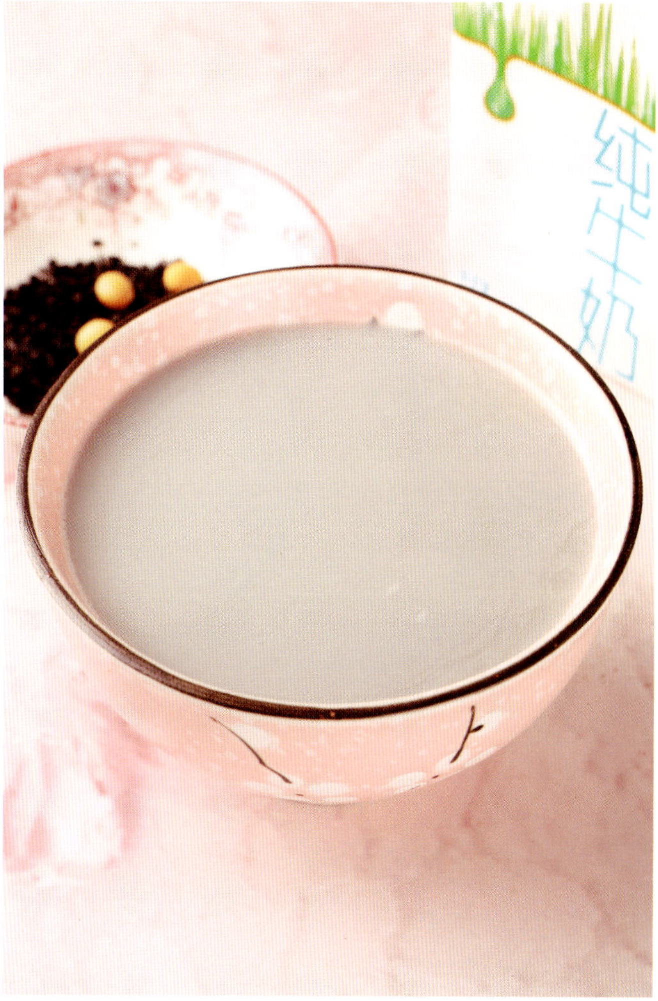

原料 ○ 2人份

牛奶80毫升，水发黄豆60克，黑芝麻10克

做法

❶ 取一碗，倒入泡好的黄豆，注入清水，用手搓洗干净，沥干水分。
❷ 把洗好的黄豆倒入滤网中，沥干水分。
❸ 取豆浆机，倒入黄豆、黑芝麻、牛奶，注入适量清水，至水位线。
❹ 盖上豆浆机机头，开始打浆，待豆浆机运转约15分钟，即成豆浆。
❺ 将豆浆机断电，取下机头；把煮好的豆浆倒入滤网中，滤取豆浆。
❻ 将滤好的豆浆倒入碗中即可。

小叮咛 牛奶除了不含膳食纤维外，几乎包含了人体所需的各种营养素，对身体健康十分有益，常喝牛奶能镇定神经，改善失眠的症状。

鲜奶白菜汤

烹饪时间21分钟；口味清淡

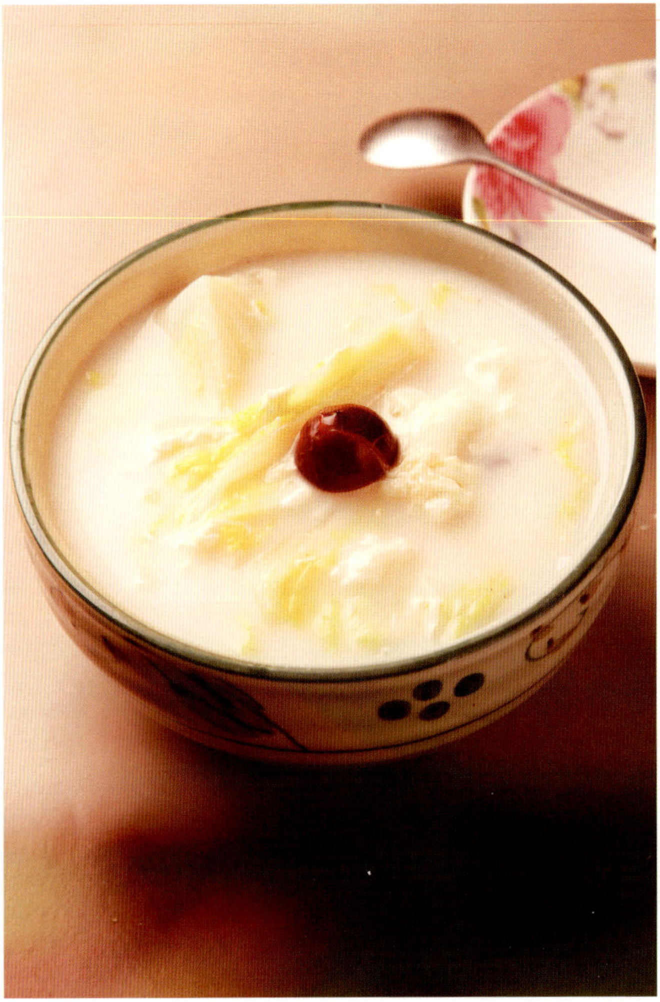

原料 ○ 1人份

白菜80克，牛奶150毫升，鸡蛋1个，红枣5克

调料

盐2克

做法

1. 洗净的白菜切成粗条；洗好的红枣切开，去核。
2. 鸡蛋打入碗中，搅散，调成蛋液，备用。
3. 砂锅中注入适量清水，倒入红枣，煮15分钟。
4. 放入备好的牛奶、白菜，续煮5分钟至食材熟透。
5. 加入盐，倒入蛋液，拌匀，煮至蛋花成形。
6. 关火后盛出煮好的汤料，装入碗中即可。

小叮咛 本品包含多种食材，能为机体补充全面均衡的营养素，具有健脾养胃、补虚强身、补血益气等功效，常喝此汤还能促进睡眠，美容养颜。

烹饪时间 5 分钟；口味鲜

黄花菜鱼丸汤

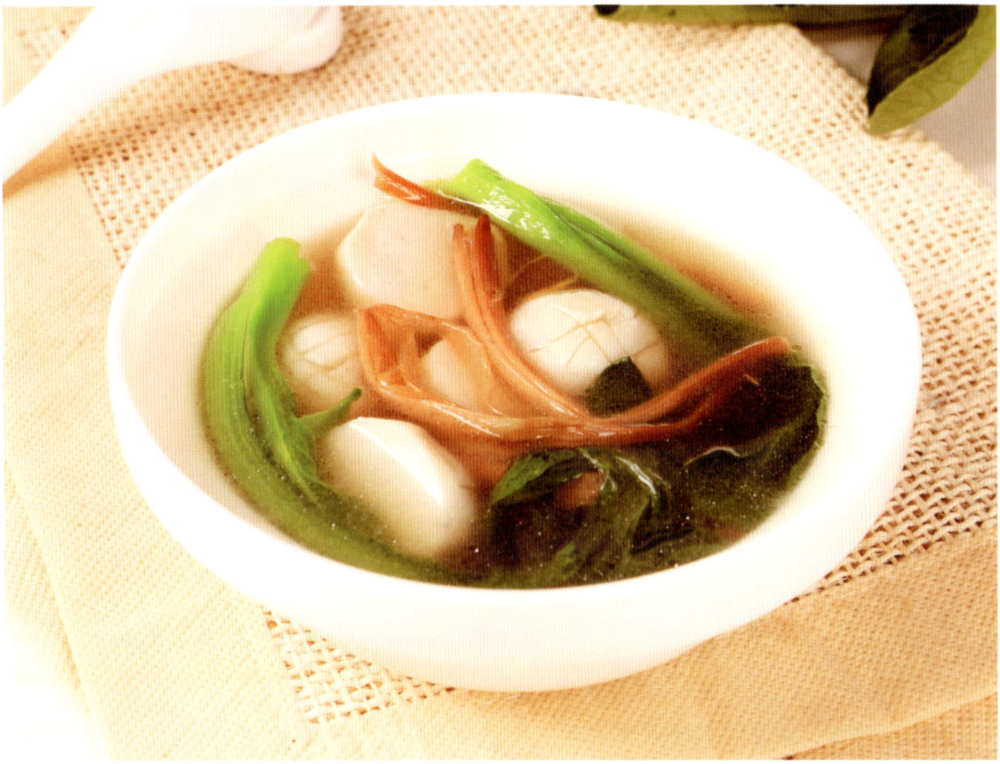

原料 ○ 2 人份

鱼丸200克，水发黄花菜150克，菜心100克，姜片、葱段各少许

调料

盐、鸡粉、胡椒粉各1克，芝麻油5毫升，食用油适量

做法

1. 洗净的鱼丸对半切开，打上花刀。
2. 用油起锅，倒入姜片、葱段，爆香，注入适量清水，拌匀。
3. 倒入切好的鱼丸、洗好的黄花菜，加入盐、鸡粉，拌匀。
4. 盖上盖，用大火煮2分钟至熟；揭开盖，放入洗净的菜心。
5. 加入胡椒粉、芝麻油，拌匀，关火后盛出煮好的汤料即可。

小叮咛 黄花菜具有清热解毒、止渴生津、利尿等功效，对口干舌燥、小便不利、便秘等有食疗作用，情志不畅、气闷不舒、健忘失眠、神经衰弱者食用尤其有益。

神经衰弱

神经衰弱指大脑由于长期紧张和精神压力，从而使得精神活动能力减弱的病症。患者常会出现脑力易疲劳、睡眠障碍、记忆力减退、注意力不集中等症，并伴有躯体不适。

调养要点

❶ 为大脑补充脂类、蛋白质、糖类、矿物质等营养素。

❷ 少食多餐，避免饥饿，忌食引起神经兴奋的刺激性食物，如浓茶、咖啡、浓可可、酒类、胡椒、芥末等。

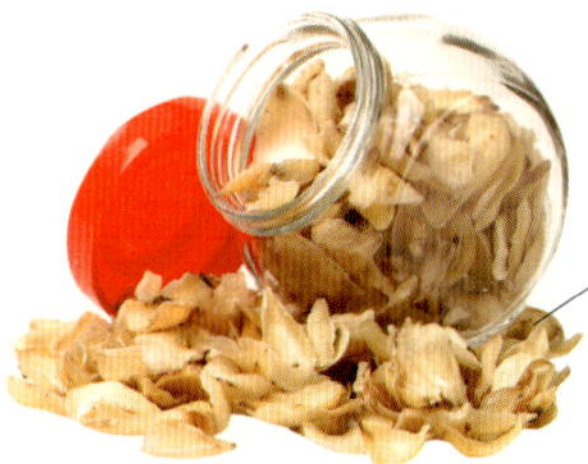

对症食材推荐

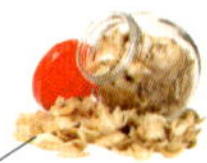

[百合] 清心安神、防治失眠

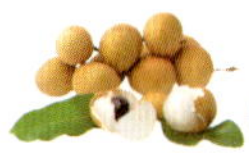

[桂圆] 养血宁神

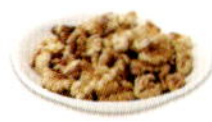

[核桃] 益智补脑、滋补肝肾

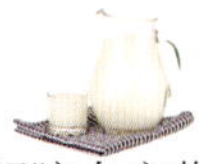

[牛奶] 缓解脑力疲劳、促进睡眠

推荐食谱

烹饪时间 21 分钟；口味甜

莲子奶糊

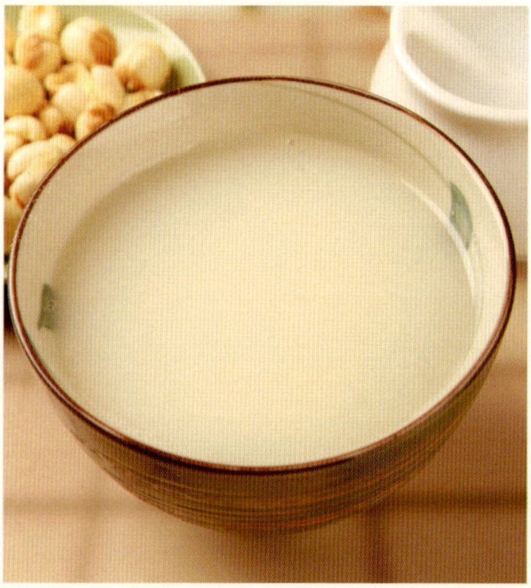

原料 ○ 2人份

水发莲子10克，牛奶400毫升

调料

白糖3克

做法

❶ 取豆浆机，倒入备好的莲子、牛奶，加入白糖。

❷ 盖上机头，按“选择”键，选择“米糊”选项，再按“启动”键。

❸ 待豆浆机运转约20分钟，即成米糊。

❹ 将豆浆机断电，取下机头，将煮好的米糊倒入碗中，待凉后即可食用。

百合红枣桂圆汤

烹饪时间 22 分钟；口味甜

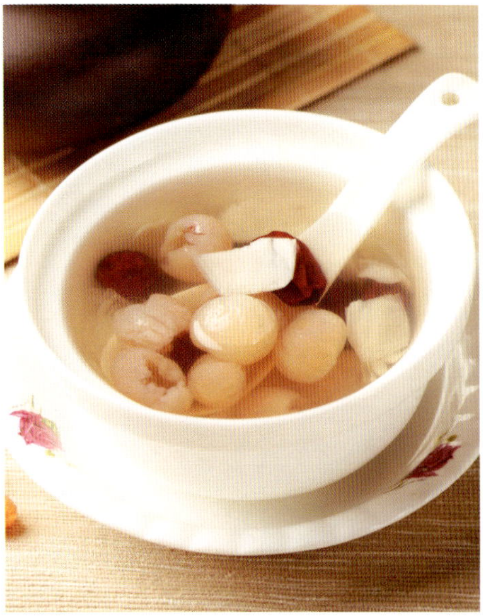

原料 ○ 1人份

鲜百合、桂圆肉各30克，红枣35克

调料

冰糖20克

做法

1. 砂锅中注入适量清水，用大火烧开。
2. 倒入洗好的红枣、桂圆肉、百合，搅拌均匀。
3. 盖上盖，烧开后用小火煮20分钟至食材熟软。
4. 揭开盖，放入适量冰糖，搅拌均匀，煮至冰糖溶化。
5. 关火后将煮好的汤料盛出，装入碗中即可。

莲藕核桃排骨汤

烹饪时间 95 分钟；口味清淡

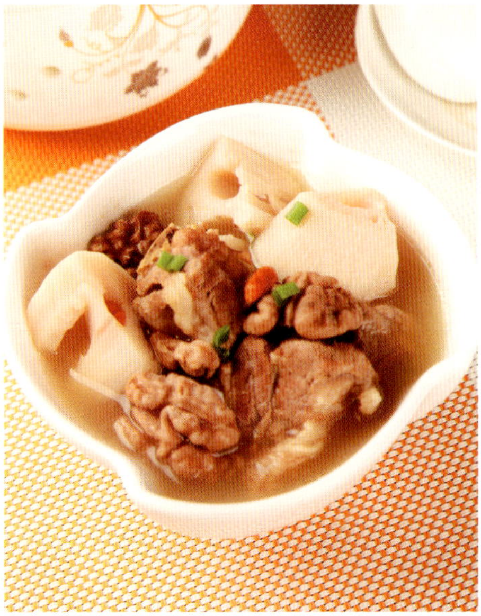

原料 ○ 3人份

排骨块200克，去皮莲藕160克，核桃仁75克，枸杞20克，葱花、姜片各少许

调料

盐、鸡粉各2克

做法

1. 洗净的莲藕切块。
2. 锅中注水烧开，倒入排骨块，汆片刻，捞出，装盘待用。
3. 砂锅中注入适量清水烧开，倒入排骨块、莲藕块、姜片，拌匀。
4. 加盖，煮开后转小火煮1小时。
5. 揭盖，倒入核桃仁、枸杞，拌匀，续煮30分钟至食材熟透。
6. 加入盐、鸡粉，拌匀调味，盛出装碗，撒上葱花即可。

骨质疏松症

骨质疏松症是以骨组织显微结构受损、矿物质和骨基质减少、骨质变薄、骨小梁数量减少、骨脆性增大和骨折危险程度升高等为表征的一种全身骨代谢障碍的疾病。

调养要点

❶ 多补充富含优质蛋白质的食物，如鸡蛋、瘦肉、鱼肉。

❷ 补充钙和维生素 D。

❸ 补钙时要限制盐、膳食纤维的摄入量。

对症食材推荐

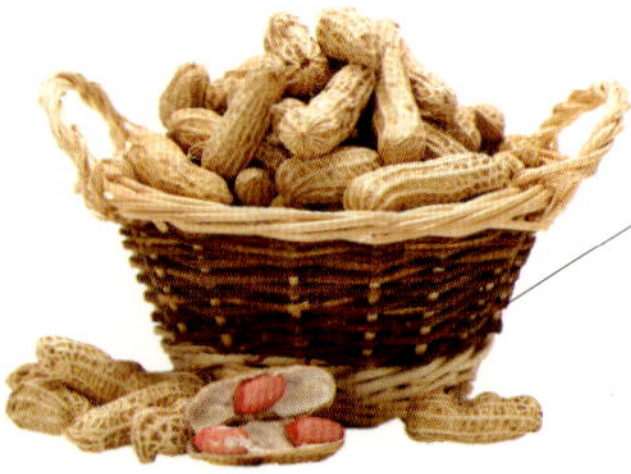

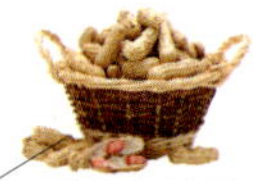

[花生]
阻止骨骼中钙的流失

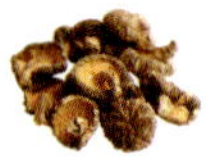

[香菇]
促进人体对钙的吸收

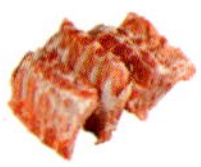

[猪骨]
养血健骨、延缓衰老

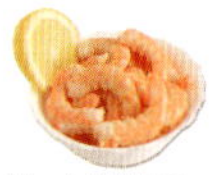

[虾]
补充钙质、强筋健骨

推荐食谱

烹饪时间 6 分钟；口味鲜

双菇争艳

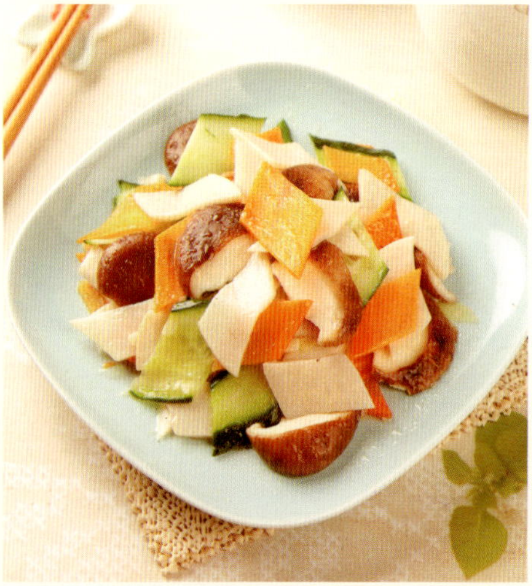

原料 ○ 3 人份

杏鲍菇180克，鲜香菇100克，去皮胡萝卜80克，黄瓜70克，蒜末、姜片各少许

调料

盐2克，水淀粉5毫升，食用油少许

做法

❶ 洗好的黄瓜、胡萝卜、杏鲍菇切成薄片；香菇去蒂，切成片。

❷ 沸水锅中倒入切好的杏鲍菇、胡萝卜、香菇，拌匀，煮至断生，捞出。

❸ 用油起锅，放入姜片、蒜末，爆香，倒入煮好的食材、黄瓜，炒至熟。

❹ 加入盐、水淀粉，炒至食材入味，关火后盛出菜肴，装盘即可。

核桃花生猪骨汤

烹饪时间62分钟；口味清淡

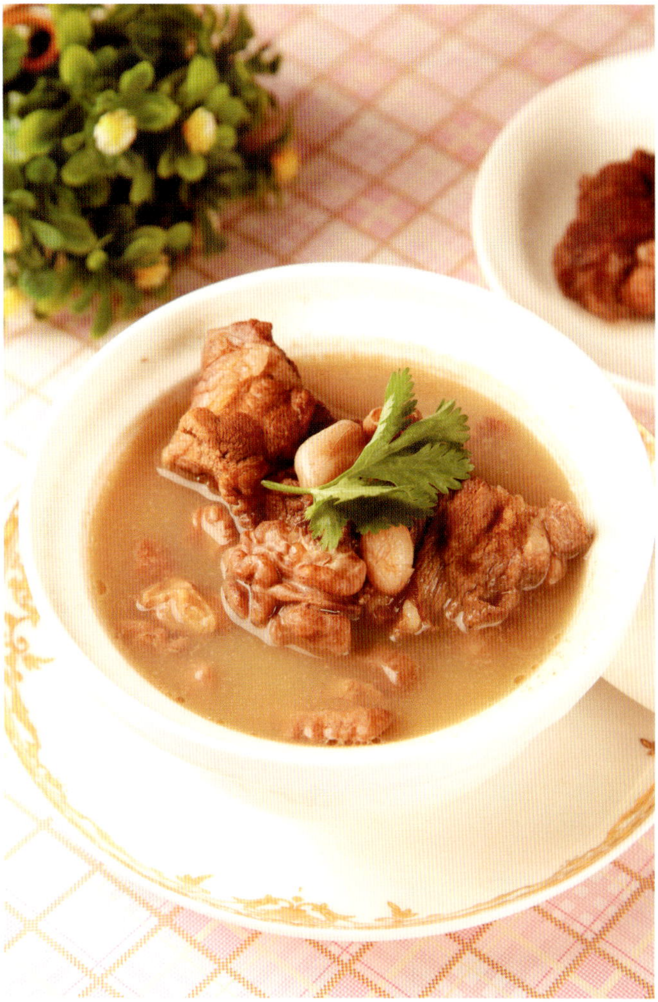

原料 ○ 2人份

花生75克，核桃仁70克，猪骨块275克

调料

盐2克

做法

1. 锅中注水烧开，放入猪骨块，汆片刻，捞出，装盘待用。
2. 砂锅中注入适量清水烧开，倒入猪骨块、花生、核桃仁，拌匀。
3. 加盖，大火煮开后转小火煮1小时至熟。
4. 揭盖，加入盐，搅拌片刻至入味。
5. 关火后盛出煮好的汤，装入碗中即可。

小叮咛 核桃、花生、猪骨均有强筋健骨、益智健脑的功效，三者搭配熬汤，既简单易制又极富营养，是一道滋补强身的佳品，常食可补脑补血，预防骨质疏松症。

慢性咽炎

慢性咽炎为咽黏膜、黏膜下及淋巴组织的慢性炎症，主要症状为咽部不适、发干、有异物感或轻度疼痛、干咳、恶心、灼热疼痛、吞咽困难等。

调养要点

❶ 补充胶原蛋白、B 族维生素。

❷ 饮食宜清淡，多吃清热解毒、滋阴润肺的食物。

❸ 忌食辛辣刺激食物。

对症食材推荐

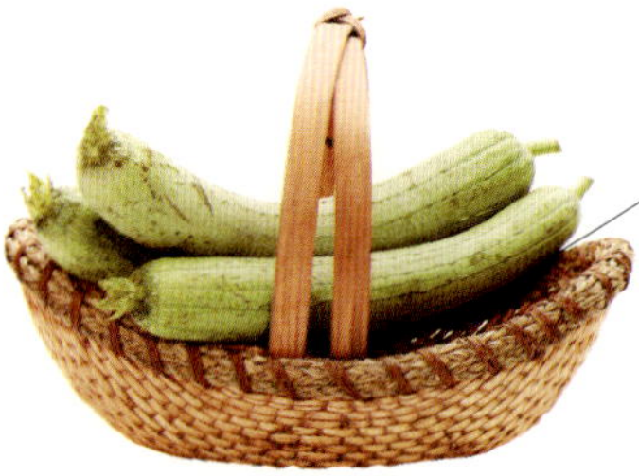

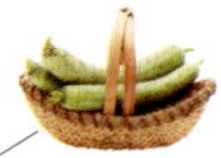

[丝瓜]

辅助治疗咽炎

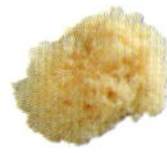

[银耳]

滋补生津、润肺利咽

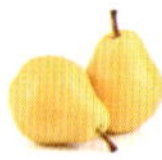

[梨]

可缓解炎症和咳嗽

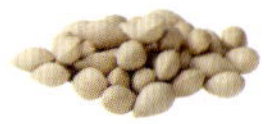

[银杏]

清热化痰、止咳

推荐食谱

烹饪时间 12 分钟；口味鲜

虾米花蛤蒸蛋羹

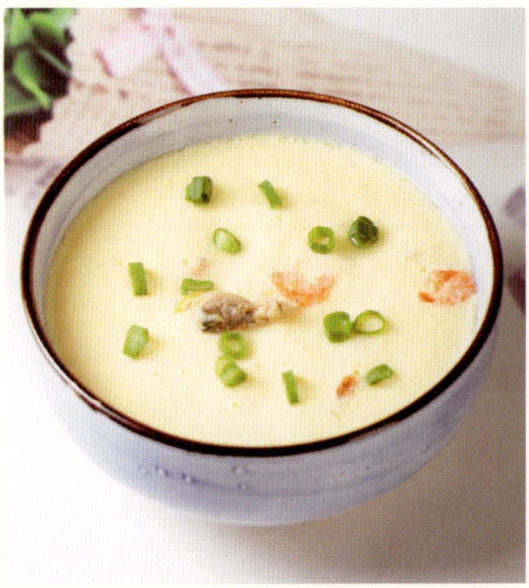

原料 ○ 2 人份

鸡蛋2个，虾米20克，蛤蜊肉45克，葱花少许

调料

盐、鸡粉各1克

做法

❶ 取一个大碗，打入鸡蛋，倒入洗净的蛤蜊肉、虾米。

❷ 加入盐、鸡粉，拌匀，注入适量温开水，快速搅拌均匀，制成蛋液。

❸ 取蒸碗，倒入调好的蛋液，搅匀。

❹ 蒸锅中注水烧开，放入蒸碗，用中火蒸约10分钟至蛋液凝固。

❺ 关火后取出蒸碗，撒上葱花即可。

丝瓜肉片汤

烹饪时间8分钟；口味清淡

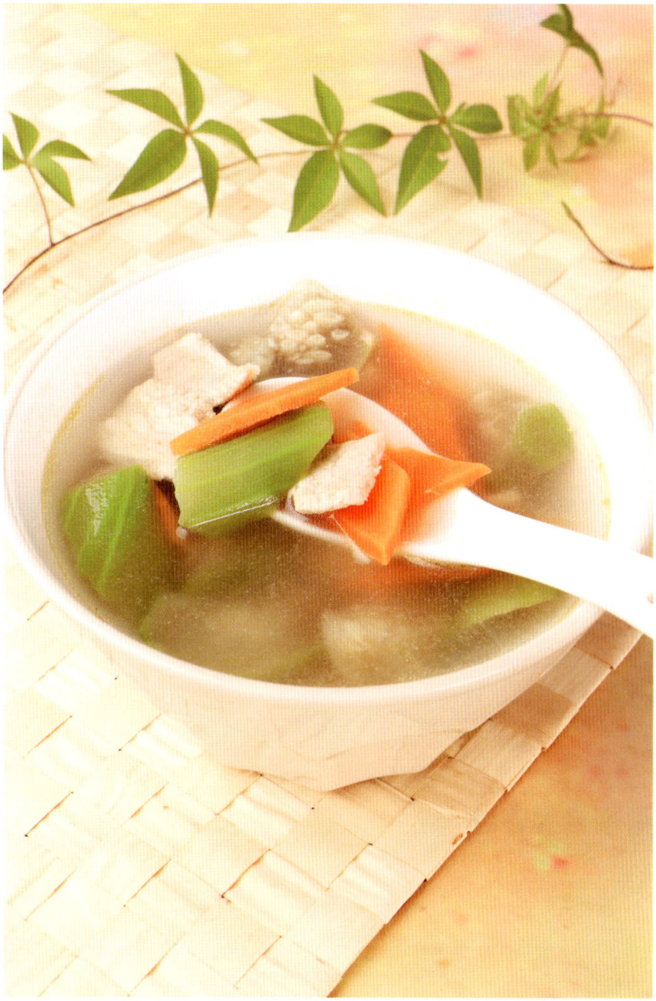

原料 ○ 2人份

丝瓜130克，胡萝卜80克，瘦肉120克，姜片少许

调料

盐3克，鸡粉2克，料酒4毫升，白胡椒粉少许，食用油适量

做法

❶ 将洗净去皮的丝瓜切滚刀块，洗好去皮的胡萝卜切菱形片。

❷ 瘦肉切片装碗，加少量盐、鸡粉、料酒，拌匀，腌渍片刻。

❸ 深汤锅置于火上，注入食用油，撒上姜片，爆香。

❹ 倒入胡萝卜片、腌好的肉片，炒至其转色，放入丝瓜块，炒匀。

❺ 注入适量清水，大火煮约5分钟至食材熟透。

❻ 加盐、鸡粉、白胡椒粉，拌匀，续煮片刻，盛出装碗即可。

小叮咛 丝瓜性凉，味甘，具有清热凉血、化痰解毒、通经活络等功效，对咽部不适或发干、痰多咳嗽以及便秘者有一定的食疗功效。

贫血

贫血是指单位容积的血液内血红蛋白量、红细胞数及红细胞比容低于正常值的一种症状。贫血有轻有重，一般表现为脸色黯淡、头昏眼花、心悸失眠，甚至月经失调等。

调养要点

❶ 多补充富含铁、叶酸和维生素 B_{12} 等元素的食物。

❷根据不同贫血类型选择食物。缺铁性贫血宜选择含铁量高的食物，巨幼红细胞性贫血宜选择维生素丰富的食物。

对症食材推荐

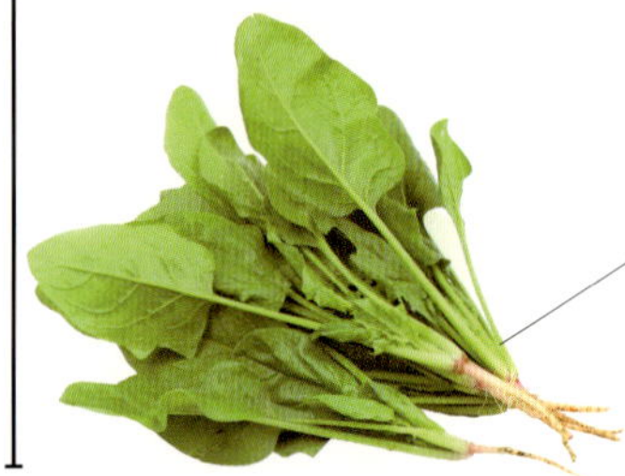

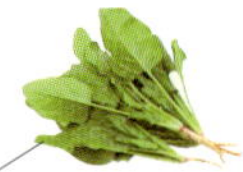

[菠菜]

补铁、滋阴养血

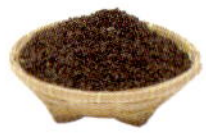

[黑芝麻]

促进红细胞生长

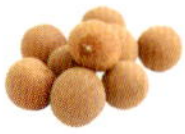

[桂圆]

养血安神

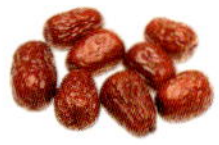

[红枣]

增强人体造血功能

推荐食谱

烹饪时间 18 分钟；口味甜

桂圆红枣豆浆

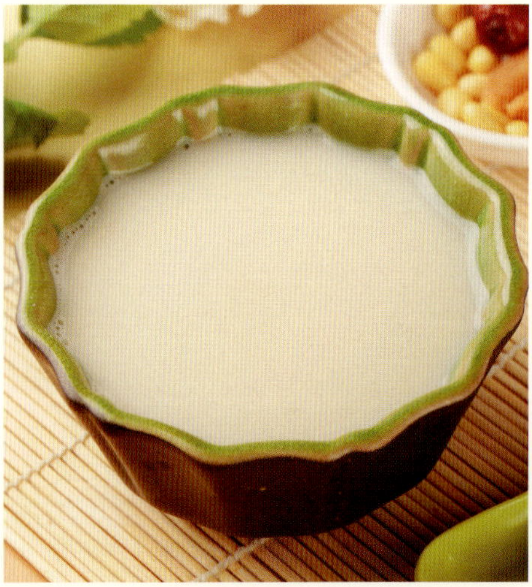

原料 ○ 2 人份

水发黄豆65克，桂圆30克，红枣8克

调料

白糖10克

做法

❶ 将已浸泡8小时的黄豆倒入碗中，加入清水，用手搓洗干净，沥干待用。

❷ 取豆浆机，倒入黄豆、红枣、桂圆，注入适量清水，盖上豆浆机机头。

❸ 选择“五谷”程序，再选择“开始”键，待豆浆机运转约15分钟，即成豆浆。

❹ 将豆浆机断电，取下机头，滤取豆浆。

❺ 将滤好的豆浆倒入杯中，加入白糖，搅拌均匀，用汤匙捞去浮沫即可。

桂圆红枣木瓜盅

烹饪时间8分钟；口味甜

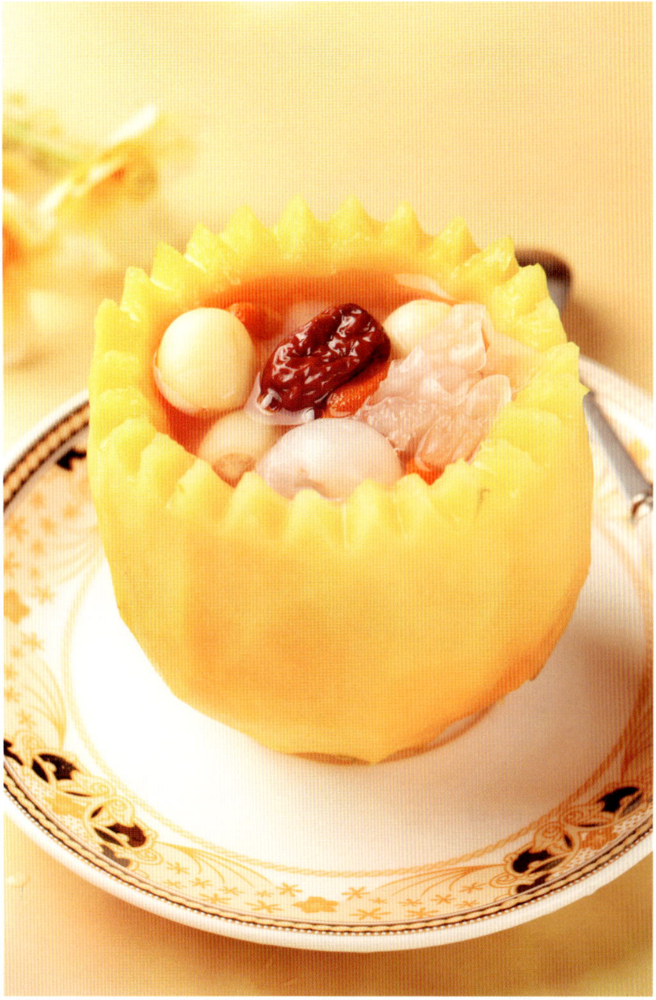

原料 ∘ 3人份

木瓜500克，莲子30克，桂圆肉25克，水发银耳40克，枸杞、红枣各少许

调料

蜂蜜10克，食粉少许

做法

❶ 将洗净的木瓜切去尾部，修平整，对半切开，取一半，制成木瓜盅。

❷ 锅中注水烧开，加入食粉、银耳、莲子，焯约1分钟，捞出。

❸ 另起锅，注水烧开，放入红枣、枸杞、桂圆肉、焯好的食材，拌匀。

❹ 煮约5分钟，加入蜂蜜，拌匀，续煮片刻。

❺ 关火后将锅中的材料盛入木瓜盅中，待用。

❻ 蒸锅中注水烧开，放入木瓜盅，蒸至食材熟透，取出即可。

小叮咛 本品具有养心安神、补益气血等功效，对神经衰弱、失眠、心悸、贫血、健忘等症有一定的食疗功效，常食还能美容养颜，延缓衰老。

高血压

高血压是指在静息状态下收缩压≥18.66kPa（140mmHg），或舒张压≥12kPa（90mmHg），且身体出现不适或血管病变等的疾病。

调养要点

❶ 每日脂肪的总摄入量应低于 50 克。

❷ 多吃高钾食物，如土豆、竹笋、玉米、香蕉及豆类。

❸ 高血压患者每日食盐量应限制在 3 ~ 5 克。

对症食材推荐

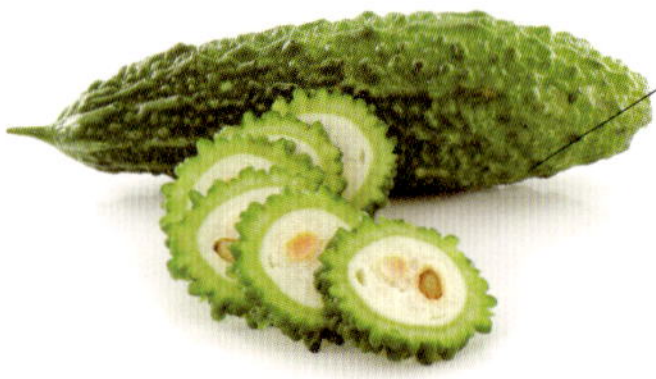

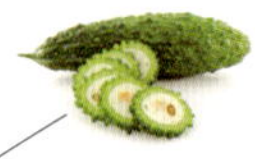

[苦瓜]

降压降糖、清热消暑

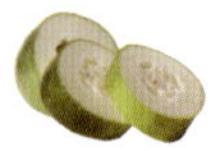

[冬瓜]

利尿消肿、降糖降压

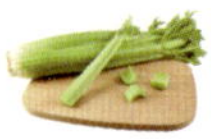

[芹菜]

平肝降压

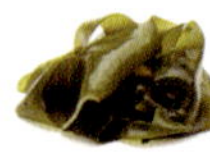

[海带]

降低人体对胆固醇的吸收

推荐食谱

烹饪时间 42 分钟；口味苦

苦瓜胡萝卜粥

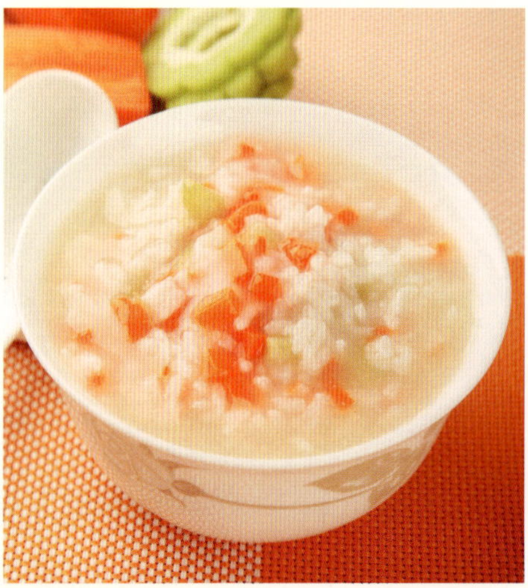

原料 3 人份

水发大米140克，苦瓜45克，胡萝卜60克

做法

❶ 洗净去皮的胡萝卜切片，再切条，改切成粒。

❷ 洗好的苦瓜切开去瓤，再切条形，改切成丁，备用。

❸ 砂锅中注入适量清水烧开，倒入大米、苦瓜、胡萝卜，拌匀。

❹ 盖上锅盖，烧开后用小火煮约40分钟至食材熟软。

❺ 揭开锅盖，搅拌一会儿，关火后盛出即可。

橄榄油蔬菜沙拉

烹饪时间3分钟；口味清淡

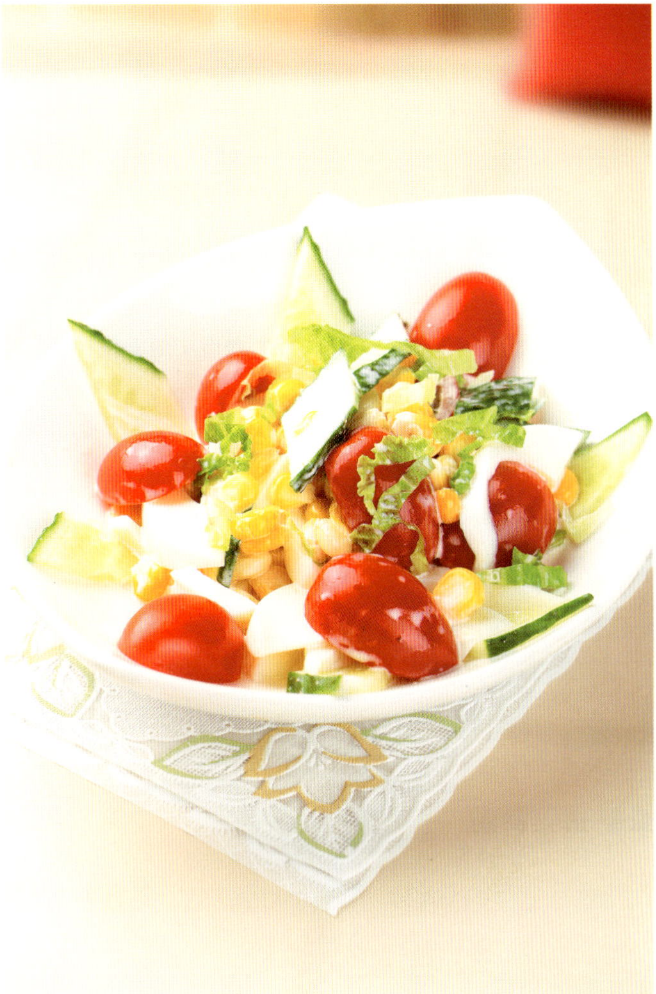

原料 ○ 2人份

鲜玉米粒90克，圣女果120克，黄瓜100克，熟鸡蛋1个，生菜50克

调料

盐少许，沙拉酱10克，白糖7克，凉拌醋8毫升，橄榄油3毫升

做法

❶ 洗好的黄瓜切成片，生菜切碎，圣女果对半切开。
❷ 将熟鸡蛋去壳，取蛋白，切成小块。
❸ 锅中注水烧开，倒入玉米粒，煮至其断生，捞出。
❹ 取一盘，沿边摆上适量黄瓜片做装饰。
❺ 取一碗，放入玉米粒、圣女果、黄瓜、蛋白、沙拉酱。
❻ 加入白糖、凉拌醋、盐、橄榄油，搅拌片刻，盛入装饰好的盘中，放上生菜即可。

小叮咛 黄瓜含有的维生素 P 有保护心血管、降血压的作用。同时，黄瓜的热量很低，对于高血压患者来说，是较为理想的食材。

肥胖症

肥胖症是一种由多种因素引起的慢性代谢性疾病，指实际测量体重超过标准体重20%以上，脂肪比超过30%的状态。饮食不当、缺乏运动以及某些生理疾病都可能造成肥胖。

调养要点

❶ 控制每日总热量，减少动物性脂肪的摄入。

❷ 日常饮食可多吃膳食纤维含量高的粗粮、新鲜蔬果。

❸ 纠正不吃早餐、喜食甜食、夜间加餐等不良习惯。

对症食材推荐

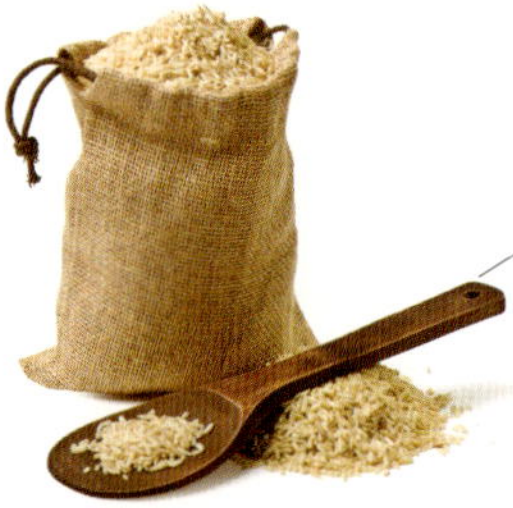

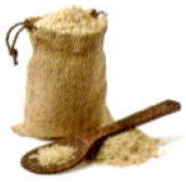

［糙米］
加速脂肪排出

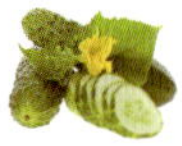

［黄瓜］
阻止糖类转化为脂肪

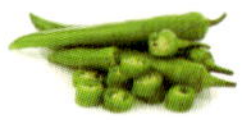

［青椒］
消耗产热营养素

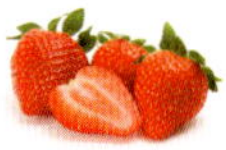

［草莓］
消脂排毒

推荐食谱

烹饪时间56分钟；口味清淡

红薯糙米饭

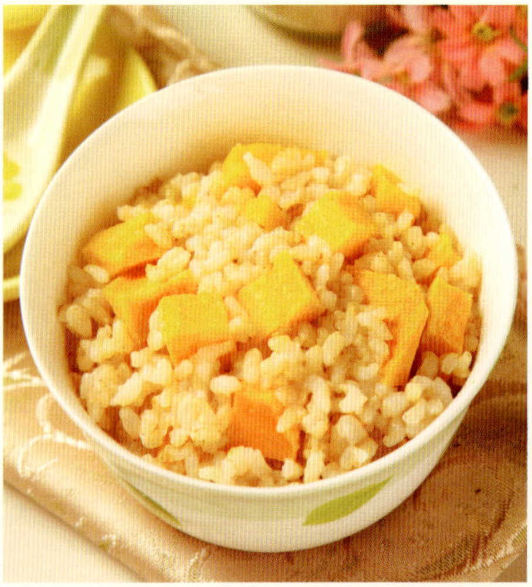

原料 ○ 3人份

水发糙米220克，红薯150克

做法

❶ 将去皮洗净的红薯切片，再切条形，改切丁。

❷ 锅中注入适量清水烧热，倒入洗净的糙米，拌匀。

❸ 加盖，煮约40分钟至米粒变软；揭盖，倒入红薯丁，拌匀。

❹ 用中小火煮约15分钟，至食材熟透，搅拌均匀。

❺ 关火后盛出煮好的糙米饭，装入碗中即可。

豉油南瓜

烹饪时间4分钟；口味清淡

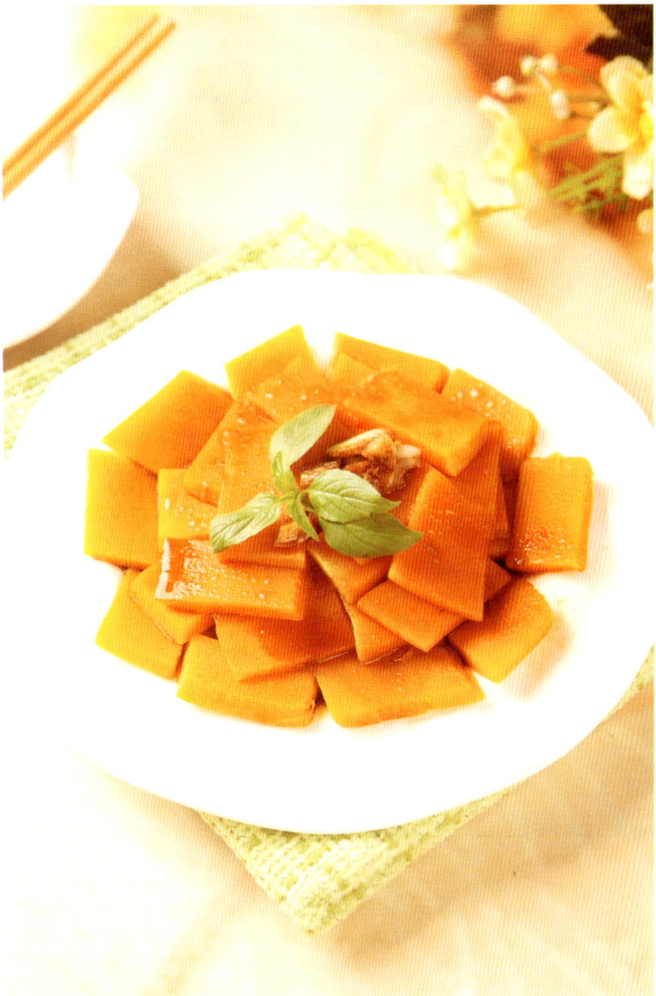

原料 ○ 2人份

去皮南瓜350克，蒜瓣2个，罗勒叶少许

调料

盐2克，鸡粉3克，食用油、蒸鱼豉油各适量

做法

❶ 洗净的南瓜切片，洗好的蒜瓣用刀拍扁。
❷ 锅中注水烧开，倒入南瓜，加入盐，焯片刻，捞出南瓜。
❸ 取一盘，将南瓜以圆圈方式摆放在盘中。
❹ 用油起锅，倒入蒜瓣，爆香。
❺ 加入蒸鱼豉油、适量清水、鸡粉，煮约1分钟至入味。
❻ 关火后盛出汁液，浇在南瓜上，点缀上罗勒叶即可。

小叮咛 南瓜富含果胶，可延缓肠道对糖类和脂质的吸收；它还含有较为丰富的钴，可降低血糖；常食南瓜还可以通畅大便，有助于排毒瘦身，美容养颜。

湿疹

湿疹是一种常见的表皮及真皮浅层的炎症性皮肤病，分急性、亚急性、慢性三期。其临床表现具有对称性、渗出性、瘙痒性、多形性和复发性等特点。

调养要点

❶ 患病期间多选用清热利湿的食物，如绿豆、苦瓜、马齿苋等食物。

❷ 忌食发物和刺激性食物。

对症食材推荐

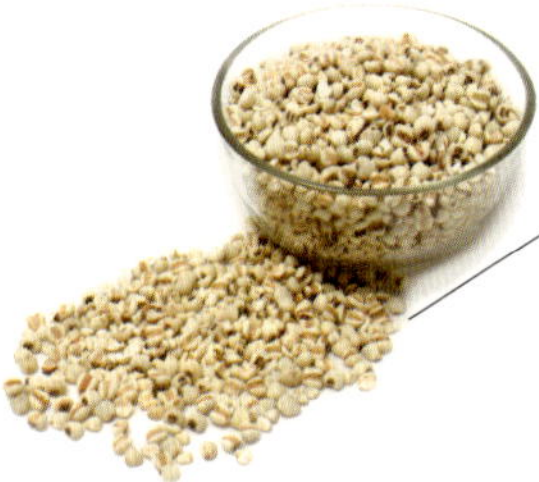

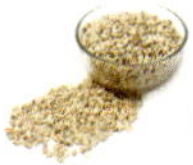
[薏米]
清热利湿

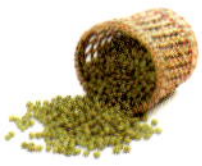
[绿豆]
利水渗湿、抗菌消炎

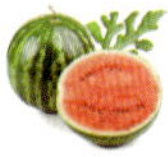
[西瓜]
清热解毒、利尿泻火

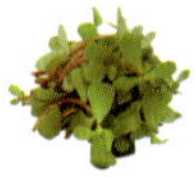
[马齿苋]
清热解毒、杀菌消炎

推荐食谱

烹饪时间 95 分钟；口味清淡

荷叶藿香薏米粥

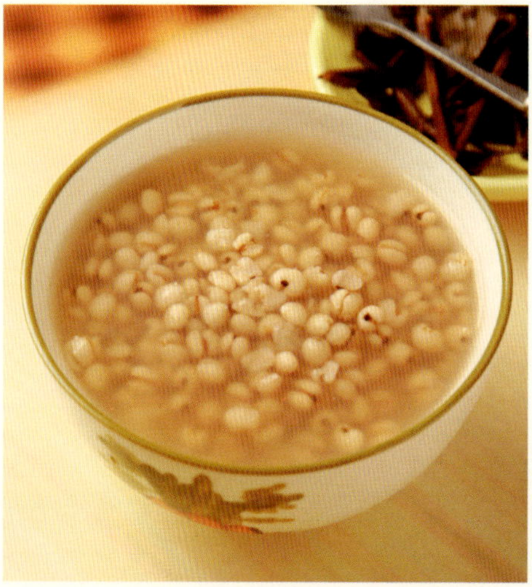

原料 ○ 3人份

荷叶碎5克，藿香10克，水发薏米250克

做法

❶ 砂锅中注入适量清水烧热，倒入备好的荷叶碎、藿香。

❷ 盖上锅盖，烧开后转小火煮30分钟至其析出有效成分。

❸ 揭开锅盖，将药材捞干净，倒入洗好的薏米，搅拌均匀。

❹ 盖上锅盖，续煮1小时至薏米熟透。

❺ 揭开锅盖，搅拌均匀，关火后盛出煮好的粥，装碗即可。

烹饪时间 2 分钟；口味清淡

糖醋西瓜翠衣

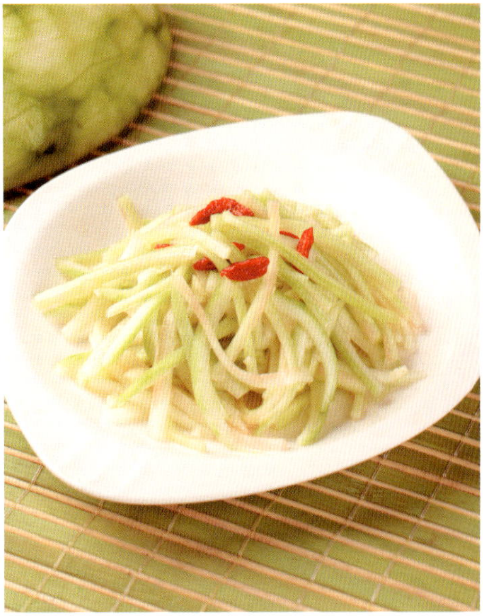

原料 ○ 2 人份

西瓜皮300克，枸杞、蒜末各少许

调料

盐2克，白糖4克，米醋4毫升，芝麻油2毫升

做法

❶ 将去除硬皮的西瓜皮切成丝。

❷ 切好的西瓜皮装入碗中，放入蒜末，搅拌均匀。

❸ 加入适量盐、白糖，淋入米醋，搅拌均匀，至食材入味。

❹ 倒入少许芝麻油，拌匀调味。

❺ 将拌好的食材盛出，装入盘中，点缀上枸杞即可。

烹饪时间 37 分钟；口味甜

马齿苋薏米绿豆汤

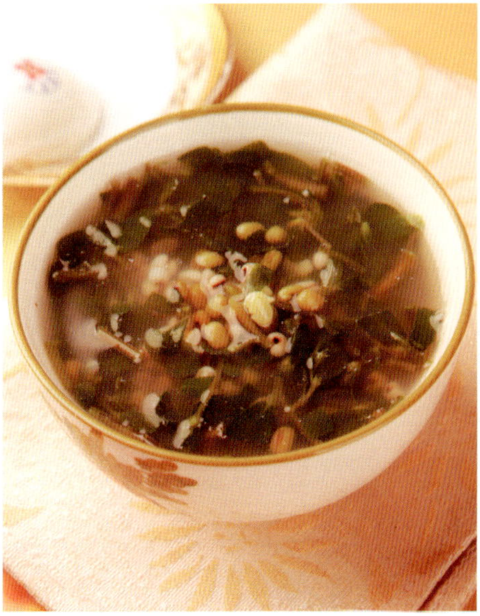

原料 ○ 2 人份

马齿苋40克，水发绿豆75克，水发薏米50克

调料

冰糖35克

做法

❶ 将洗净的马齿苋切段，备用。

❷ 砂锅中注水烧热，倒入备好的薏米、绿豆，拌匀。

❸ 盖上盖，烧开后用小火煮约30分钟。

❹ 揭盖，倒入切好的马齿苋，拌匀，续煮约5分钟。

❺ 倒入冰糖，拌匀，煮至溶化。

❻ 关火后盛出煮好的汤料即可。

烹饪时间 125 分钟；口味清淡

苦瓜黄豆鸡脚汤

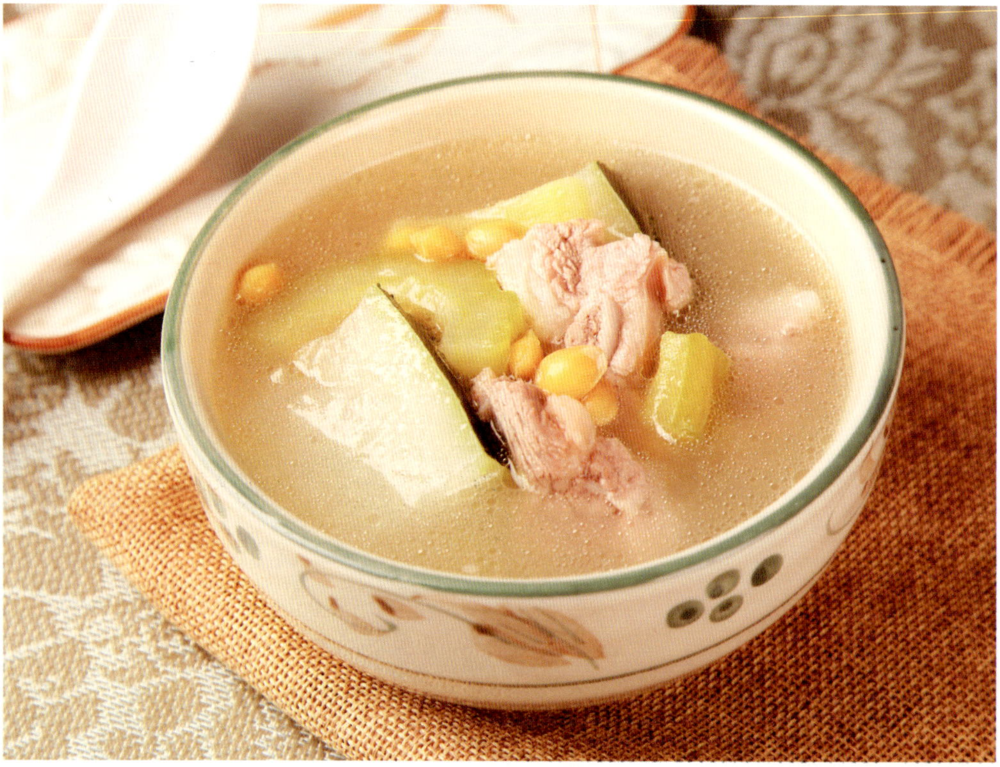

原料 ○3 人份

鸡爪120克，苦瓜55克，瘦肉60克，水发黄豆140克，姜片少许

调料

盐3克，鸡粉少许

做法

1. 将洗净的苦瓜切开去瓤，再切小块。
2. 洗好的瘦肉切块，洗净的鸡爪对半切开。
3. 锅中注水烧开，放入瘦肉块、鸡爪，搅匀，汆去血渍，捞出。
4. 砂锅中注入适量清水烧开，倒入汆好的食材。
5. 放入黄豆、姜片、苦瓜块，搅匀，煲煮约120分钟，至食材熟透。
6. 捞去浮沫，加入盐、鸡粉，拌匀，续煮片刻，关火后盛出即可。

小叮咛 苦瓜中含有一种特殊物质——奎宁，具有增进食欲、清热解毒、祛湿止痒的功效，对热毒、疮疖、痱子、皮炎、湿疹等病症有一定的食疗功效。